U0397699

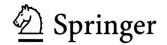

Neonatal Pain

新生儿疼痛 第2版

Suffering, Pain, and Risk of Brain Damage in the Fetus and Newborn

胎儿与新生儿的疼痛、痛苦及脑损伤风险

［意］朱塞佩·博诺科雷

［意］卡洛·瓦莱里奥·伯利尼　主　编

卢国林　张龙新　周　敏　主　译

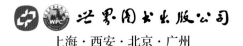

世界图书出版公司

上海·西安·北京·广州

图书在版编目（CIP）数据

新生儿疼痛：胎儿与新生儿的疼痛、痛苦及脑损伤
风险：第 2 版 /（意）朱塞佩·博诺科雷,（意）卡洛·
瓦莱里奥·伯利尼主编；卢国林,张龙新,周敏译.
—上海：上海世界图书出版公司,2021.1
　ISBN 978-7-5192-7738-3

　Ⅰ.①新… Ⅱ.①朱…②卡…③卢…④张…⑤周
…Ⅲ.①新生儿—疼痛—诊疗 Ⅳ.①R339.31

中国版本图书馆 CIP 数据核字（2020）第 177411 号

First published in English under the title
Neonatal Pain；Suffering, Pain, and Risk of
Brain Damage in the Fetus and Newborn
edited by Giuseppe Buonocore and Carlo Valerio Bellieni, edition：2
Copyright © Springer International Publishing AG, 2017
This edition has been translated and published under licence from
Springer Nature Switzerland AG.

书　　名	新生儿疼痛：胎儿与新生儿的疼痛、痛苦及脑损伤风险（第 2 版）
	Xinsheng'er Tengtong: Tai'er Yu Xinsheng'er de Tengtong、Tongku
	Ji Naosunshang Fengxian（Di-er Ban）
主　　编	［意］朱塞佩·博诺科雷　［意］卡洛·瓦莱里奥·伯利尼
主　　译	卢国林　张龙新　周　敏
责任编辑	沈蔚颖
装帧设计	袁　力
出版发行	上海世界图书出版公司
地　　址	上海市广中路 88 号 9 - 10 楼
邮　　编	200083
网　　址	http://www.wpcsh.com
经　　销	新华书店
印　　刷	杭州宏雅印刷有限公司
开　　本	787mm×1092mm　1/16
印　　张	18.75
字　　数	250 千字
印　　数	1 - 1700
版　　次	2021 年 1 月第 1 版　2021 年 1 月第 1 次印刷
版权登记	图字 09 - 2019 - 521 号
书　　号	ISBN 978-7-5192-7738-3/R·560
定　　价	230.00 元

译 者 名 单

主 译

卢国林　张龙新　周　敏

总审校

林　春

译 者
（按姓氏音序排序）

高　翔　郭海燕　林周金　卢　欢　卢国林
缪丽艳　王　菁　王玉苹　吴希珠　肖培汉
张　励　张龙新　张素晶　郑官林　周　敏

审 校
（按姓氏音序排序）

陈爱琴　陈　瑜　唐　影

秘 书

张　励

推荐序一

　　疼痛是机体受到伤害性刺激后产生的不愉快的主观感受及机体发生相关应激性生理反应的集合。随着现代医学的发展，医务工作者不仅关注疾病的本身，亦更加关注患者的本体感受，疼痛则是最常见的临床不愉快的感受之一，严重影响患者的生活质量。关注并帮助患者消除疼痛，是当代临床医务人员的重要任务，也是当代医学人文关怀的重要体现。

　　迄今，学者们对疼痛的发生机制及其对机体或心理的影响进行了大量的研究，并形成较为系统的知识体系。疼痛治疗药物及诊疗手段的丰富，成为临床麻醉和镇痛工作的基础，并有力地推动了外科手术、疼痛诊疗及康复医学等学科的发展。尤其是成人疼痛诊疗，当前已建立较为完善的诊疗规范。但对于儿童、婴幼儿乃至新生儿，即便当今医疗技术快速发展，我们对其疼痛的认知及诊疗手段亦十分有限。

　　新生儿是社会中极为特殊的群体，其刚刚离开母体，开始适应自然世界并快速成长。但他们发育不完全，各项生理机能不完善，免疫力低下，并极其脆弱，对各种伤害性刺激的承受能力较差，尚无法与外界建立有效的沟通。这些特点以及伦理学的限制，对学者们进行新生儿疼痛研究造成很大困难，使得新生儿疼痛诊疗的发展仍相对滞后，尤其国内甚至相对缺失。临床医护人员因为缺乏相关的理论知识，并且疾病治疗优先的本位思维方式，亦形成临床医学对新生儿疼痛重视不足的不良局面。

　　疼痛的感知及反应起始于胎儿，生命中早期的疼痛可能给整个生命周期带来长期的不利影响，甚至可影响其远期的社会和谐。预防或治疗疼痛应是一项不分年龄的基本人权。因此重视生命早期的疼痛，是当代医学相关学科刻不容缓的任务与职责。

其实已有不少学者在小儿甚至胎儿疼痛领域做了大量的研究，并取得了丰富的成果。现在缺乏对当前研究成果的有效总结及临床转化。意大利朱塞佩·博诺科雷与卡洛·瓦莱里奥·伯利尼两位学者主编的《新生儿疼痛》这本书，则承担了这一任务，其总结归纳了该领域研究及临床应用成果，形成了系统的知识体系，对新生儿与婴幼儿的临床疼痛诊疗及相关研究具有很大的指导意义与参考价值。

如今，国内也有这么一批具有责任心与杰出能力的学者，他们自愿奉献自己的努力，将该书翻译成中文版，以方便习惯汉语阅读的相关人士学习。当我的学生卢国林博士邀请我为该书作序时，我感到十分地高兴与激动。我通览了该书，的确是一部优秀的作品。内含很多先进、新颖的观点与思路，均能给我们临床工作与相关科学研究提供很大的助益。亦希望国内广大年轻的医师与学者们，通过学习此书，从而推动我国小儿疼痛诊疗领域的发展。

南方医科大学珠江医院麻醉科

徐世元

2019 年 12 月

推荐序二

国际疼痛研究协会将疼痛定义为"实际或潜在组织损伤相关的不愉快的感官和情感体验"。因此,疼痛被认为是一种主观体验。疼痛的测定方法是让患者根据自身的体验打分。婴幼儿的疼痛则通过面部表情或者行为学反应进行判断。这些都是在患者清醒的情况下才能实施,患者在没有意识的情况下会有疼痛吗? 麻醉医师对这个问题的回答是肯定的,因为全身麻醉意识消失的患者是需要镇痛的。意识消失后的疼痛反应严格意义上是伤害性刺激引起的应激反应,意识消失的患者也会有伤害性刺激反应,因此我们需要采用阿片类药物或者区域阻滞等方法来中断这种反应。作为麻醉医师,我们不会忽略意识消失患者的镇痛,我们当然也就能理解胎儿和新生儿也需要镇痛。尽管胎儿在子宫内多是睡着的,但在妊娠 7~8 周胎儿外周皮肤感觉感受器已经出现在口周皮肤区域,妊娠 16 周出现在全身。与此同时,妊娠 8~10 周时脊髓背角产生 P 物质,在妊娠 12~14 周时出现脑啡肽。妊娠 24 周,痛觉伤害性处理所必需的神经回路和神经化学能力也是完整的,伤害性刺激可以导致胎儿血浆皮质醇和内啡肽水平增加。妊娠 26 周早产儿在急性应激后出现逃避反射。这些均说明从胎儿到新生儿伤害性刺激反应发育完善,如果忽略这些伤害性刺激反应,则会导致应激反应,如导致胎儿的心率、血浆皮质醇等激素水平增高。同时,如果应激反应严重或者持续存在,还会导致疼痛系统发育的改变,与年长后疼痛阈值的降低有关,免疫系统改变导致免疫系统相关疾病发生率增高等。

既然从妊娠中期的胎儿到新生儿对伤害性刺激的反应都是完整的,在他们身上实施的外科手术必然会引起强烈的逃避反应和应激反应。麻醉医师必须在学习掌握伤害性刺激导致应激反应病理生理,近期和远期影响,牢固树立胎儿和新生儿疼痛治疗的理念。与此同时,还必须掌握药物和非药物治疗技术与方法,以及相关不良反应和处理。

意大利两位主编联合编写的《新生儿疼痛》内容非常丰富,几乎涵盖了胎儿和新生儿疼痛治疗相关基础研究和临床调控的方方面面。感谢福建省妇幼医院麻醉科周敏主任率团队将本书翻译成中文,让广大中国麻醉医师和新生儿科医师有机会学习胎儿和新生儿疼痛治疗相关知识和提高水平。相信本书一定会深受欢迎!

四川大学华西医院麻醉科

2019 年 12 月于成都

译者序

疼痛是一种主观体验。新生儿无法用言语表述自我感受,疼痛评估变得复杂。新生儿能感知疼痛吗?越来越多的研究证据表明胎儿即能感知疼痛。疼痛刺激不仅造成新生儿近期的生理、行为、激素代谢水平的紊乱,也会造成婴幼儿脑结构和功能改变等远期影响,对早产儿的影响更为显著。发育可塑性是生命早期的标志性事件。生命早期暴露于疼痛刺激,由此产生的后续效应将影响全生命周期的健康。

欧美发达国家较早介入新生儿疼痛,已进行诸多探索,建立较为完善的新生儿疼痛诊疗体系。我国在新生儿疼痛诊疗及相关研究起步较晚,尚存在诸多空白。由朱塞佩·博诺科雷和卡洛·瓦莱里奥·伯利尼主编《新生儿疼痛》一书,系统地阐述了新生儿疼痛基础、临床及人文问题。

本书共分为五部分。"分娩与疼痛",重点介绍了出生后疼痛的性别差异、应激与妊娠的生化标记物、分娩镇痛等问题;"胎儿疼痛",从超声视角解读胎儿宫内行为,阐明胎儿疼痛感知证据及基础研究进展,进而以胎儿手术为实例介绍了麻醉管理要点,同时阐述了产前应激的新见解并强调了产前情感交流的重要性及其对产后生活的影响;"新生儿疼痛",着重介绍了如何理解在相关环境下胎儿疼痛的反应,新生儿疼痛评估的进展及存在的难题,新生儿镇痛技术及小儿外科手术中药物镇痛,新生儿非药物镇痛的各种方法尤其是感官饱和的运用,并对新生儿在暖箱中遭遇的物理风险做了介绍;"疼痛:一个脑损伤的危险因素",重点介绍了新生儿应激理论及超敏反应的新观点,新生儿疼痛的新进展脑编程、远期影响、药物镇痛的安全性和有效性；"疼痛与沟通"，从人文关怀角度解读患儿父母的悲痛和如何与之沟通病情，并强调了妊娠期投资的价值和意义。全书涵盖胎儿、分娩期、新生儿及婴幼儿疼痛问题，内容翔实，不仅阐述了该领域基础研究的新进展，而且涉及了新生儿疼痛诊疗的具体临床问题。更为难得的是，本书不惜笔墨介绍了母胎情感交流和对患儿父母的人文关怀。本书的出版为促进我国新生儿疼痛的诊疗及研究提供了重要的参考资料，具有极高的借鉴价值。

在本书的翻译出版过程中，得到了世界图书出版公司的鼎力支持。在此，特别感谢沈蔚颖编辑在选题、校订和出版过程中的辛勤付出与指导。特别感谢南方医科大学珠江医院麻醉学博士生导师徐世元教授和四川大学华西医院麻醉学博士生导师左云霞教授给本书作序！两位来自麻醉学界知名教授高屋建瓴地阐述了本书在新生儿疼痛领域的学术和临床参考价值。同时，特别感谢本书的总审校、福建医科大学基础医学院博士生导师林春教授以及她的团队！林教授及其团队长期从事疼痛基础研究，造诣颇深。对本书仔细而深入地修改，明显提高了本书翻译的准确性和可读性。

虽然本翻译团队秉持"忠于原著"的翻译原则，但由于中意两国医疗体系、文化差异及本翻译团队的水平限制，难免存在某些表达欠准确和语句欠流畅的问题，由此造成的不便，敬请广大读者谅解，并提出宝贵意见！

福建医科大学附属福建省妇幼保健院麻醉科

医学博士，副主任医师

2019 年 12 月于福州

源自子宫的疼痛和痛苦

什么是疼痛？套用希波奥古斯丁的描述："如果没有人问我，我知道；如果我试着解释，我不知道"。

疼痛是我们唯一记不住的感觉。我们可以记住引起疼痛的刺激或刺激器官的后果，但是我们不能像回忆味道、声音和图像那样回忆起疼痛。虽然难以描述疼痛，但我们可以描述它的特征，它有三种类型：

- 刺激。我们认为刺激存在潜在的痛苦，即使看不到遭受刺激者的反应。因为我们可以感受到它的强度和性质（如刀割皮肤）。
- 身体的改变。例如病变、产生激素（皮质醇、内啡肽、肾上腺素），以及生理参数（心率、血压、出汗）的变化。
- 行为的改变。

在新生儿身上，这三个特征都很明显。新生儿是"社会心理生物"[1]，会感到焦虑和恐惧。这本书将告诉我们，甚至在出生前他们就能感觉到疼痛。

但什么是疼痛——一个经常和"痛苦"混淆的词？卡塞尔写道："搜索医学和社会科学文献，并没有帮助我理解什么是痛苦。'痛苦'这个词经常和'疼痛'这个词连在一起，比如'疼痛和痛苦'。"[2]尽管在医学文献中疼痛和痛苦是密切相关的，但它们在现象学上是不同的。"疼痛是一种感觉的性质，一种感觉的强度；痛苦意味着不位于身体内部[3]"，或者"疼痛是指身体上极度的不适，有多种形式，比如跳痛、刺痛、烧灼痛；痛苦是指心理上的负担或压抑，通常以恐惧、恐惧或焦虑为特征[4]"。

痛苦可以定义为一种与威胁人的完整性的事件相关的极度痛苦状态[2]。叔本华曾将痛苦定义为"我们对生活的要求或期望与我们实际得到之间的差距"[5]，范·霍夫最近也提出了同样的想法，即"把痛苦理解为我们在倾向于实现各个方面中遭受的挫折"[6]。新生儿有欲望吗？通过对新生儿的临床观察，我们可以得出一个结论：生长、喂养、寻找牛奶、哭着要得到是渴望健康的表现[7,8]。但是欲望是一个人的主要特征，新生儿和胎儿也是吗？波伊提乌在他的《人格与自然》一书中，将人格定义为"理性本质的个体实体"，新生儿/胎儿是个体，具有理性的天性，尽管他们还没有实践它。因此，我们有理由说，新生儿甚至胎儿都是人，有着他们所有未表达的欲望，因此也就有了痛苦。

这本书可以帮助我们定义什么是疼痛和痛苦。疼痛是一种基本的"躯体"现象，冲突源于对躯体完整性的攻击，而痛苦是更广泛的，以痛苦为源泉，以欲望为条件。我们可以把它定义为对一个人的完整性的攻击所引起的冲突。

综上所述，我们可以说新生儿和胎儿能够感觉到疼痛和痛苦[9]。本书将表明，他们的个性变得越来越明显，而获得这一逐步精进的技能是从胎儿期就开始的。认识到人的尊严和生命在子宫里所遭受的痛苦，这是更好地提供治疗服务的临床职责。意识到这一事实和共同努力为还未能言语的患者有效地治疗疼痛和应激，便是我们写这本书的初衷。

朱塞佩·博诺科雷

卡洛·瓦莱里奥·伯利尼

意大利　锡耶纳

参考文献

[1] Als H, Duffy FH, McAnulty GB（1996）Effectiveness of individualised

neurode-velopmental care in the newborn intensive care unit. Acta Paediatr Suppl 416: 21 – 30.

[2] Cassell EJ (1982) The nature of suffering and the goals of medicine. N Engl J Med 306: 639 – 645.

[3] Portmann J (1999) Abortion: three rival versions of suffering. Camb Q Healthc Ethics 8: 489 – 497.

[4] Callahan D (1996) The goals of medicine: setting new priorities. The Hastings Center Report Special Suppl 6: S9 – S13.

[5] Schopenhauer A (1965) On the basis of morality. Trans. Payne EFJ. Indianapolis, BobbsMerrill, p.19.

[6] Van Hoof S (1998) Suffering and the goals of medicine. Med Health Care Philos 1: 125 – 131.

[7] Bellieni CV, Bagnoli F, Buonocore G (2003) Alone no more: pain in premature children. Ethics Med 19: 5 – 9.

[8] Bellieni CV, Bagnoli F, Perrone S, et al. (2002) Effect of multisensory stimulation on analgesia in term neonates: a randomized controlled trial. Pediatr Res 51: 460 – 463.

[9] Bellieni C (2005) Pain definitions revised: newborns not only feel pain, they also suffer. Ethics Med 21: 5 – 9.

更新版声明

　　10年后,我们需要让《新生儿疼痛》更加完善。在新生儿疼痛治疗和评估领域出现了一些进展,需要更新一个最新版。第1版面临着种种问题,如疼痛长期作用于婴儿大脑的问题,以及产前手术期间的疼痛治疗等。

　　我们感谢前版所有作者的耐心工作,以及所有新作者对更新版的付出。我们真诚地希望该书能对研究新生儿疼痛有所帮助,也欢迎读者对我们提出批评和指正。

朱塞佩·博诺科雷

卡洛·瓦莱里奥·伯利尼

目 录

第I部分 分娩与疼痛

第II部分 胎 儿 疼 痛

第 IV 部分   疼痛：一个脑损伤的危险因素

第V部分 疼痛与沟通

第 I 部分

分娩与疼痛

出生后疼痛的性别差异 1

Anna Maria Aloisi、Irina Butkevich、Stefano Pieretti

大量的动物和人类研究表明,不同性别对伤害性刺激的反应有所不同。性别的确是调节疼痛的重要因素。慢性疼痛在女性中比男性更常见,一些令人痛苦的疾病通常只出现在女性中。很明显,性别差异源于遗传、解剖、生理、神经、激素、心理和社会因素的相互作用,这些因素对疼痛的调节在不同性别上是不同的。实验数据表明,内源性阿片系统和性激素的不同调节是影响男性和女性疼痛敏感性的因素。

在过去的 20 年里,一些关于疼痛机制、控制和治疗的性别差异的综述已经发表。越来越多的文献涉及广泛的主题,包括关于不同性别在伤害性感受及其调控机制差异的临床前研究,关于疼痛感知和调制性别差异的临床研究,关于疼痛发病率性别差异的流行病学调查,以及众多关于疼痛治疗反应性别差异的研究[1]。

在这篇简短的综述中,笔者总结了关于性别和疼痛的重要发现,将讨论疼痛的动物模型、临床疼痛患病率及严重程度在性别差异中的研究结果。笔者将以短评来推断这个有趣的知识领域未来的方向。

自 Berkley 开创性的研究[2]以来,大规模的流行病学研究也揭示了多种疼痛性疾病在女性中患病率较高。女性较男性疼痛程度更严重、疼痛更频繁、身体疼痛范围更广泛、疼痛的持续时间更长,尤其是涉及头颈部的疼痛,例如偏头痛、慢性紧张型头痛和颞下颌关节紊乱、纤维肌痛症、肠易激综合征和间质性膀胱炎[3]。不过,虽然女性更容易受到这些慢性疼痛综合征的影响,但这种情况并不局限于女性,也有一些疼痛男性比女性更常见,如一种典型的男性病——丛集性头痛。而且,尽管有这些研究结果,性别和疼痛之间的关系并不简单,因为其他关于检查临床人群疼痛严重程度的研究并没有发现性别差异或不一致的结果[3]。

从女性长期生活中特定的复发问题中观察到的差异,如妇科综合征,以及女性更长寿,或相关疾病男性比女性患病率更高。此外,在整个生命周期里,两性中不同种类疼痛的发病率会发生改变,如偏头痛、纤维肌痛、颞下颌关节紊乱、胃肠道、腹部、关节和背部疼痛。最近研究报道更年期在改变疼痛敏感性方面发挥重要作用。有趣的是,虽然雌激素的丢失可导致如头痛等终身疼痛减少,但"新"的疼痛也会伴随更年期而出现,如骨质疏松症和关节炎[4]。虽然在癌症类型、癌症分期以及在这些临床条件下疼痛疗效方面的性别差异也可能影响癌症疼痛性别差异的存在、程度和方向[3],但某些病理条件如癌症的性别差异,尚未见报道[5]。影响评估疼痛性别差异的其他混杂因素有一些综合征疼痛症状和体征的性别差异,这些综合征如阑尾炎、偏头痛、肠易激综合征、类风湿关节炎和冠状动脉疾病[6]。人们认识到,心理和社会文化机制可以影响两性的疼痛感知、表达和耐受,从而混淆与性别相关的疼痛分析。然而,流行病学和临床研究的总体结果表明,女性患许多常见疼痛的风险高于男性。关于疼痛强度的数据不太一致,这些数据受以下若干方法学因素影响,包括临床研究中患者选择的模式和疼痛疗效的性别差异。

1.1 性别和实验诱发的疼痛

健康人群对实验性疼痛反应性别差异的研究主要包括机械、电、热、缺血、化学等刺激。评估疼痛反应的不同测量方法包括初次痛感时间和强度、疼痛耐受性和疼痛强度的自测。无论使用何种刺激类型,研究结果都有差异,这表明伤害感受的性别差异取决于多种因素,如刺激类型、测试或终点范例、躯体位置、时间节律、生育状态、年龄以及是否存在疾病[6]。相比之下,最近一篇系统综述总结出,关于人类疼痛敏感性性别差异,近10年的实验研究没有得出明确和一致的结论[7]。然而,从该综述使用的数据和对纳入研究的分析来看,正如之前报道的[6],尽管性别差异的统计学意义因测量方法而异,但女性对疼痛的敏感度似乎高于男性。另一方面,值得注意的是尽管男性和女性对疼痛刺激(疼痛强度、阈值)的行为反应相似,但是,对于相同刺激,一些神经生理学测量(fNMR,PET)常常表现出不同或相反的反应[8]。这些数据强烈表明中枢神经系统的不同功能受累,那些可能涉及疼痛慢性化的脑区中存在"不同的"可塑性变化。

就这一点而言,重要的是在新生儿中观察到实验性疼痛的性别差异。事实上,在最近一项研究[9]中,笔者使用一种经验证的新生儿疼痛量表——DAN 量表,观察到新生女婴的疼痛评分显著高于男婴。这些证据清晰地表明,自出生以来就存在痛觉感知的性别差异,这种差异可能在受试者的大脑中起作用,影响后期的疼痛慢性化事件。这种可能性在实验动物身上得到了反复的证实,当受到疼痛/应激刺激时,幼犬对疼痛的敏感性会发生长期变化,直到成年[10]。

1.2 疼痛性别差异的机制

疼痛性别差异的具体机制尚不明了,有研究表明生物、心理和社会文化因素的相互作用可能导致这些差异。

雄激素和雌激素对于生殖系统的发育和维持是必不可少的,并且许多研究表明它们在男性和女性的疼痛反应差异中也起重要作用。研究发现血浆雌激素水平的变化与女性复发性疼痛有关[11],接受雌激素替代治疗的绝经后妇女颞下颌关节(temporo mandibular joint, TMJ)疼痛的发生率增加[12]。然而,颞下颌关节疼痛和纤维肌痛也与月经周期有关,雌激素快速变化也可能增加疼痛[13]。当雌激素和黄体酮水平都很高时,纤维肌痛症状与黄体期有关[14],而与卵泡期无关,此时只有雌激素水平较高。

研究发现,患慢性疼痛女性的痛觉会随着月经周期的不同而变化[15]。在福尔马林诱导疼痛的实验模型中,雌激素对雄性似乎是促伤害的,因为脑室注射雌二醇 2 天后的大鼠舔舐比注射生理盐水的大鼠更频繁[16]。然而,雌激素似乎也在镇痛中起重要作用。在卵巢切除的大鼠妊娠模型中,随着血浆雌激素和孕酮水平增高,疼痛阈值也增高了[17],这种效应在雄性中也存在[18]。最近,在神经病理性疼痛小鼠模型中证实了雌激素的镇痛作用[19]。作者论证了在坐骨神经结扎的神经病理性疼痛模型中,雄性和雌性小鼠对坐骨神经结扎引起的结构和功能变化的反应不同。雄性小鼠表现出痛觉增敏逐渐减少和完全恢复,而雌性小鼠的痛觉增敏和神经胶质增生在神经病变诱导后4个月仍然存在。给予17β-雌二醇能够显著减弱这种差异,减轻雌性小鼠的痛觉增敏并诱导其完全恢复。此外,17β-雌二醇处理后的小鼠受伤肢体功能改善,周围神经再生进程更快和神经病变引起的胶质增生减少[19]。关于雄激素对疼痛的影响,血浆睾酮水平与女性工作相关的颈肩部疾病之间存在反比关系[20]。雄激素镇痛作用的另一个证据是在临床中发现,类风湿关节炎女性和男性患者的性腺和肾上腺雄激素如睾酮和二氢睾酮的水平均低于对照组。有趣的是,给予雄激素可能通过抑制免疫系统显著改善临床症状[21,22]。当给予雄性和雌性大鼠超生理学水平的睾酮时,雌性大鼠舔舐时间比对照组雄性大鼠更长,而仅有雌性大鼠屈曲或抽搐行为减少,雄性大鼠则没有减少[23]。这些结果表明,由于抽搐和屈曲没有发生变化,高水平睾酮并不影响痛觉传入,但确实会引起雌性大鼠舔舐时"雄性样"反应,这是福尔马林诱发的最复杂脊髓上反应。这表明睾酮维持雄性本已较低的舔舐水平处于低水平,而雌性对血浆睾酮水平的变化是敏感的。有趣的是,这些实验数据最近在女性中得到了证实[24]。

联合口服避孕药(combined oral contraceptive pill, COCP)与许多慢性疼痛的发展有关。现代配方COCP营造类似于自然月经周期的早期卵泡期低内源性雌二醇和低黄体酮环境,而对血清雄激素水平的影响不确定。Vincent等[24]采用行为测量和功能磁共振成像研究了健康女性在自然状态和COCP诱导的低内源性雌二醇状态下对实验性热刺激的反应,研究COCP服用者的中枢性疼痛进程是否发生改变。研究结果表明,在低内源性雌二醇状态下,睾酮可能是通过下行通路调制疼痛敏感性的关键因素。

其他旨在评估疼痛刺激对大鼠远期影响的实验证实,雄性激素对反复伤害性刺激的行为和神经元反应产生抑制性和适应性[25]。考虑到性激素及其受体分布于周围和中枢神经系统中与伤害性传递相关的区域,因此这些数据并不足为奇[26,27]。此外,性激素似乎能够调节皮质对疼痛相关刺激的处理[28-30]。也有研究报道,处于高雌激素状态的女性发生疼痛期间,局部增加可用的μ-阿片受体基线水平,激活更多内源性阿片类神经传递。然而,在低雌激素情况下,在丘脑、伏核和杏仁核内源性阿片样物质水平显著降低,这与痛觉过敏反应有关[31]。应强调止痛药对性腺激素的重要影响。数据清晰地表明,阿片类药物和其他常用镇痛药会导致性腺功能减退症[32]。因此,这些患者罹患内分泌疾病会明显影响他们的生活质量和从始发病情中完全恢复的可能性。这些结果表明,阿片类药物系统与性激素的相互作用在已观察到的疼痛敏感性性别差异中起作用。

一些研究表明,基因型可能导致疼痛的性别差异。自从 Liebeskind 和他的合作者们在游泳诱导镇痛的小鼠品系差异中获得早期实验数据以来,临床前研究已经表明基因型影响痛觉,近年来这些结果已延伸到人类[33]。例如,遗传性感觉和自主神经病(hereditary sensory and autonomic neuropathies,HSANs)是一种单基因疼痛障碍,这类患者的痛觉敏感性基本丧失。遗传性罕见病可作为解释常见疼痛状态中的遗传变异的模型,这些综合征似乎与编码不同功能类别蛋白质的基因有关,如离子通道、酶、转录因子和营养因子。

许多研究表明,免疫系统和神经系统之间调节痛觉的相互作用是通过小胶质细胞的关键作用来实现的[34]。性激素也调控过氧化物酶体增殖激活受体(peroxisome proliferator-activated receptors,PPARs)的表达,从而调控与痛觉相关的细胞因子表达。作者研究了 PPARs 的双态性表达,发现 PPARα 激动剂可逆转男性痛觉增敏,但不能逆转女性或阉割男性的痛觉增敏,而 PPARα 激动剂可逆转女性痛觉增敏,但不会逆转男性或睾丸激素治疗女性痛觉增敏。对于未来的疼痛研究,这些结果似乎很重要,因为它们表明开展性别分离实验研究的必要性,并进一步表明可以采用不同的临床策略来优化男性和女性的疼痛管理。

结 论

早有报道,在疼痛患病率、疼痛综合征的医学治疗探索、疼痛行为和对止痛药反应方面存在性别差异,也已讨论了社会、文化和生物因素在疼痛感知性别差异中的作用。在过去的20年里,研究者收集了大量有关疼痛反应性别差异的数据,包括痛阈、耐受性和对疼痛治疗的反应。已有文献详细记载了伤害性感受的性别差异。研究表明,女性比男性更能感知疼痛,临床疼痛和人类与动物的实验疼痛都证明了这一点。痛觉的性别差异通常很大,具有中等到大的效果。疼痛感知的性别差异和女性普遍存在慢性疼痛是多因素造成的。人们认为,生理因素如性激素是解释从出生开始痛觉性别差异的主要机制之一。需要更深入的研究来阐明疼痛反应性别差异的机制,以减少诸如此类的疼痛差异。

(缪丽艳 卢国林 译)

参考文献

[1] Bartley EJ, Fillingim RB (2013) Sex differences in pain: a brief review of clinical and experimental findings. Br J Anaesth 111(1): 52 – 58. doi: 10. 1093/bja/aet127.

[2] Berkley KJ (1997) Sex differences in pain. Behav Brain Sci 20(3): 371 – 380.

[3] Fillingim RB, King CD, Ribeiro-Dasilva MC, et al. Riley JL III (2009) Sex, gender, and pain: a review of recent clinical and experimental findings. J Pain 10: 447 – 485. doi: 10.1016/j.jpain.2008.12.001.

[4] Meriggiola MC, Nanni M, Bachiocco V, et al. Aloisi AM (2012) Menopause affects pain depending on pain type and characteristics. Menopause 19(5): 517 – 523. doi: 10.1097/gme.0b013e318240fe3d.

[5] Turk DC, Okifuji A (1999) Does sex make a difference in the prescription of treatments and the adaptation to chronic pain by cancer and non-cancer patients? Pain 82: 139 – 148.

[6] Holdcroft A, Berkley KJ (2006) Sex and gender differences in pain and its relief. In: McMahon SB, Koltzenburg M (eds) Wall and Melzack's textbook of pain. Elsevier, Edinburgh.

[7] Racine M, Tousignant-Laflamme Y, Kloda LA, et al. Choinière M (2012) A systematic literature review of 10 years of research on sex/gender and

experimental pain perception—part 1: are there really differences between women and men? Pain 153(3): 602 – 618. doi: 10.1016/j.pain.2011.11.025.

[8] Labus JS, Naliboff BN, Fallon J, et al. Mayer EA (2008) Sex differences in brain activity during aversive visceral stimulation and its expectation in patients with chronic abdominal pain: a network analysis. Neuroimage 41(3): 1032 – 1043. doi: 10.1016/j.neuroimage.2008.03.009.

[9] Bellieni CV, Aloisi AM, Ceccarelli D, et al. Buonocore G (2013) Intramuscular injections in newborns: analgesic treatment and sex-linked response. J Matern Fetal Neonatal Med 26(4): 419 – 422. doi: 10.3109/14767058.2012.733777.

[10] Butkevich IP, Mikhailenko VA, Vershinina EA, Aloisi AM. (2016) Effects of neonatal pain, stress and their interrelation on pain sensitivity in later life in male rats. Chin J Physiol 59 (4): 225 – 231. doi: 10. 4077 /CJP. 2016.BAE412.

[11] Marcus DA (1995) Interrelationships of neurochemicals, estrogen, and recurring headache. Pain 62: 129 – 139.

[12] Dao TT, LeResche L (2000) Gender differences in pain. J Orofac Pain 14: 169 – 184.

[13] LeResche L, Mancl L, Sherman JJ, et al. Dworkin SF (2003) Changes in temporoman-dibular pain and other symptoms across the menstrual cycle. Pain 106: 253. doi: 10.1016/j. pain.2003.06.001.

[14] Korszun A, Young EA, Engleberg NC, et al. Crofford LJ (2000) Follicular phase hypothalamic-pituitary-gonadal axis function in women with fibromyalgia and chronic fatigue syndrome. J Rheumatol 27: 1526 – 1530.

[15] Hellström B, Anderberg UM (2003) Pain perception across the menstrual cycle phases in women with chronic pain. Percept Mot Skills 96 (1): 201 – 211.

[16] Aloisi AM, Ceccarelli I (2000) Role of gonadal hormones in formalin-induced pain responses of male rats: modulation by estradiol and naloxone administration. Neuroscience 95: 559 – 566.

[17] Dawson-Basoa M, Gintzler AR (1998) Gestational and ovarian sex steroid antinociception: synergy between spinal kappa and delta opioid systems. Brain Res 794: 61 – 67.

[18] Liu NJ, Gintzler AR (2000) Prolonged ovarian sex steroid treatment of male rats produces antinociception: identification of sex-based divergent analgesic mechanisms. Pain 85: 273 – 281.

[19] Vacca V, Marinelli S, Pieroni L, et al. Pavone F (2016) 17beta-estradiol counteracts neuropathic pain: a behavioural, immunohistochemical, and proteomic investigation on sex-related differences in mice. Sci Rep 6: 18980. doi: 10.1038/srep18980.

[20] Kaergaard A, Hansen AM, Rasmussen K, et al. (2000) Association between plasma testosterone and work-related neck and shoulder disorders among female workers. Scand J Work Environ Health 26: 292 – 298.

[21] Morales AJ, Nolan JJ, Nelson JC, et al. (1994) Effects of replacement dose of dehydroepiandrosterone in men and women of advancing age. J Clin Endocrinol Metab 78: 1360 – 1367.

[22] English KM, Steeds RP, Jones TH, et al. (2000) Low dose transdermal testosterone therapy improves angina threshold in men with chronic stable

angina: a randomized, double-blind, placebo-controlled study. Circulation 102: 1906 - 1911.

[23] Aloisi AM, Ceccarelli I, Fiorenzani P, et al. (2004) Testosterone affects formalin-induced responses differently in male and female rats. Neurosci Lett 361: 262 - 264.

[24] Vincent K, Warnaby C, Stagg CJ, et al. (2013) Brain imaging reveals that engagement of descending inhibitory pain pathways in healthy women in a low endogenous estradiol state varies with testosterone. Pain 154(4): 515 - 524. doi: 10.1016/j.pain.2012.11.016.

[25] Ceccarelli I, Scaramuzzino A, Massafra C, et al. (2003) The behavioral and neuronal effects induced by repetitive nociceptive stimulation are affected by gonadal hormones in male rats. Pain 104: 35 - 47.

[26] Craft RM (2007) Modulation of pain by estrogens. Pain 132: S3 - S12. doi: 10.1016/j.pain. 2007.09.028.

[27] Craft RM, Mogil JS, Aloisi AM (2004) Sex differences in pain and analgesia: the role of gonadal hormones. Eur J Pain 8: 397. doi: 10.1016/j. ejpain.2004.01.003.

[28] Kern MK, Jaradeh S, Arndorfer RC, et al. (2001) Gender differences in cortical representation of rectal distension in healthy humans. Am J Physiol 281: G1512 - G1523.

[29] Berman SM, Naliboff BD, Suyenobu B, et al. (2006) Sex differences in regional brain response to aversive pelvic visceral stimuli. Am J Physiol Regul Integr Comp Physiol 291(2): R268 - R276.

[30] Moulton EA, Keaser ML, Guliapalli RP, et al. (2006) Sex differences in the cerebral BOLD signal response to painful heat stimuli. Am J Physiol 60: R257 - R267. doi: 10.1152/ajpregu.00084.2006.

[31] Smith YR, Stohler CS, Nichols TE, et al. (2006) Pronociceptive and antinociceptive effects of estradiol through endogenous opioid neurotransmission in women. J Neurosci 26: 5777 - 5785. doi: 10.1523/JNEUROSCI. 5223 - 05.2006.

[32] De Maddalena C, Bellini M, Berra M, et al. (2012) Opioid-induced hypogonadism: why and how to treat it. Pain Physician 15(3 Suppl): ES111 - ES118.

[33] Mogil JS (2012) Sex differences in pain and pain inhibition: multiple explanations of a controversial phenomenon. Nat Rev Neurosci 13: 859 - 866. doi: 10.1038/nrn3360.

[34] Sorge RE, Mapplebeck JC, Rosen S, et al. (2015) Different immune cells mediate mechanical pain hypersensitivity in male and female mice. Nat Neurosci 18(8): 1081 - 1083. doi: 10.1038/nn.4053.

应激与妊娠：促肾上腺皮质激素释放激素是生化标志物

Silvia Vannuccini、Caterina Bocchi、Filiberto Maria Severi、Felice Petraglia

2.1 前言

妊娠的起始、维持和终止受胎儿和母体之间复杂的相互作用的调节，多种生长因子、神经激素和细胞因子通过胎盘媒介而发挥作用[1-5]。这些激素中，人胎盘、蜕膜、绒毛膜和羊膜会产生一种众所周知的下丘脑肽即促肾上腺皮质激素释放激素（corticotropin-releasing hormone，CRH）[6,7]，参与下丘脑-垂体-肾上腺（hypothalamic-pituitary-adrenal，HPA）轴对应激性刺激的反应[8-10]。妊娠期的一些生理期情况如分娩、生活和工作压力等，病理情况如早产、宫内生长受限、妊娠期高血压等，在这些生理和病理情况中 CRH 和神经肽都发挥着作用。

2.2 CRH 和 CRH 相关肽

CRH 是一种由 41 个氨基酸组成的肽，从下丘脑的正中隆起释放，作用于垂体前叶，刺激促肾上腺皮质激素（adrenocorticotropic hormone，ACTH）和相关肽在应激反应时释放，调节应激行为、血管和免疫反应[8,10]。在哺乳动物中，CRH 家族至少由 4 种配体组成：CRH、尿皮质素（Urocortin，Ucn）[11]、Ucn2 和 Ucn3[12]。在人胎盘和胎膜中已发现了这些肽[13-15]，它们被认为参与妊娠的维持和分娩机制[16]。尿皮质素的序列和鱼尿紧张素（63%）与人类 CRH（45%）相似[11]。往体外培养的垂体细胞添加 CRH，刺激 ACTH 呈剂量依赖性的释放,这表明 CRH 和尿皮质素存在共同的信号通路[17]。

CRH 和 Ucns 与两种不同的受体相互作用:R1(分为 R1α、R1β、R1γ 和 R1δ 亚型)和 R2(R2α、R2β 和 R2γ 亚型)[18,19]。Ucn 与 1 型和 2 型 CRH 受体结合,对 2 型受体的亲和力特别高[20]。尽管 Ucn 激活两种 CRH 受体,但是缺乏预测 CRH - R2 表达细胞普遍性[21]和脑焦虑中枢 CRH/Ucn[22],其他 CRH 相关肽仍存在。当 Ucn2(也称为 stresscopin 相关肽)和 Ucn3(也称为 stresscopin)分离时,这一点得到证实[12]。

CRH 结合蛋白(CRH binding protein, CRH - BP)由 322 个氨基酸组成,分子质量 37 kDa,主要由人脑和肝脏产生[23],是另一种 CRH 相关肽。已经证明 CRH - BP 能够结合循环中的 CRH 和 Ucn,通过阻止它们与自身受体的结合来调节对脑垂体的作用[24,25]。

2.2.1　妊娠组织中的分布

人胎盘、蜕膜和胎膜中表达 CRH、Ucns、CRH - BP 及受体。胎盘 CRH mRNA 定位于足月时细胞滋养层、合体滋养层和中间滋养层[6,7,26]。此外,CRH mRNA 也在羊膜的上皮下层、绒毛膜的网状层、蜕膜基质细胞和人脐静脉内皮细胞中表达[6,27-31]。

于妊娠 8~11 周或 38~40 周收集到的 Ucn mRNA,表达于胎盘和蜕膜细胞,免疫组织化学研究 Ucn 在滋养层的合胞体细胞、胎膜的羊膜、绒毛膜以及蜕膜中染色定位[14],但在整个妊娠期人胎盘表达 Ucn mRNA 无明显变化[32]。在妊娠前 3 个月和后 3 个月收集到的胎膜、羊膜上皮细胞、羊膜的上皮下层和绒毛膜的网状层也表达 Ucn mRNA 和肽[33-35]。在整个妊娠期间,人类滋养细胞、胎膜以及母体蜕膜表达 mRNA 和免疫反应性 Ucn2 和 Ucn3[13]。它们与 Ucn 和 CRH 有一些的定位差异[36,37]。Ucn2 和 Ucn3 位于合体滋养细胞和绒毛外滋养层细胞,而 Ucn2 定位于血管内皮细胞,提示 Ucn2 在调节胎盘血管内皮性能中发挥作用。对于胎膜而言,Ucn2 只在羊膜中分布,而 Ucn3 在羊膜和绒毛膜细胞中均有分布[13]。

荧光原位杂交和免疫荧光研究表明,合体滋养层细胞和羊膜上皮细胞表达 CRH - R1α、CRH - Rc[38]和 CRH - R2β mRNA[39]。人体子宫肌层[40,41]和子宫内膜[42]中也有表达 CRH 受体（mRNA 和蛋白质）。

足月时，胎盘绒毛的合胞体层大量表达 CRH - BP mRNA，具有较强的免疫反应活性，而在滋养细胞和间质细胞中观察到罕见的阳性杂交细胞。大的蜕膜细胞、羊膜上皮细胞和绒毛膜细胞滋养层呈 CRH - BP mRNA 和蛋白染色阳性。因此，人滋养层细胞和宫内组织产生 CRH - BP，它可能是妊娠期间靶组织控制 CRH 活性的主要机制之一[43]。

2.2.2 体外效应

在非妊娠妇女中，儿茶酚胺、HPA 轴和应激事件之间的密切关系是神经内分泌学的经典发现[44]，这是鉴于应激的适应性反应是以儿茶酚胺和 CRH 的分泌增加为特征[45]。胎盘 ACTH 是原阿片黑素（proopiomelanocortin，POMC）基因的产物，与垂体 ACTH 结构相同，保留了其免疫原性和生物学活性[46,47]。在妊娠早期胎盘 ACTH 定位于细胞滋养细胞，在妊娠中期和晚期定位于合胞滋养细胞[48]。

2.2.2.1 胎盘激素的生成

CRH 和 Ucn 的增加刺激胎盘 ACTH 释放[6]。该效应由 CRH 受体介导，胎盘细胞与 CRH 特异性受体拮抗剂共同培养抑制了 CRH 和 Ucn 诱导的 ACTH 的释放。此外，加入 CRH - BP 逆转了 CRH 对人胎盘中 ACTH 的影响。事实上，在体外 CRH - BP 与 CRH 亲和力很强：在垂体细胞柱灌注系统中，CRH 与 CRH - BP 共培养使 CRH 生物活性降低[49]，而在体内，结合蛋白缩短了免疫反应性 CRH 的半衰期[50]。

CRH、Ucn 和 ACTH 刺激前列腺素 F2α（PGF2α）和前列腺素 E2（PGE2）从培养的羊膜、绒毛膜、蜕膜和胎盘组织释放[51,52]，在 CRH 和 ACTH 特定抗血清存在情况下，这些效应受到抑制。在胎盘而非羊膜或蜕膜中，ACTH 抗体会削弱 CRH 对 PGF2α 和 PGE2 分泌量的刺激效应，从而为 CRH 和 ACTH 刺激宫内组织分泌前列腺素的可能性提供支持[53]。Ucn 对胎盘细胞和组织块具有 CRH 样作用，因为它可以刺激 ACTH 和前列腺素分泌[54]。CRH 以剂量依赖的方式刺激培养的胎盘细胞释放免疫反应性催产素[55]。

2.2.2.2 血流调节

一些体外实验表明,CRH 对人胎儿-胎盘循环具有舒张血管作用。这种作用是由一氧化氮(NO)和环磷酸鸟苷(cGMP)介导,阻断这些分子的合成会明显削弱 CRH 刺激血管舒张作用[56]。添加 CRH能够减弱后期的胎盘血管收缩作用,而对胎盘血管扩张则无作用。CRH 诱导的血管舒张似乎由 CRH 受体介导,因为 CRH 受体拮抗剂能拮抗 CRH 的血管舒张反应[57,58]。当 CRH 水平与母胎血液循环中的浓度相当的情况下,CRH 诱导血管舒张。CRH 诱导血管舒张潜力更大,大约是前列环素的 50 倍[57,58]。

Ucn 具有与 CRH 相同的作用:大鼠静脉注射 Ucn 比 CRH 更容易引起低血压,就胎盘循环而言,它通过 CRH 2 型受体降低胎儿-胎盘血管阻力导致血管舒张,比 CRH 更有效[59]。由于人胎盘的胎儿血管不受神经支配,因此血管床中血流部分受控于局部产生和循环中的血管活性因子[60]。由于合体滋养层细胞是妊娠期间 CRH 的主要来源[36],胎盘 CRH 可通过旁分泌或内分泌机制进入胎儿-胎盘循环引起血管扩张。它可以局部释放,影响血管平滑肌和内皮细胞,或者可以分泌到胎儿-胎盘循环,并通过胎盘血管系统到达其作用部位。

2.2.2.3 子宫肌层的收缩性

CRH 相关肽家族在控制妊娠和分娩期间子宫肌层的收缩性中起重要作用[3,61,62]。CRH 还可以调节子宫肌层的收缩性,在妊娠的不同阶段发挥不同的作用。事实上,CRH 参与子宫肌层的收缩和舒张,可能依赖于 CRH 受体(CRH receptors,CRH - Rs)不同的表达模式和生物学效应[3,63-66]。CRH - R1 通过激活腺苷酸环化酶/环磷酸腺苷(cAMP)通路维持妊娠期子宫肌层舒张[67,68]。相反,在妊娠末期CRH 的结合诱导 CRH - R2 异构体发生磷酸化,随后激活磷脂酶 C/三磷酸肌醇、ERK1/2 和 RhoA 通路,促进肌球蛋白轻链(MLC20)磷酸化,增强子宫收缩性[62,69]。然而,CRH - R1(促进松弛)和 CRH -R2(促进收缩)两种截然不同作用的假说受到了挑战:由于子宫 CRH受体亚型区域特异性的变化,导致分娩期间一种已被鉴定为重要基因的 CRH - R2 显著增加[70,71],随着分娩的启动,子宫下段表达的

CRH – R1 上调而不是下调[70]。在妊娠和分娩期间，子宫肌层内 CRH – Rs 假定的动态和可变剪接的变化部分解释了这一现象。

胎盘 CRH 还可以刺激胎儿垂体分泌 ACTH，这引起胎儿分泌肾上腺脱氢表雄酮硫酸盐（dehydroepiandrosterone sulfate，DHEAS）[72]，胎盘通过芳香化过程将 DHEAS 转化为雌激素[73]。雌激素的增加是导致分娩级联事件的触发因素。事实上，雌激素通过增加子宫肌层兴奋性和肌层对催产素等子宫收缩剂的反应，也可以通过胎膜刺激前列腺素的合成和释放，来增强子宫收缩性[73]。此外，雌激素刺激子宫颈中的蛋白水解酶如胶原酶，可分解细胞外基质，使子宫颈扩张。

人体子宫肌层表达 Ucn[33,74]，当给前列腺素 F2（PGF2）加入 Ucn 时，子宫收缩性增强 2 倍[54]。Ucn 激活如 p42/p44 MAPK 等多种细胞内信号通路，促进激活子宫肌层收缩性[75-77]。此外，Ucn 促进绒毛膜滋养层细胞、合体滋养层细胞和羊膜上皮细胞培养基中基质金属蛋白酶 9（matrix metalloproteinase 9，MMP – 9）蛋白表达水平[78]，表明在分娩时的组织重塑和宫颈成熟中 Ucn 有局部作用。在人类妊娠期，Ucn2 控制子宫肌层收缩性的作用已被证实，包括与 CRH – R2 的结合和 PKC 的序贯激活，导致 20 道尔顿（KDa）肌球蛋白轻链（MLC20）磷酸化。事实上，在足月妊娠时 Ucn2 基因在临产妊娠组织（胎盘、胎膜和子宫肌层）中的表达水平明显高于非临产妊娠组织。随妊娠期延长，Ucn2 mRNA 和蛋白表达水平均增加，在大鼠中观察到类似情况。虽然在子宫肌层中未显示 Ucn2 对收缩的独立影响，但 Ucn2 可能通过上调 PGF2 受体和前列腺素过氧化物合酶 2（prostaglandin endoperoxide synthase 2，PTGS2）表达加速 PGF2 的促收缩效应。除了刺激前列腺素的产生，Ucn2 还通过 CRH – R2 上调子宫肌层中促炎细胞因子的表达。由于可能是 TNF – α 炎性刺激或通过 NF – κB 信号通路而上调 Ucn2 表达，Ucn2 和炎性细胞因子之间可能存在正反馈环[79]。

2.2.3 体液的分泌

人体胎盘大量表达 CRH（比子宫肌层和蜕膜脉络膜中高 1 000 倍），导致妊娠期血清 CRH 水平升高[26]；事实上，在妊娠晚期

CRH 表达呈指数级增长,约为 800 pg/ml,在分娩期间达到峰值(2 000~3 000 pg/ml),在分娩后 24 小时内下降至无法检测[80,81]。CRH 从宫内组织释放到母体、脐带血浆以及羊水中。非妊娠妇女血浆 CRH 水平较低(低于 10 pg/ml),在妊娠的前 3 个月血浆 CRH 逐渐升高,并稳步升高直至足月[23,82,83]。在胎儿循环中可测量到 CRH,尽管脐带血浆 CRH 水平是母体循环的 1/30~1/20,但母胎血浆 CRH 水平呈线性相关[80]。

CRH-BP 在母体血浆中是可测量的,并且在非妊娠妇女和妊娠期间直至妊娠晚期,CRH-BP 水平保持稳定[84]。CRH-BP 的存在解释了为什么在妊娠晚期 CRH 水平较高的情况下,ACTH 并没有显著增加[85,86]。事实上,已证实母体血浆和羊水中大部分内源性 CRH 都与载体结合,因此生物活性降低了。在分娩前 4~6 周,产妇血浆 CRH-BP 浓度显著下降[87],在产后 24 小时内恢复到非妊娠水平。因此,足月时母体 CRH 血浆浓度(较高)和 CRH-BP 血浆浓度(较低)发生相反的变化,从而提高了分娩期间激活的 CRH 的有效性。

2.3 分娩

妊娠期间,来自胎盘的 CRH 在调节胎儿成熟和分娩时间中起关键作用,同时 CRH 也参与调节胎儿-胎盘血流。与胎龄匹配的对照组相比,早产儿 CRH 浓度较高[88,89]。CRH 指数增长曲线在即将早产的妇女中向左移动,在过期分娩的妇女中向右移动(图 2-1)。这表明 CRH 的分泌与决定妊娠时长的胎盘时钟有关[90-92]。有几项证据支持胎盘 CRH 与人类分娩应激有关。在自然分娩过程中,产妇 CRH 血浆浓度逐渐升高,在宫颈扩张最晚期达峰值[1,30,81,85,93]。此外,择期剖宫产产妇胎盘、血浆和羊水中的 CRH 水平明显低于顺产者[90]。相比之下,在自然分娩过程中,母体血浆[85,90]、脐带血[90]和羊水[94]中的 CRH-BP 水平显著下降。妊娠晚期 CRH 迅速升高与 E_3 激增以及 P/E3 和 E3/E2 比值的剧烈变化有关,这些变化将营造分娩启动时的雌激素环境[95]。

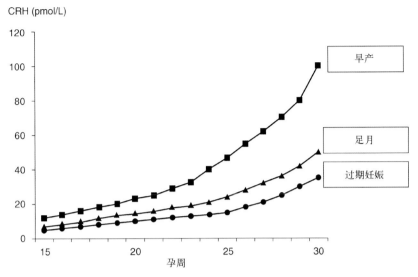

图 2-1　足月、早产、过期妊娠期间母体 CRH 血浆浓度变化

　　就 Ucn 而言，临产妇的水平高于先前报道的妊娠期水平，但纵向评估时，在产程的不同阶段它变化得并不显著[96]。

　　与足月分娩妇女相比，过期妊娠产妇血液 Ucn 不变化。然而，与引产失败妇女相比，在 12 小时内产生引产反应的过期妊娠妇女 Ucn 水平更高，这强化了在生理和病理分娩机制中胎儿这种神经激素起主要作用的学说[97]。

2.4　早产

　　早产（preterm birth，PTB）是妊娠的主要并发症，也是全世界新生儿发病和死亡的主要原因。与正常妊娠相比，早产孕妇血浆 CRH 水平显著增高[98,99]（图 2-1）。这一发现表明，早产孕妇 CRH 水平的增加并不是因为分娩过程本身，而可能是控制分娩发生机制的一部分。在子宫收缩临床表现出现之前，CRH 持续升高，这表明 CRH 的分泌不足以诱导分娩的启动，还需要其他因素参与[90]。与足月分娩的孕妇相比，早产孕妇的血浆和脐带血 Ucn 水平较高，而足月和早产产妇胎盘 Ucn mRNA 的表达没有差异。这些数据与脐动脉血中 Ucn

水平高于脐静脉血和母体血浆中的 Ucn 水平共同表明,早产时这种肽的唯一来源不是胎盘而是胎儿[100]。

在入院后 24 小时内分娩的有早产危险的孕妇母体血浆 CRH 较入院 24 小时后分娩的产妇或妊娠同期的正常孕妇高。在妊娠 28~36 周时观察到这种差异,但在妊娠 28 周前没有观察到[3]。早产时母体与胎儿血浆 CRH－BP 水平较低[101,102],与足月时观察到的生理模式相类似。由于 CRH－BP 调节 CRH 诱导的蜕膜细胞 ACTH 和前列腺素释放,以及 CRH 激活子宫肌层收缩性,因此 CRH－BP 水平的早期下降可能与早产的病理生理有关。

此外,最新的数据显示,在体内与早产相关的绒毛膜羊膜炎能够激活胎盘 Ucn 通路[103]。

绒毛膜羊膜炎

宫内感染是一种应激状态,与胎盘提取物、母体血浆和羊水中 CRH 显著升高有关[3]。此外,宫内感染(即微生物侵入羊膜腔)产妇的羊水、脐带血 CRH、CRH－BP 水平显著升高,而 ACTH 和皮质醇浓度维持不变[104]。然而,众所周知,CRH 会触发 ACTH 和皮质醇分泌[105]。母体感染时,CRH－BP 水平升高可以阻止 CRH 诱导 ACTH 和皮质醇的分泌,即使羊水和脐带血中 CRH 浓度很高的情况下也是如此。

这些增加可能的解释在 CRH－BP 基因组表征中可见端倪,其已经揭示了急性期反应元件。目前认为,其中一种结合转录因子 NF－κB 的反应元件能调节免疫球蛋白和白细胞介素转录,在炎症反应中发挥作用[106]。另一方面,细胞因子能够刺激 CRH 的表达和分泌[107,108],因此,宫内感染时高水平的 CRH－BP 可能在调节 CRH 诱发的炎症反应中发挥作用。

在感染过程中,激活胎盘表达应激相关通路分子,胎膜早破(preterm prelabor rupture of membranes, pPROM)合并绒毛膜羊膜炎对胎盘 CRH 肽及受体产生显著影响。事实上,与早产和胎膜早破相比,绒毛膜羊膜炎患者的 CRH、Ucn2 和 CRH－R1 mRNA 表达较高,而 Ucn 和 CRHR－2 表达较低。无论有无绒毛膜羊膜炎,胎膜早破

Ucn3 mRNA 表达均低于早产。往滋养细胞外植体添加脂多糖,Ucn、Ucn3、CRH－R2 的表达降低了,CRH、Ucn2、CRH－R1 mRNA 的表达却增加了,且呈剂量依赖性,提示 CRH 在感染介导的早产中具有潜在的重要性[103]。事实上,与绒毛膜羊膜炎无关的早产相比,采集自绒毛膜羊膜炎相关早产的滋养细胞样本显示,Ucn2 表达上调,Ucn 和 Ucn3 表达下调。体外通过脂多糖处理胎盘滋养细胞证实了这些变化,提示它们在感染介导的早产中具有潜在的重要性[103]。实际上,Ucn 作用于 CRH－R2 受体,刺激 IL－4 和 IL－10 的分泌,逆转脂多糖诱导滋养细胞释放 TNF－alpha,提示该肽可能具有抗炎作用[109]。

2.5　先兆子痫和胎儿生长受限

先兆子痫(preeclampsia,PE) 和妊娠高血压综合征(pregnancy-induced hypertension,PIH) 是其他 CRH 失调产科并发症的代表。先兆子痫占妊娠的 10% ~ 12%,对母亲和胎儿有潜在的威胁,需要严密的监测和临床监督[110-113]。先兆子痫与胎盘异常有关,由于细胞滋养细胞增殖和侵袭的改变,导致胎盘灌注减少,胎盘血管生成受损,螺旋动脉重构功能不全和失败[114,115]。滋养细胞异常在先兆子痫的进展中起着重要作用,胎盘激素和/或因子分泌的改变是该病早期阶段的表现。在妊娠期间,CRH 和 CRH 相关肽通过激活 NO／cGMP 信号通路调节胎儿胎盘循环。胎盘功能异常的妊娠,如子痫前期(PE),其特征是母体 CRH 血浆浓度升高,胎盘 CRH 受体 1alpha (CRH－R1alpha) 表达降低。CRH 和 CRH 相关肽对胎盘 NO／cGMP 系统具有正向调节作用。这一途径在先兆子痫中受损,可能导致控制血管阻力的平衡失调[116,117]。

CRH 可能在以下两个方面发挥关键作用：胚胎植入和保护胎儿免受母体免疫系统排斥,这主要是通过 Fas－FasL 相互作用杀死活化的 T 细胞。在实验动物中,特异性 1 型 CRH 受体拮抗剂 antalarmin 阻断 1 型 CRH 受体(CRH－R1),减少约 70% 植入位点。通过绒毛外滋养层细胞,CRH 下调癌胚抗原相关细胞黏附分子 1 的合成,参与控制滋养层细胞的侵袭。antalarmin 阻断 CRH－R1 从而增加滋养层细胞侵袭约 60%。早期妊娠子宫 CRH/CRH－R1 系统缺陷可能与复发性流产、胎盘置入和先兆子痫的病理生理有关[118]。

在妊娠各阶段,妊娠高血压综合征(PIH)患者 CRH 水平显著高于健康对照组[119-121]。在血浆 CRH－BP 水平显著低于健康对照组的情况下[123],先兆子痫孕妇 CRH 血浆浓度显著升高[50,122]。此外,先兆子痫患者脐静脉血 CRH 浓度明显高于脐动脉血,提示 CRH 从胎盘分泌进入胎儿循环[122,124,125]。而且,先兆子痫胎盘 CRH 往胎儿血浆的释放量和胎盘 CRH 肽含量均高于单纯妊娠[126]。除了 CRH,其他具有血管舒张作用且参与应激反应的激素,如 ACTH 和皮质醇,在正常妊娠的胎儿[126]和那些生长受限的胎儿中均有所增加[127,128]。

胎儿宫内发育迟缓(intrauterine growth retardation,IUGR)通常伴随着下丘脑-垂体-肾上腺轴(HPA 轴)的活性上调。妊娠后期 IUGR 胎儿狒狒外周血中 ACTH 和皮质醇均升高,可见其 HPA 轴活性上调。事实上,皮质醇缺乏负反馈:胎儿下丘脑室旁核瘦素受体表达降低,有效降低了瘦素对胎儿 HPA 轴的抑制作用,糖皮质激素受体肽表达却没有下调[129]。当妊娠合并脐动脉血流速度波形异常时,胎儿循环中 CRH 浓度明显升高,说明人胎盘中存在应激反应代偿机制[130]。这种分泌的紊乱是否是这些疾病主要病理生理的一部分,还是异常妊娠中血管阻力增加的一种继发性反应,目前尚不清楚。更多的数据证实了妊娠合并先兆子痫和宫内发育迟缓与胎盘血管阻力异常和脐静脉 CRH 异常高水平有关[128],这强化了 CRH 控制人胎盘循环的重要性方面的认识。

与健康女性相比,先兆子痫、妊娠高血压综合征患者或与宫内发育迟缓相关的先兆子痫孕妇 Ucn 水平更高,而在病理或正常胎盘中 Ucn mRNA 表达没有变化;这些数据与脐动脉血 Ucn 水平高于脐静血和母体血浆 Ucn 水平共同表明妊娠相关的高血压疾病中胎儿是该肽的主要来源[131]。最近,评估已显示先兆子痫与 Ucn2 和 Ucn3 胎盘 mRNA 表达有关[132]:所有先兆子痫胎盘表达的 Ucn2 和 Ucn3 mRNA 均明显高于对照组。有趣的是,早期先兆子痫样品中 Ucn2 的免疫反应性强于 Ucn3,而晚期先兆子痫样品中 Ucn3 免疫染色较强。此外,体外缺氧复氧处理后胎盘外植体 Ucn2 转录水平升高,提示肽在胎盘内表达增加可反映对氧化应激的反应以及参与先兆子痫的发病机制。有趣的是,已发现 Ucn 可能通过胎盘系统 A 活性的负调节参与 IUGR 的发病机制,胎盘系统 A 活性代表胎盘氨基酸转运蛋白,其正常活性是维持胎儿生长所必需的[133]。在人巨噬细胞中,CRH 诱导 FasL 蛋白的表达,并增强其诱导共培养物中绒毛外滋养层(extravillous trophoblast,EVT) 表达 Fas 杂交瘤细胞系的凋亡。先兆子痫中 CRH 异常表达可能激活 FasL 阳性蜕膜巨噬细胞,损害 EVT 的生理性翻转,最终干扰胎盘的形成[134]。

2.6　胎儿计划

产前暴露于母体 HPA 轴和胎盘激素代表了孕产妇心理压力对后期婴儿和儿童发育影响的主要机制。在妊娠期间,产前应激的社会心理和生物学指标之间存在着复杂的关系。两种应激源都会对胎儿的神经系统、出生结局以及后期的健康和疾病风险产生进展性的影响[135-137]。

结　论

在胎盘血流减少、慢性缺氧或感染等应激情况下,胎盘反应如 CRH 和 Ucn 分泌增加,目的是扩张胎盘循环,促进氧气和底物的利用,启动足月儿或早产儿分娩,增加皮质醇分泌以促进肺成熟,为胎儿出生做准备。因此,胎盘释放 CRH 作为一种应激因子,是一条人胎盘触发的有助于母胎远离恶劣环境的最终途径。

（缪丽艳　卢国林　译）

参考文献

[1] Petraglia F, Giardino L, Coukos G, et al. （1990） Corticotropin-releasing

factor and parturition: plasma and amniotic fluid levels and placental binding sites. Obstet Gynecol 75: 784 - 790.

[2] Petraglia F, Florio P, Nappi C, et al. (1996) Peptide signaling in human placenta and membranes: autocrine, paracrine, and endocrine mechanisms. Endocr Rev 17: 156 - 186.

[3] Petraglia F, Imperatore A, Challis JR (2010) Neuroendocrine mechanisms in pregnancy and parturition. Endocr Rev 31: 783 - 816.

[4] Reis FM, Florio P, Cobellis L, et al. (2001) Human placenta as a source of neuroendocrine factors. Biol Neonate 79: 150 - 156.

[5] Voltolini C, Petraglia F (2014) Neuroendocrinology of pregnancy and parturition. Handb Clin Neurol 124: 17 - 36.

[6] Petraglia F, Sawchenko PE, Rivier J, et al. (1987) Evidence for local stimulation of ACTH secretion by corticotropin-releasing factor in human placenta. Nature 328: 717 - 719.

[7] Petraglia F, Tabanelli S, Galassi MC, et al. (1992) Human decidua and in vitro decidualized endometrial stromal cells at term contain immunoreactive corticotropin-releasing factor (CRH) and CRH messenger ribonucleic acid. J Clin Endocrinol Metab 74: 1427 - 1431.

[8] Orth DN (1992) Corticotropin-releasing hormone in humans. Endocr Rev 13: 164 - 191.

[9] Vale W, Spiess J, Rivier C, et al. (1981) Characterization of a 41 - residue ovine hypothalamic peptide that stimulates secretion of corticotropin and beta-endorphin. Science 213: 1394 - 1397.

[10] Vale W, Rivier C, Brown MR, et al. (1983) Chemical and biological characterization of corticotropin releasing factor. Recent Prog Horm Res 39: 245 - 270.

[11] Vaughan J, Donaldson C, Bittencourt J. et al. (1995) Urocortin, a mammalian neuropeptide related to fish urotensin I and to corticotropin-releasing factor. Nature 378: 287 - 292.

[12] Hsu SY, Hsueh AJ (2001) Human stresscopin and stresscopin-related peptide are selective ligands for the type 2 corticotropin-releasing hormone receptor. Nat Med 7: 605 - 611.

[13] Imperatore A, Florio P, Torres PB, et al. (2006) Urocortin 2 and urocortin 3 are expressed by the human placenta, deciduas, and fetal membranes. Am J Obstet Gynecol 195: 288 - 295.

[14] Petraglia F, Florio P, Gallo R, et al. (1996) Human placenta and fetal membranes express human urocortin mRNA and peptide. J Clin Endocrinol Metab 81: 3807 - 3810.

[15] Vitoratos N, Papatheodorou DC, Kalantaridou SN, et al. (2006) "Reproductive" cor-ticotropin-releasing hormone. Ann N Y Acad Sci 1092: 310 - 318.

[16] Zoumakis E, Kalantaridou SN, Makrigiannakis A (2009) CRH-like peptides in human repro-duction. Curr Med Chem 16: 4230 - 4235.

[17] Asaba K, Makino S, Hashimoto K (1998) Effect of urocortin on ACTH secretion from rat anterior pituitary in vitro and in vivo: comparison with corticotropin-releasing hormone. Brain Res 806: 95 - 103.

[18] Liaw CW, Lovenmerg TW, Barry G, et al. (1996) Cloning and characterization of the human corticotropin-releasing factor-2 receptor complementary deoxyribonucleic acid. Endocrinology 137: 72 - 77.

[19] Valdenaire O, Giller T, Breu V, et al. (1997) A new functional isoform of the human CRH2 receptor for corticotropin-releasing factor. Biochim Biophys Acta 1352: 129 - 132.

[20] Chen R, Lewis K, Perrin MH, et al. (1993) Expression and cloning of a human corticotropin-releasing factor receptor. Proc Natl Acad Sci USA 90: 8967 - 8971.

[21] Bittencourt JC, Vaughan J, Arias C, et al. (1999) Urocortin expression in rat brain: evidence against a pervasive relationship of urocortin-containing projections with targets bearing type 2 CRF receptors. J Comp Neurol 415: 285 - 312.

[22] Weninger SC, Dunn AJ, Muglia LJ, et al. (1999) Stress-induced behaviors require the corticotropin-releasing hormone (CRH) receptor, but not CRH. Proc Natl Acad Sci USA 96: 8283 - 8288.

[23] Petraglia F, Florio P, Gallo R, et al. (1996) Corticotropin-releasing factor-binding protein: ori-gins and possible functions. Horm Res 45: 187 - 191.

[24] Potter E, Behan DP, Fischer WH, et al. (1991) Cloning and characterization of the cDNAs for human and rat corticotropin releasing factor-binding proteins. Nature 349: 423 - 426.

[25] Potter E, Behan DP, Linton EA, et al. (1992) The central distribution of a corticotropin-releasing factor (CRH)-binding protein predicts multiple sites and modes of interaction with CRH. Proc Natl Acad Sci USA 89: 4192 - 4196.

[26] Riley SC, Walton JC, Herlick JM, et al. (1991) The localization and distribution of corticotropin-releasing hormone in the human placenta and fetal membranes throughout gestation. J Clin Endocrinol Metab 72: 1001 - 1007.

[27] Frim DM, Emanuel RL, Robinson BG, et al. (1988) Characterization and gestational regulation of corticotropin-releasing hormone messenger RNA in human placenta. J Clin Invest 82: 287 - 292.

[28] Jones SA, Brooks AN, Challis JR (1989) Steroids modulate corticotropin-releasing hormone production in human fetal membranes and placenta. J Clin Endocrinol Metab 68: 825 - 830.

[29] Riley SC, Challis JR (1991) Corticotropin-releasing hormone production by the placenta and fetal membranes. Placenta 12: 105 - 119.

[30] Saijonmaa X, Laatikainen T, Wahlstrom T (1988) Corticotropin releasing factor in human placenta: localization, concentration and release in vitro. Placenta 9: 373 - 385.

[31] Simoncini T, Apa R, Reis FM, et al. (1999) Human umbilical vein endothelial cells: a new source and potential target for corticotropin-releasing factor. J Clin Endocrinol Metab 84: 2802 - 2806.

[32] Florio P, Rivest S, Reis FM, et al. (1999) Lack of gestational-related changes of urocortin gene expression in human placenta. Prenat Neonat Med 4: 296 - 300.

[33] Clifton VL, Gu Q, Murphy VE, et al. (2000) Localization and characterization of urocortin dur-ing human pregnancy. Placenta 21: 782 - 788.

[34] Gu Q, Clifton VL, Schwartz J, et al. (2001) Characterization of urocortin in human pregnancy. Chin Med J (Engl) 114: 618 - 622.

[35] Petraglia F (1996) Endocrine role of the placenta and related membranes. Eur J Endocrinol 135: 166 - 167.

[36] Challis JR, Sloboda D, Matthews SG, et al. (2001) The fetal placental

hypothalamic-pituitary-adrenal (HPA) axis, parturition and post natal health. Mol Cell Endocrinol 185: 135 – 144.

[37] Florio P, Vale W, Petraglia F (2004) Urocortins in human reproduction. Peptides 25: 1751 – 1757.

[38] Karteris E, Grammatopoulos D, Dai Y, et al. (1998) The human placenta and fetal membranes express the corticotropin-releasing hormone receptor 1α (CRH-1α) and the CRHC variant receptor. J Clin Endocrinol Metab 83: 1376 – 1379.

[39] Florio P, Franchini A, Reis FM, et al. (2000) Human placenta, chorion, amnion and decidua express different variants of corticotropin-releasing factor receptor messenger RNA. Placenta 21: 32 – 37.

[40] Grammatopoulos D, Dai Y, Chen J, et al. (1998) Human corticotropin-releasing hormone receptor: differences in subtype expression between pregnant and nonpregnant myometria. J Clin Endocrinol Metab 83: 2539 – 2544.

[41] Rodrýguez-Linares B, Linton EA, Phaneuf S (1998) Expression of corticotropin releasing hor-mone (CRH) receptor mRNA and protein in the human myometrium. J Endocrinol 156: 15 – 21.

[42] Di Blasio AM, Giraldi FP, Vigano P, et al. (1997) Expression of corticotropin-releasing hor-mone and its R1 receptor in human endometrial stromal cells. J Clin Endocrinol Metab 82: 1594 – 1597.

[43] Petraglia F, Potter E, Cameron VA, et al. (1993) Corticotropin-releasing factor-binding protein is produced by human placenta and intrauterine tissues. J Clin Endocrinol Metab 77: 919 – 924.

[44] Chrousos GP (1998) Editorial: ultradian, circadian, and stress-related hypothalamic-pituitary-adrenal axis activity—a dynamic digital-to-analog modulation. Endocrinology 139: 437 – 440.

[45] Chrousos GP, Gold PW (1992) The concepts of stress and stress system disorders: overview of physical and behavioral homeostasis. JAMA 267: 1252.

[46] Smith R, Thomson M (1991) Neuroendocrinology of the hypothalamo-pituitary-adrenal axis in pregnancy and the puerperium. Baillieres Clin Endocrinol Metab 5: 167 – 186.

[47] Waddell BJ, Burton PJ (1993) Release of bioactive ACTH by perfused human placenta at early and late gestation. J Endocrinol 136: 345 – 353.

[48] Cooper ES, Greer IA, Brooks AN (1996) Placental proopiomelanocortin gene expression, adrenocorticotropin tissue concentrations, and immunostaining increase throughout gestation and are unaffected by prostaglandins, antiprogestins, or labor. J Clin Endocrinol Metab 81: 4462 – 4469.

[49] Woods RJ, Grossman A, Saphier P, et al. (1994) Association of human corticotropin-releasing hormone to its binding protein in blood may trigger clearance of the complex. J Clin Endocrinol Metab 78: 73 – 76.

[50] Petraglia F, Florio P, Benedetto C, et al. (1996) High levels of corticotropin-releasing factor (CRH) are inversely correlated with low levels of maternal CRH-binding protein in pregnant women with pregnancy-induced hypertension. J Clin Endocrinol Metab 81: 852 – 856.

[51] Jones SA, Challis JR (1989) Local stimulation of prostaglandin production by corticotropin-releasing hormone in human fetal membranes and placenta.

Biochem Biophys Res Commun 159: 192 – 199.

[52] Petraglia F, Benedetto C, Florio P, et al. (1995) Effect of corticotropin-releasing factor binding protein on prostaglandin release from cultured maternal decidua and on contractile activity of human myometrium in vitro. J Clin Endocrinol Metab 80: 3073 – 3076.

[53] Jones SA, Challis JR (1990) Effects of corticotropin-releasing hormone and adrenocorticotro-pin on prostaglandin output by human placenta and fetal membranes. Gynecol Obstet Invest 29: 165 – 168.

[54] Petraglia F, Florio P, Benedetto C, et al. (1999) Urocortin stimulates placental adrenocorticotro-pin and prostaglandin release and myometrial contractility in vitro. J Clin Endocrinol Metab 84: 1420 – 1423.

[55] Florio P, Lombardo M, Gallo R, et al. (1996) Activin A, corticotropin-releasing factor and pros-taglandin F2 alpha increase immunoreactive oxytocin release from cultured human placental cells. Placenta 17: 307 – 311.

[56] Clifton VL, Read MA, Leitch IM, et al. (1994) Corticotropin-releasing hormone-induced vaso-dilatation in the human fetal placental circulation. J Clin Endocrinol Metab 79: 666 – 669.

[57] Clifton VL, Owens PC, Robinson PJ, et al. (1995) Identification and characterization of a corticotrophin-releasing hormone receptor in human placenta. Eur J Endocrinol 133: 591 – 597.

[58] Clifton VL, Read MA, Leitch IM, et al. (1995) Corticotropin-releasing hormone-induced vaso-dilatation in the human fetal-placental circulation: involvement of the nitric oxide cyclic gua-nosine $3'$, $5'$-monophosphate-mediated pathway. J Clin Endocrinol Metab 80: 2888 – 2893.

[59] Leitch IM, Boura AL, Botti C, et al. (1998) Vasodilator actions of urocortin and related peptides in the human perfused placenta in vitro. J Clin Endocrinol Metab 83: 4510 – 4513.

[60] Boura AL, Walters WA, Read MA, et al. (1994) Autacoids and control of human placen-tal blood flow. Clin Exp Pharmacol Physiol 21: 737 – 748.

[61] Gao L, Lu C, Xu C, et al. (2008) Differential regulation of prostaglandin production mediated by corticotropin-releasing hormone receptor type 1 and type 2 in cultured human placental trophoblasts. Endocrinology 149: 2866 – 2876.

[62] Karteris E, Hillhouse EW, Grammatopoulos D (2004) Urocortin II is expressed in human pregnant myometrial cells and regulates myosin light chain phosphorylation: potential role of the type-2 corticotropin-releasing hormone receptor in the control of myometrial contractility. Endocrinology 145: 890 – 900.

[63] Benedetto C, Petraglia F, Marozio L, et al. (1994) Corticotropin releasing hormone increases prostaglandin F2a activity on human myometrium. Am J Obstet Gynecol 171: 126 – 131.

[64] Grammatopoulos DK, Hillhouse EW (1999) Role of corticotropin-releasing hormone in onset of labour. Lancet 354: 1546 – 1549.

[65] Quartero HW, Fry CH (1989) Placental corticotrophin releasing factor may modulate human parturition. Placenta 10: 439 – 443.

[66] You X, Gao L, Liu J, et al. (2012) CRH activation of different signaling pathways results in differential calcium signaling in human pregnant myometrium before and during labor. J Clin Endocrinol Metab 97: E1851 –

E1861.

[67] Grammatopoulos D, Stirrat GM, Williams SA, et al. (1996) The biological activity of the corticotropin-releasing hormone receptor-adenylate cyclase complex in human myometrium is reduced at the end of pregnancy. J Clin Endocrinol Metab 81: 745 – 751.

[68] Mignot TM, Paris B, Carbonne B, et al. (2005) Corticotropin-releasing hormone effects on human pregnant vs. nonpregnant myometrium explants estimated from a mathematical model of uterine contraction. J Appl Physiol 99: 1157 – 1163.

[69] Quartero HW, Srivatsa G, Gillham B (1992) Role for cyclic adenosine monophosphate in the synergistic interaction between oxytocin and corticotrophin-releasing factor in isolated human gestational myometrium. Clin Endocrinol (Oxf) 36: 141 – 145.

[70] Markovic D, Vatish M, Gu M, et al. (2007) The onset of labor alters corticotropin-releasing hormone type 1 receptor variant expression in human myometrium: putative role of interleukin-1beta. Endocrinology 148: 3205 – 3213.

[71] Stevens MY, Challis JR, Lye SJ (1998) Corticotropin-releasing hormone receptor subtype 1 is significantly up-regulated at the time of labor in the human myometrium. J Clin Endocrinol Metab 83: 4107 – 4115.

[72] Robinson BG, Emanuel RL, Frim DM, et al. (1988) Glucocorticoid stimulates expression of corticotropin-releasing hormone gene in human placenta. Proc Natl Acad Sci USA 85: 5244 – 5348.

[73] Challis J, Sloboda D, Matthews S, et al. (2000) Fetal hypothalamic-pituitary adrenal (HPA) development and activation as a determinant of the timing of birth, and of postnatal disease. Endocr Res 26: 489 – 504.

[74] Clifton VL, Telfer JF, Thompson AJ, et al. (1998) Corticotropin-releasing hormone and proopiomelanocortin-derived peptides are present in human myometrium. J Clin Endocrinol Metab 83: 3716 – 3721.

[75] Aggelidou E, Hillhouse EW, Grammatopoulos DK (2002) Up-regulation of nitric oxide synthase and modulation of the guanylate cyclase activity by corticotropin-releasing hormone but not urocortin II or urocortin III in cultured human pregnant myometrial cells. Proc Natl Acad Sci USA 99: 3300 – 3305.

[76] Nohara A, Ohmichi M, Koike K, et al. (1996) The role of mitogen-activated protein kinase in oxytocin-induced contraction of uterine smooth muscle in pregnant rat. Biochem Biophys Res Commun 229: 938 – 944.

[77] Ohmichi M, Koike K, Kimura A, et al. (1997) Role of mitogen-activated protein kinase pathway in prostaglandin F2alpha-induced rat puerperal uterine contraction. Endocrinology 138: 3103 – 3111.

[78] Li W, Challis JR (2005) Corticotropin-releasing hormone and urocortin induce secretion of matrix metalloproteinase-9 (MMP-9) without change in tissue inhibitors of MMP-1 by cultured cells from human placenta and fetal membranes. J Clin Endocrinol Metab 90: 6569 – 6574.

[79] Voltolini C, Battersby S, Novembri R, et al. (2015) Urocortin 2 role in placental and myometrial inflammatory mechanisms at parturition. Endocrinology 156: 670 – 679.

[80] Economides D, Linton E, Nicolaides K, et al. (1987) Relationship between maternal and fetal corticotrophin-releasing hormone-41 and ACTH levels in

human mid-trimester pregnancy. J Endocrinol 114: 497 - 501.

[81] Goland RS, Wardlaw SL, Stark RI, et al. (1986) High levels of corticotropin-releasing hormone immunoactivity in maternal and fetal plasma during pregnancy. J Clin Endocrinol Metab 63: 1199 - 1203.

[82] Campbell EA, Linton EA, Wolfe CDA, et al. (1987) Plasma corticotropin releasing hormone concentrations during pregnancy and parturition. J Clin Endocrinol Metab 63: 1054 - 1059.

[83] Stalla GK, Bost H, Stalla J (1989) Human corticotropin-releasing hormone during pregnancy. Gynecol Endocrinol 3: 1 - 10.

[84] Suda T, Iwashita M, Sumitomo T, et al. (1991) Presence of CRH-binding protein in amniotic fluid and in umbilical cord plasma. Acta Endocrinol 125: 165 - 169.

[85] Linton EA, Wolfe CDA, Behan D, et al. (1988) A specific carrier substance for human corticotropin releasing factor in late gestational maternal plasma which could mask the ACTH releasing activity. Clin Endocrinol (Oxf) 28: 315 - 324.

[86] Orth DN, Mount CD (1987) Specific high affinity binding protein for human corticotropin releasing hormone in normal human plasma. Biochem Biophys Res Commun 143: 411 - 417.

[87] Linton EA, Perkins AV, Woods RJ, et al. (1993) Corticotropin releasing hormone-binding protein (CRH-BP): plasma levels decrease during the third trimester of normal human pregnancy. J Clin Endocrinol Metab 76: 260 - 262.

[88] Challis JRG, Matthews SG, Gibb W, Lye SJ (2000) Endocrine and paracrine regulation of birth at term and preterm. Endocr Rev 21: 514 - 550.

[89] Reis FM, Fadalti M, Florio P, et al. (1996) Putative role of placental corticotropin-releasing factor in the mechanisms of human parturition. J Soc Gynecol Investig 6: 109 - 119.

[90] McLean M, Bisit A, Davies JJ, et al. (1995) A placental clock controlling the length of human pregnancy. Nat Med 1: 460 - 463.

[91] Smith R (2007) Parturition. N Engl J Med 356: 271 - 283.

[92] Smith R, Nicholson RC (2007) Corticotrophin releasing hormone and the timing of birth. Front Biosci 12: 912 - 918.

[93] Grammatopoulos DK (2008) Placental corticotrophin-releasing hormone and its receptors in human pregnancy. J Neuroendocrinol 20: 432 - 438.

[94] Florio P, Woods RJ, Genazzani AR, et al. (1997) Changes in amniotic fluid immunoreactive corticotropin-releasing factor (CRH) and CRH-binding protein levels in pregnant women at term and during labor. J Clin Endocrinol Metab 82: 835 - 838.

[95] Smith R, Smith JI, Shen X, et al. (2009) Patterns of plasma corticotropin-releasing hormone, progesterone, estradiol, and estriol change and the onset of human labor. J Clin Endocrinol Metab 94: 2066 - 2074.

[96] Florio P, Cobellis L, Woodman J, et al. (2002) Levels of maternal plasma corticotropin-releasing factor (CRH) and urocortin at labor. J Soc Gynecol Investig 9: 233 - 237.

[97] Torricelli M, Ignacchiti E, Giovannelli A, et al. (2006) Maternal plasma corticotrophin-releasing factor and urocortin levels in post-term pregnancies. Eur J Endocrinol 154: 281 - 285.

[98] Korebrit C, Ramirez MM, Watson L, et al. (1998) Maternal corticotropin-

releasing hormone is increased with impending preterm birth. J Clin Endocrinol Metab 83: 1585 – 1591.

[99] Reis FM, D'Antona D, Petraglia F (2002) Predictive value of hormone measurements in maternal and fetal complications of pregnancy. Endocr Rev 23: 230 – 257.

[100] Florio P, Torricelli M, Galleri L, et al. (2005) High fetal urocortin levels at term and preterm labor. J Clin Endocrinol Metab 90: 5361 – 5365.

[101] Berkowitz GS, Lapinski RH, Lockwood CJ, et al. (1996) Corticotropin-releasing factor and its binding protein: maternal serum levels in term and preterm deliveries. Am J Obstet Gynecol 174: 1477 – 1483.

[102] Perkins AV, Eben F, Wolfe CD, et al. (1993) Plasma measurements of corticotrophin-releasing hormone-binding protein in normal and abnormal human pregnancy. J Endocrinol 138: 149 – 157.

[103] Torricelli M, Novembri R, Bloise E, et al. (2011) Changes in placental CRH, urocortins, and CRH-receptor mRNA expression associated with preterm delivery and chorioamnionitis. J Clin Endocrinol Metab 96: 534 – 540.

[104] Florio P, Severi FM, Ciarmela P, et al. (2002) Placental stress factors and maternal-fetal adaptive response: the corticotropin-releasing factor family. Endocrine 19: 91 – 102.

[105] Florio P, Petraglia F (2002) Human placental corticotropin-releasing factor (CRH) in the adaptive response to pregnancy. Stress 4: 247 – 261.

[106] Lowry PJ, Woods RJ, Baigent S (1996) Corticotropin-releasing factor and its binding protein. Pharmacol Biochem Behav 54: 305 – 308.

[107] Angioni S, Petraglia F, Gallinelli A, et al. (1993) Corticotropin-releasing hormone modulates cytokines release in cultured human peripheral blood mononuclear cells. Life Sci 53: 1735 – 1742.

[108] Petraglia F, Volpe A, Genazzani AR, et al. (1990) Neuroendocrinology of the human placenta. Front Neuroendocrinol 11: 6 – 37.

[109] Torricelli M, Voltolini C, Bloise E, et al. (2009) Urocortin increases IL-4 and IL-10 secretion and reverses LPS-induced TNF-alpha release from human trophoblast primary cells. Am J Reprod Immunol 62: 224 – 231.

[110] Mol BW, Roberts CT, Thangaratinam S, et al. (2016) Pre-eclampsia. Lancet 387: 999 – 1011.

[111] Sibai BM (2005) Diagnosis, prevention, and management of eclampsia. Obstet Gynecol 105: 402 – 410.

[112] Sibai M, Dekker G, Kupferminc M (2005) Pre-eclampsia. Lancet 365: 785 – 799.

[113] Steegers EA, von Dadelszen P, Duvekot JJ, et al. (2010) Pre-eclampsia. Lancet 376: 631 – 644.

[114] Fisher SJ (2015) Why is placentation abnormal in preeclampsia? Am J Obstet Gynecol 213: S115 – S122.

[115] Roberts JM, Cooper DW (2001) Pathogenesis and genetics of pre-eclampsia. Lancet 357: 53 – 56.

[116] Karteris E, Goumenou A, Koumantakis E, et al. (2003) Reduced expression of corticotropin-releasing hormone receptor type-1 alpha in human pre-eclamptic and growth-restricted placentas. J Clin Endocrinol Metab 88: 363 – 370.

[117] Karteris E, Vatish M, Hillhouse EW, et al. (2005) Preeclampsia is associated with impaired regulation of the placental nitric oxide-cyclic guanosine monophosphate pathway by corticotropin-releasing hormone (CRH) and CRH-related peptides. J Clin Endocrinol Metab 90: 3680 - 3687.

[118] Kalantaridou SN, Zoumakis E, Makrigiannakis A, et al. (2007) The role of corticotropin-releasing hormone in blastocyst implantation and early fetal immunotolerance. Horm Metab Res 39: 474 - 477.

[119] Jeske W, Soszynski P, Lukaszewicz E, et al. (1990) Enhancement of plasma corticotropin-releasing hormone in pregnancy-induced hypertension. Acta Endocrinol 122: 711 - 714.

[120] Wolfe CD, Patel SP, Campbell EA, et al. (1988) Plasma corticotrophin-releasing factor (CRH) in normal pregnancy. Br J Obstet Gynaecol 95: 997 - 1002.

[121] Wolfe CD, Patel SP, Linton EA, et al. (1988) Plasma corticotrophin-releasing factor (CRH) in abnormal pregnancy. Br J Obstet Gynaecol 95: 1003 - 1006.

[122] Laatikainen T, Virtanen T, Kaaja R, et al. (1991) Corticotropin-releasing hormone in maternal and cord plasma in pre-eclampsia. Eur J Obstet Gynecol Reprod Biol 39: 19 - 24.

[123] Perkins AV, Linton EA, Eben F, et al. (1995) Corticotrophin-releasing hormone and corticotrophin-releasing hormone binding protein in normal and preeclamptic human preg-nancies. Br J Obstet Gynaecol 102: 118 - 122.

[124] Florio P, Imperatore A, Sanseverino F, et al. (2004) The measurement of maternal plasma corticotropin-releasing factor (CRF) and CRF-binding protein improves the early prediction of preeclampsia. J Clin Endocrinol Metab 89: 4673 - 4677.

[125] Liapi CA, Tsakalia DE, Panitsa-Faflia CC, et al. (1996) Corticotropin-releasing-hormone levels in pregnancy-induced hypertension. Eur J Obstet Gynecol Reprod Biol 68: 109 - 114.

[126] Goland RS, Conwell IM, Jozak S (1995) The effect of pre-eclampsia on human placental corticotrophin-releasing hormone content and processing. Placenta 16: 375 - 382.

[127] Ahmed I, Glynn BP, Perkins AV, et al. (2000) Processing of procorticotropin-releasing hormone (pro-CRH): molecular forms of CRH in normal and preeclamptic pregnancy. J Clin Endocrinol Metab 85: 755 - 764.

[128] Goland RS, Jozak S, Warren WB, et al. (1993) Elevated levels of umbilical cord plasma corticotropin-releasing hormone in growth-retarded fetuses. J Clin Endocrinol Metab 77: 1174 - 1179.

[129] Li C, Ramahi E, Nijland MJ, et al. (2013) Up-regulation of the fetal baboon hypothalamo-pituitary-adrenal axis in intrauterine growth restriction: coincidence with hypothalamic glucocorticoid receptor insensitivity and leptin receptor down-regulation. Endocrinology 154: 2365 - 2373.

[130] Giles W, O'Callaghan S, Read M, et al. (1997) Placental nitric oxide synthase activity and abnormal umbilical artery flow velocity waveforms. Obstet Gynecol 89: 49 - 52.

[131] Florio P, Torricelli M, De Falco G, et al. (2006) High maternal and fetal plasma urocortin levels in pregnancies complicated by hypertension. J Hypertens 24: 1831 - 1840.

[132] Imperatore A, Rolfo A, Petraglia F, et al. (2010) Hypoxia and preeclampsia: increased expression of urocortin 2 and urocortin 3. Reprod Sci 17: 833 – 843.

[133] Giovannelli A, Greenwood SL, Desforges M, et al. (2011) Corticotrophin-releasing factor and urocortin inhibit system A activity in term human placental villous explants. Placenta 32: 99 – 101.

[134] Petsas G, Jeschke U, Richter DU, et al. (2012) Aberrant expression of corticotropin-releasing hormone in pre-eclampsia induces expression of FasL in maternal macrophages and extravillous trophoblast apoptosis. Mol Hum Reprod 18: 535 – 545.

[135] Sandman CA, Davis EP (2010) Gestational stress influences cognition and behavior. Future Neurol 5: 675 – 690.

[136] Sandman CA, Davis EP (2012) Neurobehavioral risk is associated with gestational exposure to stress hormones. Expert Rev Endocrinol Metab 7: 445 – 459.

[137] Sandman CA, Davis EP, Buss C, et al. (2012) Exposure to prenatal psychobiological stress exerts programming influences on the mother and her fetus. Neuroendocrinology 95: 8 – 21.

分娩镇痛

3

Chiara Benedetto、Marina Zonca、Davide Sturla、Fulvio Borella、Evelina Gollo

分娩疼痛是一种以剧烈疼痛为特征的复杂的、主观的、多维的体验。

第一产程(从规律子宫收缩开始到宫口开全)期间的分娩疼痛主要是内脏痛,由 $T_{10}-L_1$ 脊髓节段介导,第二产程(从第一产程结束到胎儿娩出)的分娩疼痛还会出现躯体疼痛,由 S_1-S_4 脊髓节段介导。

分娩疼痛会影响母亲和孩子。它使母体儿茶酚胺的水平升高,这可能对胎儿健康产生不利影响(特别是当胎盘功能较差时)。儿茶酚胺一方面会增加产妇心率、每搏输出量和心脏收缩力,导致心肌负荷和氧气消耗增加;另一方面,它们还增加外周血管阻力,导致胎盘灌注减少。此外,分娩疼痛还与过度通气有关,过度通气会导致呼吸性碱中毒并最终导致代谢性酸中毒和胎儿缺氧。充分的镇痛可以缓解母亲的痛苦,从理论上讲,也可以改善胎儿的健康状况(图 3-1)。

最佳的分娩镇痛应该是:① 确切的止痛效果;② 对母胎/新生儿都是安全的;③ 易于管理,适应母亲的需要;④ 具有已知、可预测的影响;⑤ 不干扰产力,无运动阻滞。

分娩疼痛管理是产科护理的重要组成部分,也是产时护理的主要目标。

对分娩疼痛感知的影响因素有:女性的生理、社会心理特征和文化信仰以及出生环境和助产士提供的护理。由于分娩疼痛管理的标准化方法可能无法满足所有女性的需求,因此,重要的是疼痛相关护理应该是个性化的,并提供各种非药物和药物镇痛方法的选择[1]。

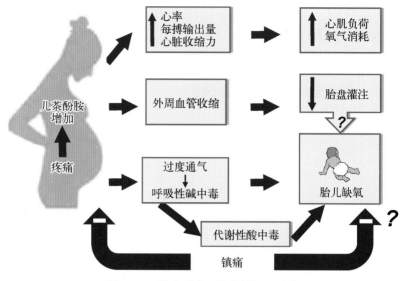

图 3 - 1 镇痛对胎儿健康的假设影响

分娩疼痛会升高母体儿茶酚胺水平并引起过度通气,诱发心血管、呼吸和代谢变化,对胎儿不利(如缺氧和代谢性酸中毒)。分娩镇痛可以改善胎儿的健康状况。

3.1 非药物镇痛

非药物镇痛方法有许许多多,例如持续镇痛、经皮神经电刺激(transcutaneous electrical nerve stimulation, TENS)、针灸、水疗、催眠疗法、按摩、移动和定位、呼吸练习和心理支持。

持续一对一产时支持是分娩护理的基础。最近,一项纳入 22 项大规模随机临床试验(randomized controlled trial, RCT)的荟萃分析报道称,与接受传统护理的女性相比,被安排持续一对一产时护理的妇女接受产时镇痛的风险较小,相对风险(RR)为 0.90,95% 置信区间(CI)为 0.84~0.96,对护理的不满意度较低(RR 为 0.69,95%CI 为 0.59~0.79),并进行剖宫产或阴道助产[2]。

最近,另一项涉及约 200 名妇女的三项随机对照试验的荟萃分析发现,分娩球运动显著改善了分娩疼痛。此外,针对夹脊穴和三阴交穴的电针疗法似乎可以减轻分娩疼痛并缩短分娩活跃期的持续时间。

然而,由于缺乏大规模循证随机对照试验,因此需要设计良好的随机对照研究来评估非药物镇痛并应用于缓解分娩疼痛的效果。

3.2 药物镇痛

药物分娩镇痛方法包括给予氧化亚氮、肠外阿片类药物和神经轴索镇痛。

3.2.1 氧化亚氮

氧化亚氮是一种吸入性麻醉镇痛气体,通常用于全身麻醉和牙科诊疗。与未接受止痛治疗的妇女相比,它的优点是显著降低了痛觉,同时不会增加剖宫产、阴道手术分娩或 5 分钟 Apgar 评分<7 的发生率[3]。

虽然氧化亚氮的镇痛效果不如硬膜外镇痛[4],但从提出镇痛要求到疼痛缓解之间的时间差缩短,并且妇女的自我控制感增加,可能是因为气体是她们自我给药的。这种方式不会干扰产程进展或妇女用力,似乎也不会对新生儿产生不利影响;然而,它限制了患者的活动能力,并可能削弱其对分娩的记忆。

当神经轴索镇痛禁忌或不可用时,可以使用氧化亚氮。

3.2.2 肠外阿片类药物

哌替啶(杜冷丁)、芬太尼、布托啡诺、纳布啡、曲马多和吗啡等肠外阿片类药物,在大剂量给药时均可缓解疼痛;然而,它们可引起呼吸抑制和低血压,与母体子宫肌层收缩性降低和严重的新生儿呼吸抑制有关。瑞芬太尼是一种强效的阿片类药物,它的药理学特性使其成为一种潜在的理想分娩镇痛药物。然而,一些研究报道称,瑞芬太尼可能会引起显著呼吸抑制,使产妇氧合下降、通气不足和呼吸暂停。与其他阿片类药物相比,瑞芬太尼镇痛效果更显著,但同样也具有类似的不良反应,并且其短暂的分娩镇痛效果始终劣于神经轴索镇痛。

当拒绝或禁忌使用神经轴索镇痛或神经轴索镇痛不能控制疼痛时,使用瑞芬太尼可能是合适的。在这种情况下,建议严密监测产妇和胎儿的各项参数[5]。

3.3 神经轴索镇痛

神经轴索镇痛是分娩镇痛的主要方法,也是目前最有效、最安全的方法。最常见的是通过连续硬膜外麻醉或间断推注和腰硬联合麻醉。已有大量关于硬膜外镇痛对产程进展影响的研究。据最近的Cochrane荟萃分析,与无镇痛相比,硬膜外镇痛不会影响第一产程,而第二产程的持续时间则延长约15分钟[6]。硬膜外镇痛有增加器械阴道助产的风险,但不增加剖宫产的风险[7]。

硬膜外分娩镇痛可采用连续输注或患者自控硬膜外镇痛。

患者自控硬膜外镇痛(patient-controlled epidural analgesia,PCEA)允许产妇自行给药,并缩短了疼痛发作和镇痛之间的时间间隔。与持续输注相比,它的运动阻滞较少,局部麻醉药剂量更低。两项系统综述发现,PCEA联合持续输注比单独使用PCEA器械阴道助产的发生率更高,而与单独使用PCEA相比,PCEA联合背景输注的风险或益处的证据尚不明确[8,9]。

许多硬膜外给药方案可以减轻分娩疼痛,但由于药物给药剂量方案标准化及其组合的复杂性,没有一种是公认的金标准。在不影响运动功能的前提下,硬膜外分娩镇痛依赖于阿片类药物和局部麻醉药复合使用,提高内脏痛的镇痛效果,这符合现代个体化疼痛管理理念。

腰硬联合麻醉是通过单次鞘内注射阿片类药物,有或无复合硬膜外局部麻醉药。它可以迅速缓解疼痛,减少运动阻滞,加快宫颈扩张。与硬膜外镇痛相比,它可以增加自然分娩,减少器械助产,但这取决于芬太尼的剂量,可能会引起胎儿心率异常而增加剖宫产的风险。

在笔者医院,32%的阴道分娩者接受硬膜外分娩镇痛。与其他研究者一样,笔者也没有发现接受硬膜外镇痛的患者剖宫产率或催产素水平与对照组有显著差异。与已发表的数据相比,没有发现器械阴道助产的增加,这可能是因为只在第一产程实施硬膜外镇痛。笔者也发现低 Apgar 评分与分娩时硬膜外镇痛无关,与已发表的数据一致。

结 论

产妇应该与产科医师和麻醉医师一起选择是否行分娩镇痛,既不应被强迫也不应被拒绝(图 3-2)。

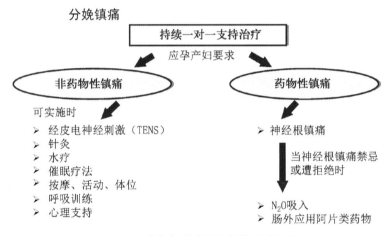

图 3-2 药物与非药物分娩镇痛流程图

当持续的一对一产时支持治疗不能完全有效地缓解疼痛时,产妇可以选择各种非药物和药物镇痛策略。她的选择将取决于几个因素,包括她自己的文化信仰和心理特征以及环境和护理支持的提供者。

(缪丽艳 卢国林 译)

参考文献

［1］ Withburn LY (2013) Labour pain: from the physical brain to the conscious mind. J Psychosom Obstet Gynaecol 34(3): 139-143.

［2］ Hodnett ED. (2013) Continuous support for women during childbirth. The Cochrane Collaboration 15 (7)：CD003766. doi：10. 1002 /14651858. CD003766.pub5.

［3］ Klomp T. (2012) Inhaled analgesia for pain management in labour. The Cochrane Library 12(9)：CD009351. doi：10. 1002/14651858. CD009351. pub2.

［4］ Likis FE et al. (2014) Nitrous oxide for the management of labour pain：a systematic review. Anesth Analg 118(1)：153－167.

［5］ Van de Velde M, Carvalho B (2016) Ramifentanil for labour analgesia：an evidence-based narrative review. IJOA 25：66－74.

［6］ Anim-Somuah M. (2011) Epidural versus non-epidural or no analgesia in labour. The Cochrane Collaboration 7 (12)：CD000331. doi：10. 1002 / 14651858.CD000331.pub3.

［7］ Grant EN. (2015) Neuroaxial analgesia effects on labour progression：facts, fallacies, uncertainties and the future. BJOG 122(3)：288－293.

［8］ Heesen M. (2015) The effect of adding a background infusion to patient-controlled epidural labour analgesia on labour, maternal and neonatal outcomes：a systematic review and meta-analysis. Anesth Analg 121 (1)：149－158.

［9］ Jones L. (2012) Pain management for women in labour：an overview of systematic reviews. Cochrane Database Syst Rev (3)：CD009234.

第 II 部分

胎儿疼痛

4 胎儿宫内窘迫：超声对胎儿行为的研究

Caterina Bocchi、Silvia Vannuccini、Filiberto Maria Severi、Carlo Valerio Bellieni、Felice Petraglia

4.1 胎儿行为和超声

超声波技术的发展打开了通往产前世界的一扇窗。自 20 世纪 90 年代初以来，二维超声在研究某些胎儿行为以了解胎儿的健康状况方面发挥了重要作用。胎儿的某些行为可以在出生后得以展现[1]。通过多普勒超声研究胎儿循环，例如胎儿身体的某些部位如大脑中动脉，也清楚地表明了一定的病理生理和病理条件会导致正常胎儿循环的重新分布，提示胎儿在宫内状态的改变[2,3]。

胎儿行为可以定义为用超声设备观察或记录下的胎儿活动。三维超声和四维超声（动态三维超声）技术的引入使人们能够对胎儿进行更详实的形态学评估，不仅可以提高图像的清晰度，还可以进一步获取胎儿的某些认知，例如胎儿面部表情、对特定刺激的反应等[4]。对胎儿行为动力学的分析表明，胎儿行为模式直接反映了胎儿中枢神经系统的发育和成熟过程[5]。

4.1.1 胎儿运动发育

子宫是胎儿生长的理想环境，同时也是能够促进胎儿发育并且有交互作用的环境。触觉是胎儿发育的第一种感觉，是人类沟通和实践的基础。子宫是一个受保护但不被隔离的环境，胚胎在此发育。在妊娠第 4 周可检测到胎心搏动，之后是头部旋转以及手臂和腿部运动。妊娠第 10 周时，可以观察到胎儿将手放在头部，张开和关闭嘴巴,并且吞咽。在妊娠第 14 周时,所有行为能力都发育完成了。事实上,在妊娠 10 周左右,在皮肤敏感性发育后,反复的刺激会引起过度兴奋和四肢全面运动。妊娠 26 周后,这种全面的运动逐渐让位于更协调的行为反应[6]。例如,在 26~31 周分娩的婴儿,对脚后跟刺痛会表现出协调的面部表情,尽管与年龄较大的婴儿相比,这些表情还不够成熟[7]。

4.1.2　习惯

胎儿的运动可能是自发的,反映了胎儿的个体需要,也可能是诱发的,反映了胎儿对环境的敏感性。适应性这个词是用来表示在相同刺激反复呈现后引起的反应减少或停止,这是基于大脑处理短期和长期信息的能力。对视觉、听觉、嗅觉和味觉刺激的适应性已经在新生儿中得到了广泛的研究。习惯取决于中枢神经系统学习和识别刺激的能力:一旦适应性发生,刺激就被忽略了。因此,研究人员认为,对刺激的正常适应性是神经健康的表现,因为它是基于学习的习惯[10-13]。

4.1.3　胎儿记忆

就学习能力而言,胎儿记忆在 1925 年首次被发现。最近的实验表明,新生儿具有功能性记忆,其发展始于产前时期。产前记忆可能是基本的,随着婴儿的成熟,它在数量上和质量上都会得到发展[14]。关于胎儿记忆功能的假说,目前正在开展的研究包括对母亲的认知和联系、母乳喂养和语言习得。众所周知,新生儿会记住子宫里感知到的味道和气味,这些产前感知可能会影响婴儿未来的偏好。最近的研究表明,子宫有一个由 50~60 dB 的声音组成的声学背景环境,其中母亲的声音由于通过骨骼传递而格外突出。在胎儿期生活中听到的声音被婴儿识别,可能对婴儿有放松的作用。听力的结构和功能发育在妊娠第 23 周左右完成,这是第一个完全发育成熟的感觉。胎儿首先对低频的声音有反应,随着妊娠的进行开始对高频的声音做出反应。研究发现,新生儿能识别母亲在怀孕期间所听过的音乐,胎儿在妊娠 30 周后也能对熟悉的声音予以识别[15]。

通过每隔5秒给予80~110 dB的声音(范围4~7秒)来测试胎儿对声音和震动刺激的适应能力。在109 dB的强度下,胎儿心率(FHR)增加,而在103 dB时,胎儿的活动增加。习惯与胎龄成反比,不取决于施加刺激之前胎儿是安静的还是活跃的[12]。

4.1.4　胎儿对母体刺激的反应

在妊娠期间,胎儿对外部环境有反应,特别是对母体的刺激。在此期间,大脑回路的发展为新生个体的适当反应做好准备。胎儿对母体发音时的嘴部动作进行详细的行为分析,可能揭示胎儿感觉运动和情感技能的重要特点。胎儿只对特定的母体发声敏感,与之匹配的胎儿反应是早期镜像行为的基本标志,这些行为在出生后发挥作用。因此,胎儿似乎倾向于选择性地对特定的母体刺激做出反应,这种反应可能在行为的发展中起作用。早在孩子出生前,他们就与母亲建立了情感上的协调[16]。

母亲触摸腹部是一种强有力的刺激,产生一系列的胎儿行为反应。当母亲触摸自己的腹部时,胎儿的手臂、头部和嘴巴呈现出比听到母亲的声音时更多的活动。他们活动的增加也间接地表明了较大胎龄儿和较小胎龄儿对母亲触摸反应的差异,较大胎龄儿双臂交叉运动的减少,可能有助于早期观察到较大胎龄儿对触摸的反应优先于较小胎龄儿。他们减少手臂和头部的活动以便听到母亲的声音。与妊娠中期的胎儿相比,妊娠晚期胎儿对刺激的反应表现出更强的调节能力(打哈欠)、休息(双臂交叉)和自我触摸(双手触摸身体)。手臂和头部运动的减少作为对母亲声音的反应,支持了使用母亲原声刺激胎儿的结果。已证实,产妇原声能使胎心率降低而录音能使胎心率增加[17]。

4.1.5　胎儿眨眼-惊吓反射

胎儿的眨眼-惊吓反射是一种复杂的反射,出现在妊娠24~25周左右,在妊娠28周时表现得非常明显[18]。该反射是由外部刺激引起的,它的存在表明第七、第八对脑神经的完整性。这种反射的长期习惯涉及脑干。成人肌电图学(EMG)研究表明,精神分裂症和精神疾病以及咖啡因摄入的人群中该反射会发生改变。有一项对22例妊娠晚期孕妇进行常规超声检查的研究,该研究人群纳入的标准:正常单胎妊娠30~34周,孕妇禁食至少2小时,新生儿5分钟时的Apgar评分大于8分,神经学检查为阴性。在妊娠30~34周常规超声检查开始前,反复将一种振动声刺激应用于孕妇腹部,该刺激由Amplicord(安普力可)95S型扩音器产生。在安静的环境下,在适当的放大倍数下对胎儿的面部进行冠状位扫描,以评估胎儿的眨眼-惊吓反射。刺激频率每10秒1次,直到胎儿对连续2次刺激没有反应为止。胎儿需要4种刺激来适应(平均值4.54,范围1~9)[19]。本研究以正常胎儿为研究对象,对其进行眨眼—惊吓反射测试,测试为研究人员提供了有益的参考。这将有可能预测到这种反射的远期变化,可能是高风险妊娠神经损伤的一个有用的迹象。

4.1.6 胎儿行为和神经发育

胎儿的面部表情是胎儿神经系统发育正常的标志[20]。胎儿表现出广泛的面部表情——就像成年人情绪表达时一样。与其他面部表情相比,扮鬼脸这一面部表情明显更为常见,皱眉和吮吸是最罕见的表情。在妊娠的中晚期,面部表情可以作为胎儿神经系统正常发育的指标[21]。4D超声可能是评估妊娠期胎儿神经行为发育的一种有价值的工具。事实上,对胎儿活动的4D超声随访可以区分正常和异常的胎儿行为,这将有助于早期识别胎儿脑部缺陷[22]。库里亚克产前神经发育试验(KANET)是一种用于评估胎儿行为的新型产前筛查试验[23]。KANET试验包括以下参数:独立的头前屈,颅缝重叠和头围,独立的眨眼,面部的改变,张嘴(打哈欠或张嘴),独立的手和腿的运动,手对脸的运动,孤立的头部前屈,孤立的眨眼,面部改变,张口(打哈欠或张口),手指的运动和拇指的位置,以及全身运动的完形知觉(对肢体运动的整体感知与定性评价)。无论是在正常妊娠还是高危妊娠中,KANET都具有检测和鉴别出临界异常行为以及异常胎儿行为的潜力,这有望成为评估胎儿神经系统的一种有价值的诊断方法[1,2]。

4.1.7 胎儿行为和疼痛表现

"痛苦"的面部活动是成熟的疼痛表现发展的重要组成部分[24-26]。早产儿在痛苦过程中的面部活动是由新生儿面部编码系统详细描述的[27]。在妊娠24~36周胎儿面部表情的编码系统中，所测量的面部运动包括加深鼻唇沟、张开嘴、水平和垂直拉伸嘴[28]。精细的胎儿面部运动编码系统可以识别出子宫内日益复杂的连续的胎儿面部表情运动，以及胎儿面部"疼痛/窘迫"完整过程的形成。结果表明，随着胎儿的成熟，他们的面部动作越来越复杂，19个面部动作中有多达7个同时出现。随着胎龄的增长，共同构成完整形态的疼痛面部运动的次数增加[26]。有报道称，胎儿4D图像显示胎儿在受到外部刺激后会"哭泣"[29]，甚至无脑的胎儿也会从有害刺激中撤出，这说明这种反应由皮层下水平介导[30]。无论如何，即使是由于脑实质受损引起新生儿神经系统严重损伤的婴儿，对有害刺激的反应也与未受脑损伤的婴儿类似[31]。关于这些反应是否是疼痛的一部分，还是仅仅是一种没有压力和痛苦等负面影响的反射，目前尚未明确[32]。无论如何，通过观察推断出胎儿的反应性是：白天9%的时间胎儿处于清醒状态，高达21%的时间处于平静清醒和活跃清醒状态[33]，甚至偶尔还能观察到哭泣状态[29]。

因此，超声设备打开了一扇关于子宫内生命的有趣窗口，使胎儿早期行为发育的研究成为胎儿神经发育和胎儿对压力和疼痛反应的信息来源。

（张励　周敏　译）

参考文献

［1］ Stanojevic M, Zaputovic S, Bosnjak AP（2012）Continuity between fetal and neonatal neu-robehavior. Semin Fetal Neonatal Med 17：324 – 329.

［2］ Kurjak A, Stanojeviü M, Predojeviü M（2012）Neurobehavior in fetal life. Semin Fetal Neonatal Med 17：319 – 323.

[3] Pruetz JD, Votava-Smith J, Miller DA (2015) Clinical relevance of fetal hemodynamic monitoring: perinatal implications. Semin Fetal Neonatal Med 20: 217 – 224.

[4] Merz E, Abramowicz JS (2012) 3D/4D ultrasound in prenatal diagnosis: is it time for routine use? Clin Obstet Gynecol 55: 336 – 351.

[5] Hata T, Dai SY, Marumo G (2010) Ultrasound for evaluation of fetal neurobehavioural development: from 2 – D to 4 – D ultrasound. Infant Child Dev 19: 99 – 118.

[6] Yigiter AB, Kavak ZN (2006) Normal standards of fetal behavior assessed by four-dimensional sonography. J Matern Fetal Neonatal Med 19: 707 – 721.

[7] Johnston CC, Stevens BJ, Franck LS (1999) Factors explaining lack of response to heel stick in preterm newborns. J Obstet Gynecol Neonatal Nurs 28: 587 – 594.

[8] de Vries JI, Fong BF (2006) Normal fetal motility: an overview. Ultrasound Obstet Gynecol 27: 701 – 711.

[9] Gonzalez-Gonzalez NL, Suarez MN, Perez-Piñero B, et al. (2006) Persistence of fetal memory into neonatal life. Acta Obstet Gynecol Scand 85: 1160 – 1164.

[10] Hepper PG (1996) Fetal memory: does it exist? What does it do? Acta Pediatr Suppl 416: 16 – 20.

[11] Morokuma S, Fukushima K, Kawai N, et al. (2004) Fetal habituation correlates with functional brain development. Behav Brain Res 153: 459 – 463.

[12] van Heteren CF, Boekkooi PF, Jongsma HW, et al. (2001) Fetal habituation to vibroacoustic stimulation in relation to fetal states and fetal heart rate parameters. Early Hum Dev 61: 135 – 145.

[13] van Heteren CF, Boekkooi PF, Schiphorst RH, et al. (2001) Fetal habituation to vibroacoustic stimulation in uncomplicated postterm pregnancies. Eur J Obstet Gynecol Reprod Biol 97: 178 – 182.

[14] Dirix CE, Nijhuis JG, Jongsma HW, et al. (2009) Aspects of fetal learning and memory. Child Dev 80: 1251 – 1258.

[15] Johansson B, Wedenberg E, Westin B (1992) Fetal heart rate response to acoustic stimulation in relation to fetal development and hearing impairment. Acta Obstet Gynecol Scand 71: 610 – 615.

[16] Marx V, Nagy E (2015) Fetal behavioural responses to maternal voice and touch. PLoS One 10: e0129118.

[17] Ferrari GA, Nicolini Y, Demuru E, et al. (2016) Ultrasonographic investigation of human fetus responses to maternal communicative and non-communicative stimuli. Front Psychol 7: 354.

[18] Sarinoglu C, Dell J, Mercer BM, et al. (1996) Fetal startle response observed under ultrasonography: a good predictor of a reassuring biophysical profile. Obstet Gynecol 88: 599 – 602.

[19] Bellieni CV, Severi F, Bocchi C, et al. (2005) Blink-startle reflex habituation in 30 – 34 week low-risk fetuses. J Perinat Med 33: 33 – 37.

[20] Prechtl HF (1997) State of the art of a new functional assessment of the young nervous system. An early predictor of cerebral palsy. Early Hum Dev 50: 1 – 11.

[21] Yan F, Dai SY, Akther N, et al. (2006) Four-dimensional sonographic assessment of fetal facial expression early in the third trimester. Int J Gynecol

Obstet 94: 108 − 113.

[22] Kanenishi K, Hanaoka U, Noguchi J, et al. (2013) 4D ultrasound evaluation of fetal facial expressions during the latter stages of the second trimester. Int J Gynaecol Obstet 121: 257 − 260.

[23] Kurjak A, Azumendi G, Vecek N, et al. (2003) Fetal hand movements and facial expression in normal pregnancy studied by four-dimensional sonography. J Perinat Med 31: 496 − 508.

[24] Bellieni CV, Buonocore G (2012) Is fetal pain a real evidence? J Matern Fetal Neonatal Med 25: 1203 − 1208.

[25] Ohman A, Carlsson K, Lundqvist D, et al. (2007) On the unconscious subcortical origin of human fear. Physiol Behav 92: 180 − 185.

[26] Reissland N, Francis B, Mason J (2013) Can healthy fetuses show facial expressions of "pain" or "distress"? PLoS One 8: e65530.

[27] Grunau RE, Oberlander T, Holsti L, et al. (1998) Bedside application of the neonatal facial coding system in pain assessment of premature neonates. Pain 76: 277 − 286.

[28] Ahola Kohut S, Pillai Riddell R (2009) Does the neonatal facial coding system differentiate between infants experiencing pain-related and non-pain-related distress? J Pain 10: 214 − 220.

[29] Gingras JL, Mitchell EA, Grattan KE (2005) Fetal homologue of infant crying. Arch Dis Child Fetal Neonatal Ed 90: F415 − F418.

[30] Visser GH, Laurini RN, de Vries JI, et al. (1985) Abnormal motor behaviour in anencephalic fetuses. Early Hum Dev 12: 173 − 182.

[31] Oberlander TF, Grunau RE, Fitzgerald C, et al. (2002) Does parenchymal brain injury affect biobehavioral pain responses in very low birth weight infants at 32 weeks' postconceptional age? Pediatrics 110: 570 − 576.

[32] Mellor DJ, Diesch TJ, Gunn AJ, et al. (2005) The importance of 'awareness' for understanding fetal pain. Brain Res Brain Res Rev 49: 455 − 471.

[33] van de Pas M, Nijhuis JG, Jongsma HW (1994) Fetal behaviour in uncomplicated pregnancies after 41 weeks of gestation. Early Hum Dev 40: 29 − 38.

产前情感交流及其对产后生活的影响

5

Catherine Dolto

　　这篇文章是 23 年来对处于痛苦中的男童或女童和产前产后孕妇（无论正常还是病理的）进行触觉临床治疗的结果。经过儿科医师的培训和数年心理分析工作，以及与母亲 Françoise Dolto（包括参加她的研讨会）一起开展的大量工作中，在 1979 年笔者发现了产前触觉沟通这一临床治疗手段，并致力于这项实践，它似乎为治疗领域带来了许多新的可能性，特别是在预防亲子关系问题方面。这种做法所带来的实际效果远远超出了预期。

　　荷兰医师 Frans Veldman 发现并发展了产前触觉沟通，他把它定义为情感和心理——触觉（触觉）联系的科学。这个名字来源于希腊语 hapto，意思是"我触摸是为了治愈，为了融入。"它是一种现象学的，经验主义的（来自希腊语 emperia，经验），以及人类的科学；它使人通过真实的接触，在"就在当下"中接近人性，避免在他的整体中出现身体、心理和情感的任何分离或分级。产前触觉沟通让人们从已经被封闭了几个世纪的心灵/躯体二分法中走了出来。

　　产前触觉沟通提出了一个关于人类和人类发展的复杂理论，这与精神分析理论大相径庭，但对这一理论主体的认知发现并不能使人们真正理解其本质。产前触觉沟通在开始命名和分析之前，其理解要经过感觉和经验。因此，要完全掌握这一复杂思想，认知工作是绝对必要的。

　　产前触觉沟通受到现象学的启发。它构建了一种"现象性"，意味着一种可观察的、可识别的、可再现的现象，这些现象是人类情感生活的特征。

Frans Veldman 明白,在人的心灵深处,一切与认知、感动、情绪、感觉有关的事物都可以被识别和归类,他将这种归类命名为"情感"。情感运作的方式与皮层下通道有关,与相关的音调和激素分泌变化有关。通过这种方式,人们可以理解情感是如何将人作为一个整体来对待的,因为情感能将精神和身体联系在一起。

产前触觉沟通的理论性、多学科性、神经生理学的、解剖学的、临床和心理学的背景使其能够包含维系身体和心灵的永恒关系。产前触觉沟通现象打开了通向多层次世界的大门,其中,每个层次都是通过情感确认接触和个人体验的影响与其他层次相关的。这种接触所带来的完整感对人类的发展至关重要。这种方法表明,记忆不是单一的,而是多个的,或多或少有些陈旧,或多或少有意识地活跃,通过感知的入口产生在人们的整个躯体中。情感作为一种体验,在一个人的整体建构和记忆建构中起着至关重要的作用。触觉心理治疗方法使专家们认为,根据新的发现应该重新考虑婴儿期健忘的问题。很多时候,孩子们讲述或者描述他们出生的故事,甚至不知道它是什么,但这与恢复记忆的现象无关。

5.1　接触

皮肤非常重要,它是婴儿在子宫内可以使用的第一个感觉器官(皮肤感受器在妊娠第 7 周开始发挥作用),也是第一个沟通和交流的器官。触觉是一种交互作用的感觉。为了避免这种交互作用(他们认为这是一个陷阱),医学和其辅助学科提倡一种客观性的接触,不幸的是,这导致接近的人和被接近的人之间产生了距离。另一方面,一个本能的拥抱有时会让人感到安慰。产前触觉沟通现象表明,客观的接触是有压力的,会扭曲交流,它会导致阻碍临床检查和误诊的情况。专业人员们使用一种需要学习的特殊的接触,这被称为"心理触觉情感确认接触"。此外,来自身体内部的感知和感觉对婴儿来说意义重大。

5.2　情感的确认

根据产前触觉沟通理论,作为欲望自主来源的个体,寻求安全与受孕一样早。为此,在非常早期,个体就能以一种很好的方式区分于他而言的利弊。心理触觉情感确认接触提供情感确认。对于个体适当发育来说,这是不可或缺的。那么,谁能把系统发育和本体论这两个基本要素数据中所有的可能性都展现出来呢?为了表达自己,这些基因数据需要重现、情感和满足,主体感受到他对另一方有益的情感,在相互体验的情感安全环境中起着决定性的作用。这些由情感构成的交流,从出生前就属于表观遗传学进化领域。人们知道表观遗传的影响有多重要:它解释了大脑的可塑性,令人欣慰的是这种可塑性一直持续到生命的尽头,使人能够摆脱基因的单一性。

德国人关于欲望的概念,在英语中拙劣地翻译成"快乐",是理解一个健康的人的发展的关键。在情感安全和互助的环境中,快乐的体验使个人能够成熟,使其智力得到发展,并促进心理健康。由于快乐(欲望)在结构上的重要性,从胎儿时期开始谈论感官享受而不是感官刺激。"感性"在这里意味着感受到愉悦感或不快感以及安全感或不安全感。这在产前生活中已经起了很大的作用。为了解释这一切,产前触觉阐明了一些概念和一个理论,但在这里不能给出详细的解释。然而,笔者将引用一些重要的里程碑知识来帮助读者理解以下临床要素。

5.3　语调

"表象张力"是一个重要的、完整的物理概念,包括肌肉张力;肌腱、韧带和关节囊的张力;间质组织肿胀;动脉张力;淋巴循环张力;以及"精神张力"——精神表达的张力和强度。表象张力通常被认为是一种存在的质量,其他人可以感觉到,并对此做出反应(身体语言,在外行的讲话)。在日常生活中,人们会谈论一种紧张、焦虑、不安全的状态,或者相反,一种和平、开放和令人安心的状态。人尽皆知的是,婴儿很容易接受周围人的存在,在情感的、前理性的和前逻辑的层面上,他们以一种无意识的方式感知周围成年人的表象张力。反过来,他们用一种适应的表象张力回答。在产前生活中,对这种语调的感知甚至更为重要。当孩子在子宫里的时候,他会感觉到影响他的环境的所有变化,无论是舒适还是不舒服,是安全还是不安全,是行动自由还是强迫不动。

5.4 产前陪伴

医师对夫妻进行单独治疗,有可能的话从妊娠开始,但往往直到妊娠的第 4 个月或第 5 个月才能开始。在妊娠后期,如果胎儿遭遇不幸,有丰富的触觉治疗经验的母亲或父亲可以介入,医师会提议用一种不同的方式以适应紧急情况。

这种方法依赖于父母双方的意愿和参与。如果父亲不希望以这种方式经历妊娠,医师就不进行单独治疗。否则,医师可能会以一种潜在的负面方式妨碍父母、孩子三人的关系。何时、以何种方式影响了他们的情感纽带,这是未知的。如果没有父亲,会要求母亲选择另一个人陪她。这个人——通常是一个女人——不会代替父亲的角色。无论情况如何,在生活中都会避免使孩子觉得代替者与母亲的身份重叠,否则会让他们双方受压。无论是不是家庭成员,这第三个人都是为了防止母子融合而开启关系。

医患在婴儿出生前至少要见 8 次面,如果有必要的话,还要更多次。产前会晤后必须进行产后会晤。这些会晤必须以非常具体的方式进行。最后一次会晤是非常重要的,在孩子站立行走 2 个月后进行。这种产前陪伴不能与生育准备相比较,尽管这种陪伴是有助于发展亲子关系,产前陪伴对亲子关系的贡献是肯定的、积极的,尤其是对于痛苦,这是颠覆的。

5.5　母亲子宫秘境的内外情感

5.5.1　从母亲的角度

　　心理触觉情感确认接触激活了皮质下通道和整个边缘系统,并通过调节肌梭,对激素分泌(内啡肽、皮质醇)和横纹肌的肌张力有直接影响。相对横纹肌而言,平滑肌的肌力发生了改变,但其变化方式尚不清楚。一旦妇女与在她子宫里的胎儿建立了情感上的联系,她的肌张力就发生了变化,使在对自己身体的认知上产生了重要的变化。她感到轻松自在,子宫的肌肉变得更加柔软,即使她可能有情感或身体上困难。她的呼吸在不知不觉中改变了,她的关节变得更灵活了。胎儿能察觉到这些变化,并立即通过脊椎的轻微运动作出反应。

　　母亲可以从内部轻轻摇晃她的胎儿,从一边到另一边,诱发子宫里音调的改变,鼓励胎儿移向她的心脏或骨盆方向,情感纽带为此提供了可能。因此,对胎儿来说,子宫和腹部的肌肉共同组成柔软且温馨的场所。胎儿会根据母亲要求的方向而相应地运动。如果胎儿是醒着的,就会跟着运动。这样,母亲就可以要求双胞胎中的一个朝上,另一个朝下,为每个胎儿提供特定的玩耍时间。对母亲来说,发现这些可能性总是一件令人非常惊喜的事。这对一个抑郁的母亲,或者对一个为是否要留下胎儿而犹豫、矛盾的母亲,又或者是一位因无法帮助处于危险中的胎儿而感到无力的母亲来说更重要。

5.5.2　从父亲的角度

　　父亲首先通过陪伴母亲的方式告知胎儿他的存在。专业人员教父亲们用不同的方式使母亲感到舒适,如轻轻晃动和放松弓起的背部。这个简单的接触,如果是情感的决定,则会改变母亲的肌肉张力。它给母亲,也给胎儿带来了放松和舒适。如果一个紧张疲惫的母亲躺下,胎儿就会以一种急促而突然的方式开始剧烈地移动,享受由子宫提供的这个相对轻松的位置。这时,如果父亲轻轻抚摸胎儿,胎儿就会停止移动,并在他的手下保持安静。这让母亲和胎儿都安心。在这只舒缓的手下安静休息 5~10 分钟后,胎儿会以更平静、更柔和的动作重新开始游戏。

父亲的声音也会对胎儿产生非常重要的作用。不像母亲的声音总是以同样的方式震动着子宫——胎儿的家。同样的,父亲断断续续的声音从不同的角度发出,包围了胎儿,使胎儿能够拥有思考空间。在妊娠的第 3 个月,胎儿会对针对他的声音做出反应,如果喜欢,就会靠近一些(除非母亲阻止他这么做)。众所周知,直到妊娠晚期的开始,听觉都还没有功能,但是非常敏感的皮肤却能捕捉到震动。因此,古代的产科医师把胎儿的皮肤看作是一个大耳朵。

5.5.3 从胎儿的角度

首先要说的是,胎儿会给出运动方面的答案。他们倚靠或是推动子宫壁,在无数的变化中靠近、远离,或者通过移动骨盆来摇摆。双胞胎则会一起玩耍。但是动力是一种非常微妙的语言,移动不是回答,跺脚不是摇摆。重要的是要了解节奏、振幅,以及在解剖和生理相互作用的复杂性中每个运动的方向。这在临床表现得如此明显,以至于父母们很快就能感觉到这些微妙之处。当一切都很好时,由于先前所说的逻辑,前理性的情感意识,母亲就会从胎儿的每一个动作中陪伴着他/她,甚至没有注意到他。但是如果母亲感觉不舒服,或者害怕,或是与试图接近胎儿的人有意或无意识地起冲突时,她也可以让胎儿保持不动。

有人发现,早在出生前,胎儿就开始关注周围的一切:来自母亲的信息会通过非常微妙的互动将母子联系在一起,同时还有外部的声音和氛围。他们可以通过母亲的情感来感受它们,但也可以自己直接感受。他们似乎对任何迹象都很警觉。如果有一只温柔而轻盈的手召唤他们,然后又缩回,他们就会去找找看。只要胎儿有精力,一场真正的"捉迷藏游戏"就会开始。如果有只手轻轻地伸出来,胎儿就会过来依偎在它下面,待在那里。所有的胎儿都不知不觉地随着母亲的呼吸摇摆。如果要求他们放大自己的动作,他们就会醒着,随时待命,控制着自己摇摆的振幅、节奏、长度和方向。他们可以选择横向或上下的摇摆,或者绕轴旋转,这些动作总是很慢。这些都是真实的"舞蹈",可以很清楚地在自己的手中感觉到,以至于父母和陪同人员会觉得胎儿在摇晃。从妊娠第 4 个月起,胎儿就可以选择一种摆动并记住它,只要母亲有时间,医师就会向父母提出这种"游戏"建议。有的胎儿只喜欢一种形式的摇摆,有的会每隔 5~10 秒发生变化。人们通过手部重量和压力的轻微变化与他们交流。胎儿用自己的方式让自己或让父母感到惊讶,父母也因此在他们出生之前就认识了他们。妈妈们说,"当我走向我的孩子时,就好像他亮了起来",从表观遗传学和大脑可塑性的角度,人们很容易想象这意味着什么。

胎儿的"舞蹈"不仅是对人们邀请的反应,或是他们快乐的主动表现,而且也是他们状态的重要标志。一个身体不好的胎儿既不会摇摆也不会邀请他们的父母。

多亏了早期的接触,让这些胎儿变得活泼、顽皮,关注世界,对温柔敏感。而当他们出生后不得不去新生儿服务机构时,又或者早产使他们突然被推进恒温箱时,他们会发现自己处于新的、受限制的状况,他们绝望地忍受着痛苦。他们被地心引力固定在小床上,失去了他们习惯的安慰姿态(吮吸手指,玩自己的脐带、胎盘,或是脚,自慰,或吞咽羊水),因为他们缺乏运动协调能力。他们失去了自由和任何潜在的主动权,他们现在变得顺从、被动。他们中的许多人逃进了自己的世界,麻痹了自己的知觉,这将影响他们以后的生活方式。

这也适用于其他没有产前触觉沟通但经历过相同治疗的儿童。笔者经常从新生儿服务中心带新生儿出来,他们患有"睡美人综合征"。他们是被动的,等待着被带回到生活中,恢复生命力。通过心理触觉情感确认的触摸及情感和心理层面上的语言表达,你确实必须强烈地呼唤他们,帮助他们走出这种不是真实生活的生存状态。

5.6　三角关系内的相互作用

显然,人们处在一个极其微妙的宇宙中。这是一个小剧院,每个人都扮演一个角色,但我们不应该被愚弄:即使是婴儿,即使他看起来很小,但在手掌中,在母亲的内心感受中,这一切都是非常明确的。陪伴者需要经过细致的训练和漫长的成熟期,才能对孩子的行为充满信心。在如此敏感的时期采取如此微妙的做法需要进行不断的伦理反思并具有高度的责任感。

5.7　交换动力学

通过父母提供的温柔接触,孩子得到情感上的肯定,正因为如此,孩子才产生了一种基本的安全感。相反,孩子的回答给了父母情感上的肯定,他们彼此建立了联系。这种三元动态,这种成员之间情感确认的循环(这与多胎妊娠相似),是至关重要的。

当一个母亲不能和她的孩子在一起时,孩子不会过多地表达自己,即使他动了,他也从未真正进入对话或提出任何建议。当母亲与父亲发生冲突时,她不会陪着孩子回答问题,我们可以感觉到孩子很难接近他的父亲。某种"黏性"表明,孩子很难理清自己的路,几乎不顾他的母亲。有时孩子完全无法动弹,而母亲不知道自己该做什么。专业人员的工作是帮助母亲意识到这一点,理解为什么事情会这样发生,这样她就能克服这个困难。大多数时候,很容易找到回归母爱的道路。让事情变得困难的是焦虑、恐惧和不确定性。现代医学经常将会成为病因的感觉发挥到极致。在子宫内的生活中,胎儿寻求与母亲的接触,其感知的质量是惊人的。当胎儿在"跳舞"时,又被称为"摇摆的序列",一旦母亲想到别的事情,序列就会停止,不再与胎儿联系。这种母性的退出可能是出于无关紧要或戏剧性的原因。根据这些原因,调整相应策略。有时,当母亲迷失在对孩子的滑稽想法中时,她会大笑起来。这会令她在当下失去了与胎儿的联系,有时她也会以眼泪收场。

当妊娠过程很顺利时,这将给父母和胎儿带来喜悦,他们会共同成熟和改变。有着良好陪伴的新生儿,出生时具有出色的颈项张力,他们可以一出生就撑起头部。与此同时,他们大部分时间是清醒的、平静的、爱笑的。与他们相处时,你必须掌握一定的儿科知识。事实表明,有产前触觉沟通的孩子相对早熟,这是因为其他孩子都因缺乏安全感和情感的确认而导致了发育迟缓。

5.8 悲剧

这样一个庞大而复杂的课题值得长期研究。笔者强烈地感觉到,就像子宫里的生活一样,孩子们可以帮助他们的父母度过困难的时刻。他们是否已经被一种治疗冲动所驱动?这一点很难证明,但他们在关键时刻以一种独特的方式具体地表明了自己的立场。当女性处于矛盾、自我贬损的状态,或为自己没有成为理想母亲而感到内疚,又或是收到关于孩子发育或遗传障碍的消息时受到打击,以及受到创伤时,通常,孩子以最有效的方法来帮助她们。当母亲哭泣或是述说非常痛苦或暴力的事情时,胎儿就会静静地"走进"她跳动的内心。有时候,在她最绝望的时候,孩子也会"走进"她的内心。这是孩子在告诉她,你是一个足够好的母亲。即使她考虑过堕胎,或者她觉得没有能力做母亲,这个孩子也会向她表明,现在她是一名母亲,并且她一切都做得很好。这对母亲显然有很大的帮助,令她能出人意料地克服非常痛苦的障碍。

笔者承认,这段时期到底真正发生了什么虽然无法道明,更愿意把这段时期称为"完全交织在一起的母亲与孩子"。谁给谁发射了"信号"?要知道这并不总是可能的,一个好的伴奏应该只会有助于使两者之间的联系变得可渗透,然后,这些令人惊讶的和有效的情感交流毫无疑问地将在人们的眼皮底下发生。当一个母亲状态不佳时,父亲(或第三人)的存在是必不可少的,因为胎儿对他的接近有反应,这有助于母亲回到孩子身边。两极状态将导致他们走入死胡同,完全无法改变。完全丧失改变的能力,一种因痛苦而冻结联系的症状,并因内疚感而加强。但是,与孩子接触的第三人能让孩子坚持自己的主张,并独自找到通向母亲的路。

对于胎儿是否存在缺陷的疑虑,父母可能需要等待数周才能收到确认或无效消息,这将会留下长期的心理阴影。有些父母找到笔者,因为他们想"联系"他们的孩子,而这些胎儿由于严重畸形,在医学上要求流产。这些阶段总是令人感动,奇怪的是,既有悲伤又有快乐。父母有机会牵着被判死刑的孩子的手,陪他们走到生命的尽头。在子宫内短暂的时光里,胎儿将会感受到父母的感情。父母也正是这样陪伴一个生病的孩子,直到他生命的尽头。医师们为已经或即将出生的兄弟姐妹及父母的未来而工作。经验告诉他们,这样的哀悼比较轻松,而不恰当的哀悼会给几代人带来沉重的负担。

当胎儿核型正常时它仍然需要接受帮助才能面对生活。这些怀疑的痕迹可能会毒害一个家庭数年的生活,然后父母必须与之重新建立起信任的纽带。情感的交流给了孩子出生后生活的勇气。当胎儿必须经过非常医学化的分娩和新生儿服务中心接受治疗、护理一段时期时,这就尤其显著了。有着良好陪伴生活的孩子会为生存而战,但比较平静,他们对挫折有很强的忍耐力。这发生得很迅速。在妊娠晚期,笔者有时第一次接触到那些经历了很多超声波扫描甚至是一些胎儿手术的孩子。通常当笔者用手的时候,尽管母亲知道并给予信任,但胎儿在慢慢恢复平静之前,还是会经历片刻的恐慌和突然的躁动。这些胎儿非常容易接触,就好像他们的痛苦经历比其他人更让他们有了交流的欲望。经验表明,如果父母真的有敏锐的洞察力,那么孩子只要与父母见一次面就足够了,孩子会像一个陪伴了很久的人,来到这个世界上的时候是平静的、安宁的,这一质的变化是如此地彻底。

压抑和抑郁症是不可分割的,有趣的是,人们发现它们在胎儿期就已经联系在一起了。患抑郁症母亲的情感或表达情感的能力受到抑制,她缩紧了包绕胎儿的子宫,从而抑制了与胎儿之间的关系动力。这对不断快速进化的胎儿确实有影响,因为焦虑和痛苦具有相同的抑制作用。胎儿退缩了,失去了胎动,就好像它要消失一样,然后瞬间又突然地运动或者跺脚。即使在大多数情况下,虽然这些胎儿在出生后的发育没有达到需要医学干预的严重程度,但对产后孩子的研究表明,在他们的性格中还是会留有一些痕迹。母亲在分娩前和分娩期间的经历所产生的直接和间接的烙印强烈地影响了婴儿的行为。

毫无疑问,在出生后的几周内,早期的产前创伤或问题所造成的影响比人们至今为止通常认为的要深远得多。在生命的最初 9 个月,Françoise Dolto 提出的建议得到了证实:孩子(和他们的父母)会经历与妊娠困难期相关的周年综合征。第 8 个月或第 9 个月的痛苦可以被认为是母亲和/或父亲所经历的痛苦的周年综合征,因此在孩子出生前后也会经历这种痛苦。如果胎儿或他的父母在妊娠 4 个月或 5 个月时经历了磨难,笔者会建议父母在婴儿出生后 4~5 个月时要非常注意他们的孩子。他们经常会罹患某种功能障碍。如果谈论在子宫里 4~5 个月时发生在他们和他们父母身上的事情,一切可能就会恢复正常。这对早产儿极为重要。

对于面临创伤事件及不可避免会受到影响的父母和从业者,这一情况不应让他们感到困扰。相反,妊娠期间这些强有力的情感互动知识,可以让他们有机会谈论在情感上旧的或当前与孩子亲近的困难,这些信息对治疗帮助很大。让彼此,尤其是孩子,伴随着他们故事的价值产生了即刻的治疗效果,这样他们就摆脱了沉重的负担。有些孩子在六七岁开始接受心理治疗,他们的病理症状能让笔者立刻想到一个出生的故事。如果碰巧是这样,只需要讲述这个故事,让孩子成为故事的主人公,他可以从自己的故事中获胜出来,这证明了他有他可以依赖的力量。然后能看到孩子挺起腰杆,抒写自己的"史诗",为自己自豪而不再被创伤压垮。当儿童或青少年有产前或产后问题,遇到麻烦时,应该在放弃之前尝试这种方法。

人生中每每需要动员起来在世界上扮演一个角色时,都会有一个突然的转变和分离,每次都会浮现初次分离、出生和分娩过程中对产前疼痛或不适的记忆。在这些时刻,早期母亲抑郁、产前悲剧或创伤性分娩的影响会重新出现,尤其是在青春期(也包括围绝经期或退休时)。有些儿童或青少年的行为和胆量受到严重的抑制,这可能与他们表达自己的强烈愿望相冲突。在恐惧、焦虑中出生,在恒温箱中度过数月的婴儿,还有那些想要出生但却徒劳无功的胎儿,或者恰恰相反,在还没有准备好就在睡梦中出生的孩子,都带有这种创伤的痕迹,比如被禁止的动力,对自己、生活和他人缺乏信心,缺乏勇气和力量。可以用一种比我们想象的简单得多的方法来解决所有这些问题。令人惊讶的，是这些深刻的情感印记所产生的积极或消极影响的力量和持续时间。人们之所以遭受晚年之苦，是因为他们小时候与母亲之间的纽带性质，或者在良好的情况下，在他们一生中最古老的岁月里经历了相互信任和情感安全，使他们得以支撑和经受最艰难的磨难。第一个心理情感效应层具有不可思议的价值。

从道德和政治方面的考虑，在这一非常敏感时期应维持儿童与父母的陪伴，并始终设法尊重相互情感安全的必要性，如果人们接受这些的话，病理性病例就会更少。从受孕开始至生命最初数月，就一直伴随着生命的轨迹，毫无疑问地指引并影响着整个社会。遇到问题专业人员要提供帮助，但是预防可以避免很多痛苦。

（张励　周敏　译）

延伸阅读

1. Busnel MC（ed）（1993）Ce que savent les bébés. Édition Jacques Grancher, Paris.
2. Damasio AR（1995）L'erreur de Descartes. Odile Jacob, Paris.
3. Decant-Paoli D（2002）L'haptonomie. Que. sais-je? Presses Universitaires de France, Paris.
4. Dolto F（1997）Le sentiment de soi. Gallimard, Paris.
5. Dolto C（1998）Le sentiment de sécurité de base. In：de Tichey C（ed）Actes du colloque "Psychologie Clinique et prévention", Nancy. Editions et applications psychologiques, Paris.
6. Dolto C（2002）Sécurité affective, émotions et développement de l'identité：l'haptonomie. In：Mellier D（ed）Vie émotionnelle et souffrance du bébé. Dunod, Paris.
7. Edelman GM（1992）Biologie de la conscience. Odile Jacob, Paris.
8. Hochmann J, Jeannerod M（1991）Esprit est.-tu là? Odile Jacob, Paris.
9. Prochiantz A（1994）La biologie dans le boudoir. Odile Jacob, Paris.
10. Tassin JP（1991）Biologie et inconscient. In：Le cerveau dans tous ses états：entretiens avec Monique Sicard. Presses du CNRS, Paris.
11. Veldman F（1989）L'haptonomie, science de l'affectivité. Presses Universitaires de France, Paris.
12. Veldman F（1990）Prolégomènes à une neurophysiologie de la phénoménalité haptonomique. In：Présence haptonomique no. 2, Paris.
13. Veldman F（1999）Haptonomie, science de l'affectivité. Presses Universitaires de France, Paris.

胎儿疼痛

6

G. Noia、E. Cesari、M. S. Ligato、D. Visconti、M. Tintoni、
I. Mappa、C. Greco、G. P. Fortunato、A. Caruso

6.1 前言

　　尽管几位作者对早产儿能感觉到疼痛存在争论,但胎龄相仿的胎儿在子宫里会被一些内源性镇静剂麻醉[1],笔者还是决定发表现有的关于胎儿疼痛的证据。产前胎儿生活并非完全在睡眠中度过,胎儿会被有害刺激唤醒,这与之前的证据形成了对比。但这一理论的主要观点是,胎儿内源性镇静剂(腺苷、孕烯醇和前列腺素)的平均水平与母亲血液中的水平普遍重叠,不会引起母亲的麻醉,因此,除了胎儿的中度镇静作用外,没有机会引起胎儿的麻醉作用,也绝对没有镇痛作用[2]。母亲和胎儿之间的关系是通过生化对话即刻开始的,这是受精卵良好着床的机制:由 β - HCG(人绒毛膜促性腺激素)诱发母体孕酮水平上升,虽然许多分子如早孕因子(EPF)能够引起母亲的免疫耐受[3]。同样在胎儿时期,胚胎也是一个"主角",促进与母亲的细胞转运,并启动分娩。由于这些原因,在产前医学领域,人们需要把胎儿看作是一个患者,新的胎儿医学科学应该更新老旧的胎儿健康理念,而这一学科包括了诊断和治疗两部分。在笔者工作的医学中心,胎儿治疗的主要方法是经胎盘、侵入性超声引导和开放胎儿手术(目前仅在动物实验阶段)。其中许多手术需要侵入胎儿的身体(如胸腔穿刺术、旁穿刺术、膀胱穿刺术、肾盂穿刺术、分流术和胎儿组织活检),所以,重要的问题是:"胎儿能感觉到疼痛吗?"

6.2 胎儿疼痛指标

国际疼痛研究协会提出的疼痛定义(用这种损伤来描述一种与实际或潜在组织损伤相关的不愉快的感官和情感体验)不适用于新生儿或胎儿,因为它假定了对经验的认知和口头表达。因此,需要使用胎儿疼痛的"指标"。从文献中可以区分出不同类型的指标:

- 解剖学
- 细胞化学
- 神经生理学
- 激素/血流动力学
- 行为

6.2.1 解剖指标

胎儿早期,外周皮肤感觉感受器开始发育。在妊娠7~8周这些感受器出现在口周皮肤区域,妊娠10~10.5周出现在手掌区域、妊娠15周出现在腹壁,妊娠16周遍布全身。外周感觉神经元突触位于背角间质上,刺激腹角运动神经元。这些突触负责运动反射,使肢体从有害刺激中撤回(8周)[4]。

许多研究集中在丘脑纤维突触与皮质板的存在方面,以评估胎儿是否感到疼痛:目前还没有关于丘脑皮质纤维与胎儿疼痛关系的研究,所以将分析其他丘脑皮质回路的研究。Kostovic 和 Rakic 的研究表明,皮质板突触的密度在妊娠26周左右增加。但对8个胎儿的组织学分析表明,在妊娠23~27周时丘脑投射到达视觉皮质[5]。Krmpotic-Nemanic 等研究的结果显示,在妊娠26~28周时达到听觉皮质,其中一例在妊娠24周时到达皮质板[6]。一项对8名胎儿的研究表明,内侧背核传入神经在24周时到达额叶皮质[7]。一些研究表明,在丘脑纤维到达皮质板之前,它们的突触在亚板神经元上,也就是说,在到达皮质板前有一个等待"室"。丘脑投射在18周时到达体感亚板[8]。有证据表明,在亚板区的神经元在皮质启动兴奋性神经传递,影响胎儿皮质回路的发育[9]。这些神经元可能在痛觉传递到皮质的过程中发挥作用。

6.2.2　细胞化学的指标

在人类胎儿中,在妊娠 8~10 周时背角产生 P 物质[10],在妊娠 12~14 周时胎儿脊髓背角出现脑啡肽[11]。

6.2.3　神经生理学指标

脑电图是测量大脑皮质神经元电活动的一种方法。妊娠 19 周时出现原始脑电图;从妊娠 22 周开始,就可以识别出新生儿典型的清醒状态和快速眼动睡眠的连续脑电图模式;妊娠 24 周以后出现躯体感觉诱发电位可以检测脊髓传递内脏痛觉的活动[12,13]。

正电子发射断层扫描显示,胎儿皮层感觉区域葡萄糖的利用率最高,这意味着活动水平较高[14]。

在对药物成瘾患者的神经行为研究中,记录胎儿心脏模式的描记图显示大脑参与其中(妊娠 27~35 周),表明这些胎儿中存在阿片类受体[15,16]。

6.2.4　激素/血流动力学指标

应激激素通常由经历疼痛的成年人释放,而胎儿在接受针头穿刺抽取血样时释放出大量的应激激素[17,18]。急性疼痛刺激后血流重新分布[19]。

在一项关于胎儿疼痛的基础研究中,Fisk 已经表明在肝内静脉(IHV)手术后,胎儿血浆皮质醇和内啡肽水平增加了 2~6 倍,而胎儿大脑中动脉(MCA)搏动指数(PI)下降了 2 个标准差,与集中化或"脑保护"反应一致。这些激素和血流动力学反应可以通过在胎儿体内使用阿片类镇痛药(芬太尼)来预防[20,21]。在另一项研究中,Fisk 等研究发现,急性应激后去甲肾上腺素和促肾上腺皮质激素释放激素(CRH)浓度增加,这些事件与母亲的反应无关[17,22,23]。

Noia 等人采用连续超声测量妊娠 18 周以前患药物成瘾孕妇的胎儿排尿时间,证实这类胎儿膀胱中存在阿片受体[16,24]。

6.2.5　行为指标

疼痛的行为指标包括从疼痛刺激中撤离、生命体征和面部运动的变化。妊娠 26 周早产儿在急性应激后出现皮肤退避反射[25],而头皮取样也会增加一些胎儿的心率[26]。一些研究发现了一组与成人的痛觉类似的胎儿特殊面部表情,这种面部表情存在于接受侵入性手术的妊娠 30 周早产儿中[27-30]。

6.3　远期后遗症

越来越多的证据表明,早期的疼痛或应激事件会使一个人对后来的疼痛或应激敏感性增加。许多侵入性操作会导致急性疼痛、慢性疼痛和长期焦虑,以及产前产妇的心理问题如顾虑过去或当前妊娠的并发症、对已经检查或将要进行的侵入性染色体核型检查结果的焦虑,或母亲精神障碍。如果在胎儿大脑发育相关的关键时期发生此类事件,就会很危险。

由于胎儿疼痛系统不成熟(如疼痛阈值低、持续时间长、感受野重叠、下行抑制系统未成熟),与较大年龄人群组相比,因治疗不当而产生的疼痛更容易导致更严重的临床和行为后遗症[31]。在新生大鼠幼仔中,重复的疼痛会导致疼痛系统发育的改变,这与发育过程中疼痛阈值的降低有关[32]。新生儿大脑发育可塑性的证据表明,这一时期反复经历疼痛可能会改变神经元和突触[19]。从动物研究中可以明显看出,产前应激可以改变动物一生的适应能力:下丘脑-垂体-肾上腺轴(HPA 轴)调节动物对围生期应激事件的反应,从而成为这些早期事件行为后果的神经生物学基础。

Vallce 等在一项研究中表明,刺激增加了大鼠糖皮质激素水平循环老化的可能性[33]。他们还通过观察应激后的产前应激大鼠,论证了该类大鼠海马区糖皮质激素受体减少,很可能(至少说部分)是由于皮质酮分泌的延长所致。此外,他们还发现,产前应激会增强老年记忆障碍,因此,他们推测糖皮质激素水平升高可能导致海马神经元的丢失,进而导致认知和记忆的损伤[33]。

在灵长类动物模型中,外源性 ACTH 暴露 2 周与运动协调及肌张力受损相关联,同时还会引起注意力分散、易怒[34]。子宫内暴露于应激与应激新生儿 ACTH 和皮质醇水平升高有关,与出生后注意力和神经运动成熟度的评分降低有关[35,36]。

众所周知,HPA 轴和免疫系统是相互调控的,在一定程度上二者相互作用决定了应激对免疫功能的影响。过早改变的 HPA 轴会引起免疫功能的改变,因此产前应激对感染性和自身免疫性疾病也有长期的影响。

在灵长类动物中,产前应激效应似乎也会随着妊娠阶段的不同而变化,干扰免疫系统的发育。妊娠早期的干扰会增加细胞免疫反应,而妊娠中、晚期的产前应激可对成年后的子女产生免疫抑制[37]。

Gorczynski 在大鼠中观察到应激相关的免疫抑制(通过抗体反应和皮肤移植排斥反应来测量)在出生于产前应激的大鼠子代中最为明显[38]。在胰岛素依赖型糖尿病的非肥胖糖尿病(NOD)小鼠模型中,产前应激加速了糖尿病的发病并增加了糖尿病的患病率[39]。

几项人体研究表明,早期的疼痛或应激(无论是在子宫内还是在新生儿期)损害神经系统、HPA 轴和免疫系统的生理发育,在往后的生活中,对疼痛、炎性疾病和精神疾病的敏感性都将发生远期改变。

理解"发育的可塑性"这个概念是很重要的,这意味着一个基因型在发育过程中可以根据不同的环境条件变成多种表型[40]。与 32 周出生的早产儿相比,接受了 4 周新生儿重症监护室治疗的早产儿对脚后跟刺痛的行为反应较低,心血管反应增加[41]。Taddio 等研究表明,出生后在没有任何麻醉下立即接受割礼的婴儿,在 2 个月大时对接种疫苗的反应比手术前接受麻醉的婴儿更为强烈[42]。其他的研究集中在术后伤口区域的超敏反应和痛觉过敏等方面[43]。

一项研究为母体应激对婴儿身体发育影响提供了最佳证据,该研究观察了产前应激因素与胎儿大脑发育之间的联系。采用问卷调查的方法，对 3 021 名孕妇进行心理压力调查。70 名压力最大的患者与 50 名对照组进行了比较，作者发现，产前压力与低胎龄、低出生体重、低头围和新生儿神经检查低评分有关[44]。

Zappitelli 等研究表明，母亲的情绪状态在神经多巴胺能系统的异常发育中产生一定作用，可导致幼儿注意缺陷多动障碍（ADHD）[45]。

为了验证孕妇妊娠期压力在精神和行为神经障碍中的作用，开展了一项回顾性流行病学研究。被纳入研究组的 167 人中，他们的父亲在他们出生之前就去世了；对照组由 168 人组成，他们的父亲在他们 1 岁时去世。研究组中在精神病院接受治疗的确诊精神分裂症患者数量和犯罪人数均明显高于对照组。结果表明，特别是在妊娠 3~5 个月和 8~9 个月期间，母亲的压力可能会增加儿童患精神疾病的风险，这可能是通过儿童天生的性情来介导的[46]。

Bracha 等的研究表明双胞胎的精神分裂症非常有趣。单卵双生子亚型的一致性可用于研究精神疾病病因学中产前发育所产生的影响。Bracha 等指出纯合子的单卵一致性可能高估了精神分裂症的遗传力，产前发育在其病因学中也可能起重要作用。这些学者认为，妊娠中期是大量神经细胞向皮质迁移和指尖真皮细胞向外迁移形成脊索的关键时期。通过测定精神分裂症不一致的单卵双胎的指尖脊数的差异，证明了产前应激因素可能是精神分裂症的病因。他们分析了 30 对单卵双胞胎，其中双胞胎中至少有一个患有精神分裂症的有 23 对，另外 7 对双胞胎都是正常的。在不均一患精神分裂症的双胞胎中，尽管它们具有纯合性，但没有一对具有相同数量的数字脊线。研究人员得出结论，即使是纯合子双胞胎，在妊娠中期对同一母体的压力会有不同的反应[47,48]。

根据日常经验侵入性手术会引起妊娠女性在等待产前诊断的答案时封闭与胎儿的"通道"。行羊膜穿刺术的女性会暂时搁置自己的感情：所发生的是一种身心分离。这个女人疏远了自己的身体，并且暗示自己疏远体内生长的胎儿[49]。笔者认为，这可能是对发育中的胎儿的严重伤害，对这些妇女的心理支持可能是一项未来的社会预防行动。

6.4 讨论

一些学者区分伤害性刺激和疼痛：前者只是解剖通路的激活，而后者需要意识的存在[50,51]。Lee 和同事发表了一篇系统综述，引起了科学家们的一场有趣的争论[52]。这是第一次关于胎儿疼痛的评述。美国许多州正在考虑立法，要求在妊娠 20 周后的流产手术过程中对胎儿镇痛作出知情同意。佐治亚州和阿肯色州已经批准了这类法规[53,54]，所以有学者问："胎儿有感知疼痛的能力吗？"他们通过 PubMed 对有关胎儿疼痛的英文文章进行了系统的检阅。一个多学科团队重新阅读了所有的文章。他们的结论是，关于胎儿疼痛的证据是有限的，而且无论如何，在妊娠晚期之前不太可能有痛觉。有学者指出，疼痛是一种情感和心理体验，需要有意识地识别有害刺激。解剖路径和其他指标的存在并不意味着疼痛感知存在[52]。Derbyshire 证实，痛觉需要在出生后才获得的具象记忆的发展[55]。其他学者指出，对早产儿疼痛的研究并不适用于胎儿疼痛感知，因为"胎儿在整个妊娠期间都处于积极的睡眠状态（和无意识状态），不会被伤害性刺激唤醒"。根据一些学者的说法，如果胎儿从未醒过，他就不会有意识，因此也就不会感觉到疼痛。他们试图证明胎儿总是处于睡眠状态，因为在子宫里有一些化学抑制因子可以抑制胎儿行为和皮质活动，比如腺苷、异孕酮、孕酮和前列腺素 D_2。他们还指出子宫内温暖的温度和羊水能促进睡眠，保护胎儿不受触觉刺激。所有这些因素都会抑制大脑皮质的活动，在他们看来，因为胎儿和新生儿对刺激的反应不同比如对缺氧的反应，这会引起新生儿的兴奋反应而在胎儿则是抑制反应。笔者认为，科学文献已经广泛表明，胎儿在子宫内可以有众多的感知：他们可以感知声音，感受羊水不断变化的味道，感受母亲的腹部的触摸和压力刺激、光线的明暗变化和平衡的变化[56-58]。

Lee 和同事们的研究有很多局限性。第一个要讨论的问题是意识是否是疼痛感的必要条件。根据《牛津英语词典》，疼痛是"一种由疾病、创伤或其他有害的身体接触引起的强烈不愉快的身体感觉"[59]。也许当孕妇问她的胎儿是否能感觉到疼痛时,她的意思并不是有意识地将疼痛合理化。这对于妇女知情的咨询很重要。此外,正如 Austin 所言[60],从中得出一些结论的陈述必须受到质疑。第一点是语义问题:根据国际疼痛研究协会,"每个个体都是通过早年受伤的经历来学习'疼痛'这个词的用法的"。这一定义的生物学和临床应用有限:为了体验疼痛,个人必须首先了解什么是痛苦,为了了解什么是痛苦,他必须首先经历痛苦。这是一个永无止境的循环论证。

第二点是 Derbyshire 声称对疼痛的感知需要具象记忆的发展,但是,尽管记忆可能是解释疼痛所必需的,但它不是用来感知疼痛的。即使胎儿没有意识到疼痛,这种经历仍然是不愉快的[60]。

尽管它们的科学意义有限,胎儿疼痛标志必须牢记在心,特别是因为在无意识和麻醉的成人及儿科患者手术期间,它们是疼痛的临床征象[61]。

越来越多的证据表明,早期接触有害刺激不利于未来神经发育[12,62]。因此,伤害性刺激可能不需要意识的存在来改变感觉发展的过程。笔者认为,这场辩论的动机是关于自愿终止的问题。该辩论声称堕胎导致胎儿疼痛严重影响父母和临床医师的个人道德规范,但这种恐惧决不能妨碍科学地、诚实地探究真相。

结 论

美国儿科、胎儿和新生儿学会委员会写了一份关于预防和管理新生儿疼痛和应激的声明。该声明的目的是:

- 提高对新生儿疼痛的认识。为医疗保健专业人员对新生儿疼痛和压力的评估和管理提供生理依据。
- 建议减少对新生儿伤害性刺激的接触,并尽量减少相关的不良后果。
- 建议有效和安全的干预措施,以减轻疼痛和应激[63]。

随机试验已经证明,阿片类药物镇痛可以减轻各类手术中的代谢和生理应激反应,以及术后并发症发病率、死亡率和新生儿异常的疼痛反应特征[64]。

早产儿是脱离宫内环境的胎儿。预防或治疗疼痛是一项不分年龄的基本人权,对早产儿的人道关怀需要扩展到胎儿。

希望所有的胎儿医疗单位都能真正关注胎儿的健康,这也等同于照顾一个人一生的幸福。

(张励　周敏　译)

参考文献

[1] Mellor DJ, Diesch TJ, Gunn AJ, et al. (2005) The importance of 'awareness' for understanding fetal pain. Brain Res Brain Res Rev 49(3): 455 – 471.

[2] Bellieni CV, Buonocore G (2012) Is fetal pain a real evidence? J Matern Fetal Neonatal Med 25(8): 1203 – 1208.

[3] Trapani D, Orozco C, Cock I, et al. (1997) A re-examination of the association of "early pregnancy factor" activity with fractions of heterogeneous molecular weight distribution in pregnancy sera. Early Pregnancy 3: 312 – 322.

[4] Okado N, Kojima T (1984) Ontogeny of the central nervous system: neurogenesis, fibre connection, synaptogenesis and myelination in the spinal cord. In: Prechtl HFR (ed) Clinics in developmental medicine: continuity of neural functions from prenatal to postnatal life, vol 94. Lippincott, Philadelphia, pp.34 – 45.

[5] Kostovic I, Rakic P (1984) Development of prestriate visual projections in the monkey and human fetal cerebrum revealed by transient cholinesterase staining. J Neurosci 4: 25 – 42.

[6] Krmpotic-Nemanic J, Kostovic I, Kelovic Z, et al. (1983) Development of the human fetal auditory cortex: growth of afferent fibres. Acta Anat (Basel) 116: 69 – 73.

[7] Kostovic I, Goldman-Rakic PS (1983) Transient cholinesterase staining in the mediodorsal nucleus of the thalamus and its connections in the developing human and monkey brain. J Comp Neurol 219: 431 – 447.

[8] Kostovic I, Rakic P (1990) Developmental history of the transient subplate zone in the visual and somatosensory cortex of the macaque monkey and human brain. J Comp Neurol 297: 441 – 470.

[9] Clancy B, Silva Filho M, Friedlander MJ (2001) Structure and projections of white matter neurons in the postnatal rat visual cortex. J Comp Neurol 434: 233 – 252.

[10] Charnay Y, Paulin C, Chayvialle JA, et al. (1983) Distribution of substance P-like immunoreactivity in the spinal cord and dorsal root ganglia of the human foetus and infant. Neuroscience 10: 41 – 55.

[11] Charnay Y, Paulin C, Dray F, et al. (1984) Distribution of enkephalin in

human fetus and infant spinal cord: an immunofluorescence study. J Comp Neurol 223: 415 - 423.

[12] Vanhatalo S, van Niuewenhuizen O (2000) Fetal pain? Brain Dev 22: 145 - 150.

[13] Torres F, Anderson C (1985) The normal EEG of the human newborn. J Clin Neurophysiol 2: 89 - 103.

[14] Chugani HT, Phelps ME (1986) Maturational changes in cerebral function in infants determined by 18FDG positron emission tomography. Science 231: 840 - 843.

[15] Noia G, Arduini D, Rosati P, et al. (1985) Osservazioni preliminari sul behaviour fetale nelle gravidanze tossicodipendenti. In: Utopie e prospettive in ginecologia ed ostetricia. Monduzzi, Bologna, pp.349 - 357.

[16] Noia G, Caruso A, Mancuso S (1998) Le tecniche multiple invasive di diagnosie terapie fetalieal storia naturale delle malformazioni. In: Le terapie fetali invasive, vol 4. Società Universo, Rome, pp.154 - 173.

[17] Giannakoulopoulos X, Sepulveda W, Kourtis P, et al. (1994) Fetal plasma cortisol and beta endorphin response to intrauterine needling. Lancet 344: 77 - 81.

[18] Giannakoulopoulos X, Teixeira J, Fisk NM, et al. (1999) Human fetal and maternal noradrenaline responses to invasive procedures. Pediatr Res 45: 494 - 499.

[19] Smith RP, Gitau R, Glover V, et al. (2000) Pain and stress in the human fetus. Eur J Obstet Gynecol Reprod Biol 92: 161 - 165.

[20] Fisk NM, Gitau R, Teixeira JM, et al. (2001) Effect of direct fetal opioid analgesia on fetal hormonal and hemodynamic stress response to intrauterine needling. Anesthesiology 95: 828 - 835.

[21] Texeira JM, Glover V, Fisk NM (1999) Acute cerebral redistribution in response to invasive procedures in the human fetus. Am J Obstet Gynecol 181: 1018 - 1025.

[22] Gitau R, Fisk NM, Teixeira JM, et al. (2001) Fetal hypothalamic-pituitary-adrenal stress responses to invasive procedures are independent of maternal responses. J Clin Endocrinol Metab 86: 104 - 109.

[23] Gitau R, Fisk NM, Glover V (2004) Human fetal and maternal corticotrophin releasing hormone responses to acute stress. Arch Dis Child Fetal Neonatal Ed 89: F29 - F32.

[24] Noia G, Rosati P, Cicali B, et al. (1985) Urodinamica fetale: studio ecografico preliminare in pazienti farmaco-dipendenti. Minerva Ginecologica 37: 681 - 684.

[25] Andrews K, Fitzgerald M (1994) The cutaneous withdrawal reflex in human neonates: sensitization, receptive fields, and the effects of contralateral stimulation. Pain 56: 95 - 101.

[26] Spencer JA (1991) Predictive value of fetal heart rate acceleration at the time of fetal blood sampling in labour. J Perinat Med 19: 207 - 215.

[27] Craig KD, Whitfield MF, Grunau RV et al. (1993) Pain in the preterm neonate: behavioural and physiological indices. Pain 52: 287 - 299.

[28] Xia C, Yang L, Zhang X (2002) Response to pain by different gestational age neonates. J Huazhong Univ Sci Technolog Med Sci 22: 84 - 86.

[29] Craig KD, Prkachin KM, Grunau RV (2001) Facial expression of pain. In:

Turk DC, Melzack R (eds) Handbook of pain assessment, 2nd edn. Guilford Press, New York, pp.153 – 169.

[30] Craig KD, Hadjistavropoulos HD, Grunau RV, Whitfield MF (1994) A comparison of two measures of facial activity during pain in the newborn child. J Pediatr Psychol 19: 305 – 318.

[31] Anand KJ, Phil D, Hickey PR (1987) Pain and its effects in the human neonate and fetus. N Engl J Med 317: 1321 – 1329.

[32] Anand KJ, Barton BA, McIntosh N et al. (1999) Analgesia and sedation in preterm neonates who require ventilatory support: results from the NOPAIN trial. Neonatal outcome and prolonged analgesia in neonates. Arch Pediatr Adolesc Med 153: 331 – 338.

[33] Vallee M, Maccari S, Dellu F, et al. (1999) Long-term effects of prenatal stress and postnatal handling on age-related glucocorticoid secretion and cognitive performance: a longitudinal study in the rat. Eur J Neurosci 11: 2906 – 2916.

[34] Schneider ML, Coe CL, Lubach GR (1992) Endocrine activation mimics the adverse effects of prenatal stress on the neuromotor development of the infant primate. Dev Psychobiol 25: 427 – 439.

[35] Clark AS, Wittner DJ, Abbott DH, Schneider ML (1994) Long-term effects of prenatal stress on HPA axis activity in juvenile rhesus monkeys. Dev Psychobiol 27: 257 – 269.

[36] Schneider ML, Roughton EC, Koehler AJ, et al. (1999) Growth and development following prenatal stress exposure in primates: an examination of ontogenetic vulnerability. Child Dev 70: 263 – 274.

[37] Reves TM, Coe CL (1997) Prenatal manipulations reduce the proinflammatory response to a cytokine challenge in juvenile monkeys. Brain Res 769: 29 – 35.

[38] Gorczynski RM (1992) Conditioned stress responses by pregnant and or lactating mice reduce immune responses of their offspring after weaning. Brain Behav Immun 6: 87 – 95.

[39] Saravia-Fernandez F, Durant S, el Hasnaoui A, et al. (1996) Environmental and experimental procedures leading to variation in the incidence of diabetes in the nonobese diabetic (NOD) mouse. Autoimmunity 24: 113 – 121.

[40] Barker DJ (1997) Fetal nutrition and cardiovascular disease in later life. Br Med Bull 53: 96 – 108.

[41] Johnson CC, Stevens BJ (1996) Experience in a neonatal intensive care unit affects pain response. Pediatrics 98: 925 – 930.

[42] Taddio A, Kats J, Ilersich AL, et al. (1997) Effects of neonatal circumcision on pain response during subsequent routine vaccination. Lancet 349: 599 – 303.

[43] Andrews K, Fitzgerald M (2002) Wound sensitivity as a measure of analgesic effects following surgery in human neonates and infants. Pain 99: 185 – 195.

[44] Lou HC, Hansen D, Nordentoft M, et al. (1994) Prenatal stressors of human life affect fetal brain development. Dev Med Child Neurol 36: 826 – 832.

[45] Zappitelli M, Pinto T, Grizenko N (2001) Pre-, peri-, and postnatal trauma in subjects with attention-deficit hyperactivity disorder. Can J Psychol 46: 542 – 548.

［46］ Huttunen MO, Niskanen P (1978) Prenatal loss of father and psychiatric disorders. Arch Gen Psychiatry 35: 429 - 431.

［47］ Bracha HS, Torrey EF, Gottesman II, et al. (1992) Am J Psychol 149: 1355 - 1361.

［48］ Davis JO, Phelps JA, Bracha HS (1995) Prenatal development of monozygotic twins and concordance for schizophrenia. Schizophr Bull 21: 357 - 366.

［49］ Cederholm M, Sjödén PO, Axelsson O (2001) Psychological distress before and after prenatal invasive karyotyping. Act Obstet Gynecol Scand 80: 539 - 545.

［50］ Benatar D, Benatar M (2001) A pain in the fetus: toward ending confusion about fetal pain. Bioethics 15: 57 - 76.

［51］ Glover V, Fisk NM (1999) Fetal pain: implications for research and practice. Br J Obstet Gynaecol 106: 881 - 886.

［52］ Lee SJ, Ralston HJ, Drey EA, et al. (2005) Fetal pain: a systematic multidisciplinary review of the evidence. JAMA 294: 947 - 954.

［53］ Unborn Child Pain Awareness and Prevention Act (2005). To be codified at Ark Cde Ann 20 - 16 - 1101 to 1111.

［54］ Woman's Right to Know Act. To be codified at Ga Code Ann 31 - 9A-4.

［55］ Derbyshire SWS (2006) Can the fetus feel pain? BMJ 332: 909 - 912.

［56］ Lecanuet JP, Schaal B (1996) Fetal sensory competencies. Eur J Obstet Gynecol Reprod Biol 68: 1 - 23.

［57］ Kiuchi M, Nagata N, Ikeno S, et al. (2000) The relationship between the response to external light stimulation and behavioral states in the human fetus: how it differs from vibroacoustic stimulation. Early Hum Dev 58: 153 - 165.

［58］ Visser GH, Mulder EJ (1993) The effect of vibro-acoustic stimulation on fetal behavioral state organization. Am J Ind Med 23: 531 - 539.

［59］ Thompson D (1995) Concise oxford dictionary of current English, 9th edn. Clarendon Press, Oxford.

［60］ Austin J (2006) The problem of pain. Rapid responses to Derbyshire SWG can fetuses feel pain. BMJ 332: 909 - 912.

［61］ Sites BD (2006) Fetal pain. JAMA 295: 160.

［62］ Valman HB, Pearson JF (1980) What the fetus feels. Br Med J 26: 233 - 234.

［63］ Anonymous (2000) Prevention and management of pain and stress in the neonate. American Academy of Pediatrics Committee on Fetus and Newborn Committee on Drugs Section on Anesthesiology Section on Surgery Canadian Paediatric Society Fetus and Newborn Committee. Pediatrics 105: 454 - 461.

［64］ Kesavan K (2015) Neurodevelopmental implications of neonatal pain and morphine exposure. Pediatr Ann 44(11): e260 - e264.

胎儿手术的麻醉

7

Gloria Pelizzo

7.1　前言

由于高分辨率超声和磁共振成像技术的发展,在妊娠早期诊断出越来越多的疾病,并且对其病理生理学改变有了新的认识。其中一些疾病在子宫内可能是危及生命的,或者造成不可逆器官损伤,产前外科手术可能会对其有所帮助[1]。符合胎儿手术的畸形应满足以下先决条件[1,2]:

1. 产前诊断技术应识别畸形并明确排除其他致死性畸形。

2. 该缺陷应具有明确的自然病史,并且已知该缺陷对出生后的胎儿可造成进行性的、不可逆的损伤。

3. 修复缺损应该是可行的,并且可逆转或阻止病理性进展。

4. 手术修复不得对母亲或母亲的未来生育状况造成太大风险。

如表 7 - 1 所示,有几种疾病可以通过宫内手术直接在胎儿或者在胎盘和脐带之间进行治疗[2-5]。

表 7 - 1　先天性畸形与胎儿治疗

先天性畸形	胎 儿 治 疗
肺先天性囊性腺瘤样畸形	肺叶切除或胸腔-羊膜腔分流术
脊髓脊膜膨出型脊柱裂（MMC）	脊髓脊膜膨出修补术
骶尾部畸胎瘤（SCT）	畸胎瘤切除术
尿路梗阻	分流减压术
双胎输血综合征	胎儿镜下选择性激光电凝治疗
先天性膈疝（CDH）	镜下腔内气管阻塞（FETO）
先天性心脏病（CHD）	经心内支架的主动脉和/或肺动脉瓣成形术

7.2 胎儿疼痛

针对胎儿的所有介入手术主要存在以下几个疑问：胎儿何时具有感知疼痛的能力？如果存在这种能力，哪种形式的麻醉或镇痛对胎儿是安全有效的[6]？在 20 世纪 80 年代早期，国际疼痛研究协会将疼痛定义为"一种令人不愉快的感觉和伴有实际或潜在组织损伤的情绪体验，并可通过某种可检测手段观察到"[7]。

关于胎儿能否感知疼痛尽管存在争论，但许多文章证实胎儿对疼痛的感知可表现为突然的胎动。另外，在妊娠早期阶段胎儿对疼痛刺激的反应表现为各种形式的运动、并伴有一系列自主的内分泌及代谢性的变化[8,9]。

在妊娠中末期，胎儿具有相应的神经结构来感知疼痛。从妊娠第 8 周开始，伤害性感受器开始发育，到妊娠第 20 周，身体各个部位都存在伤害性感受器。到妊娠第 23 周，中枢神经系统在解剖学和功能学方面都具有感知疼痛的能力。伤害性感受通路的髓鞘形成大约从妊娠第 30 周开始，并在出生后完成[9-16]。中枢伤害性感受区（丘脑、感觉皮质、边缘系统、下丘脑和大脑皮质联合区）的形成和髓鞘化持续到出生后 1 年以内。完整的中枢和外周疼痛控制系统可多模式感知伤害性刺激，并产生记忆[9-16]。

从理论上讲，对疼痛的感知没有年龄限制[8,17]。美国许多州都认可这一原则，并且为了保护胎儿权利，已经颁布了法规或立法，要求医师告知受精后 20 周或以上（即妊娠 22 周）寻求堕胎的妇女，胎儿具有"感知疼痛的器官"，这一点可以从"远离手术器械"中得到证明。医师还必须"直接"给胎儿使用麻醉或镇痛。不遵守规定的医师可能会受到以下处罚：高额罚款、撤销执照和民事诉讼赔偿[18,19]。尽管这项立法对大多数美国人堕胎并未产生影响，因为只有 1.4% 的堕胎是在妊娠 21 周或之后进行的，但该立法提出了重要的科学、临床、伦理和政策问题[6,19]。

迄今为止，记录妊娠期胎儿疼痛的方法仍未出现。近年来，有研究报道,通过疼痛刺激早产儿产生的潜在行为模式作为研究胎儿感知疼痛的模型。在新生儿重症监护室(NICU)中,小孕周早产儿(VPT,≤32周胎龄)反复暴露于疼痛刺激可引起儿童远期认知和运动发育[20,21]的改变。在新生儿重症监护病房(NICU)中长期暴露于不同程度的疼痛(例如皮肤针刺)的早产儿,即在没有严重的产后疾病或脑损伤的情况下,主要健康问题是神经行为发育受损的风险增大[22]。小孕周早产儿身体应激(即聚集护理模式)的反应迟钝与其在新生儿重症监护室期间经历的皮肤针刺的数量呈函数关系[21],通过测量唾液皮质醇发现,这些早期不良反应的经历能够改变下丘脑-垂体-肾上腺轴(HPA轴)的发育[23,24]。众所周知,抑制性反应是人类早期长期暴露压力的结果,并且通过HPA轴增加负反馈调节来维持稳定。新生儿疼痛量化为新生儿皮肤针刺的次数,并根据临床混杂因素进行调整,这至少可以部分解释婴儿3个月时对社会情绪压力的反应,以及后来出现不良内化行为高风险的原因。与足月新生儿相比,早产儿出现的内化行为、焦虑或抑郁、戒断和躯体问题在矫正年龄2岁时(CA)[25-27]更明显,并持续至青春后期和成年早期[28-34]。

解释这种现象最合理的假设是,早产儿的生理学习始于NICU中的应激体验,以及在日后生活中感知应激的敏感性增加[35]。

动物研究已经证实,早年的逆境包括母婴分离、疼痛暴露和胎儿手术,可能会导致长期的行为改变[15,36-40]。

7.3 胎儿麻醉的管理

麻醉医师在计划胎儿手术时,麻醉的目的是减少或消除胎儿疼痛并保护母亲免受手术并发症的影响,同时麻醉医师还应考虑母亲和胎儿的生存和远期健康。

胎儿手术基于以下原则:在手术过程中抑制胎动;保持子宫松弛,并抑制子宫收缩和避免胎盘剥离;通过对胎儿充分麻醉和镇痛有效抑制应激反应;保证镇痛、镇静以及母体的血流动力学稳定[6,17,41-43]。

如相关文献中所报道的,胎儿麻醉的管理还需要充分了解母胎血流动力学。

妊娠中期母体心率似乎可调节胎儿手术期间的胎盘血流[44]。由于胎盘屏障的存在,胎儿和母体都受到保护,避免受各种可能造成损害的物质的影响。妊娠期间母体药代动力学发生变化,也可能影响其肝脏血流量。分娩麻醉过程中,包括异丙酚在内的一些药物明显地受到胎盘屏障的影响,仅有低浓度的药物到达胎儿,这也可以解释为何麻醉期间胎儿的心脏和大脑仅受到轻微的抑制[43,45]。

基于上述考虑,在手术期间不需要胎儿疼痛的证据来证明专门的胎儿麻醉和镇痛是合理的。此外,专门的胎儿麻醉不仅仅基于减轻疼痛。事实上,胎儿手术期间管理的核心问题更为复杂,包括"胎儿远期的健康"的概念[46-50]。胎儿是一个特殊的患者群体,其麻醉和镇痛管理需要专门的方式。此外,母亲选择合适的麻醉方法将有利于改善手术条件来缩短手术时间。

根据手术类型可以选择全身麻醉或局部麻醉[4,17,41-43,51-55](表7-2)。

表7-2 麻醉管理(镇痛和麻醉)[56]

外科手术	胎 儿 麻 醉
胎儿微创手术	胎儿(肌内注射或脐带给药)阿片类药物(例如,芬太尼10 μg/kg)和肌松剂(例如,泮库溴铵0.3 mg/kg)或产妇静脉注射瑞芬太尼0.1~0.2 μg/(kg·min)
胎盘和脐带微创手术	产妇静脉注射瑞芬太尼0.1~0.2 μg/(kg·min)
开放式手术	通过胎盘通道进行胎儿麻醉,也可以直接给予胎儿麻醉(肌内注射或脐带给药)阿片类药物(例如,芬太尼10 μg/kg),和肌松剂(例如,泮库溴铵0.3 mg/kg)
产时出路手术	胎儿(肌内注射或脐带给药)阿片类药物(例如,芬太尼10 μg/kg)和肌松剂(例如,泮库溴铵0.3 mg/kg)或产妇静脉注射瑞芬太尼0.1~0.2 μg/(kg·min)

相比母亲在剖宫产期间的麻醉,胎儿麻醉更应该保证子宫松弛。由于开放式胎儿手术的复杂性,相比于剖宫产手术,开放式胎儿手术

麻醉持续时间更长,并且手术期间对麻醉的要求更高。尽管如此,仍然不能认为,仅通过麻醉母体就足以为胎儿提供充分的麻醉。这一点在产妇全身麻醉下进行剖宫产时更为明显,其中胎儿是清醒的,而不是被麻醉的。

在胎儿手术期间,吸入高浓度的麻醉药,静脉输注异丙酚为母体提供了足够的麻醉深度和充分的子宫松弛,但并未观察到对胎儿心脏的直接抑制。

7.4 胎儿外科手术和麻醉目标

胎儿外科手术包括以下程序[51,56]:

7.4.1 微创胎儿镜手术

微创手术包括超声引导的胎儿血液采样、子宫内输血、选择性减胎术、无活力的双胎射频消融和激光房间隔造口术[56]。微创胎儿手术和胎儿镜检查不需要产妇剖宫手术或子宫切开术,取而代之是用针头或内窥镜进入胎儿。这些手术通常在局部麻醉下进行[4,17,41-43,51-55]。

7.4.2 胎儿镜检查

宫腔内窥镜手术用于激光凝固双胎输血综合征的连接血管、选择性脐带闭塞、胎儿内镜下气管球囊闭塞及随后的气管气囊摘除、尿道瓣膜切除[4,17,41-43,51-55]。

7.4.3 开放式手术

开放式胎儿手术包括母亲的子宫切开术、有或无胎儿暴露、用于外科手术治疗脊髓脊膜膨出、肺先天性囊性腺瘤样畸形以及骶尾部畸胎瘤的选择性病例[56]。

母亲的开腹手术和子宫切开术需要进行全身麻醉和/或局部麻醉,目的是诱导子宫松弛和抑制胎儿。吸入麻醉通常包括异氟醚或地氟醚,以维持子宫松弛[51,52]。

EXIT(产程中子宫外治疗)/OOPS(胎盘支持下手术)

产时宫内治疗的最初是指剖宫产期间在胎盘的支持下,保护气道和应用表面活性剂,暂时阻塞气道用于管理先天性膈疝患者的手术。该治疗方法后来应用于治疗巨大颈部肿块或先天性上气道阻塞(CHAOS综合征)。EXIT/OOPS的其他适应证包括:巨大的胸腔肿块、肺部发育不全以及复杂的新生儿复苏[17]。

产程中子宫外治疗通常在全身麻醉下进行,类似于开放式胎儿手术。在这种情况下,麻醉的目的是确保子宫足够的松弛以使胎儿头部和躯干外露,避免早产、胎盘早剥。此外,还要保持子宫体积、胎盘支持和母体的血流动力学稳定,同时对接受麻醉的胎儿的气道提供有效的保护[57]。

据Cheek[57]报道,可通过以下几种方法提供镇痛、麻醉和胎儿制动。

最常见的方法包括通过母体给药,利用其高流量胎盘通道(吸入剂,阿片类药物瑞芬太尼),直接对胎儿进行肌内注射、静脉注射或通过脐带给药(神经肌肉松弛剂,阿片类药物芬太尼),并且在某些情况下,羊膜腔内给予麻醉药(表7-2)。

结 论

需要采用创新的方法进行新的研究,以明确在妊娠中期和末期如何缓解胎儿疼痛。这些研究将更好地明确胎儿感知疼痛的方式。重要的是,由于缺乏胎儿疼痛的证据,因此不能解决胎儿何时开始感知疼痛的问题。迄今为止,关于妊娠期侵入性手术的指南强调,胎儿在子宫内或生命早期发生的损伤可能导致出生后的长期负面影响。

仅凭这些数据就足以表明预防胎儿应激的必要性,因此,在侵入性手术过程中,应尽一切努力避免这种情况的发生。

新的研究领域应该将胎儿视为一个特殊的患者类别,需要专业的研究和专门的多学科团队,以尊重胎儿的神经心理发育和远期健康。

（卢欢　周敏　译）

参考文献

[1] Harrison MR, Filly RA, Golbus MS, et al.（1982）Fetal treatment.N Engl J Med 307：1651 - 1652.

[2] Deprest JA, Devlieger R, Srisupundit K, et al.（2010）Fetal surgery is a clinical reality. Semin Fetal Neonatal Med 15(1)：58 - 67.

[3] Sudhakaran N, Sothinathan U, Patel S（2012）Best practice guidelines：fetal surgery. Early Hum Dev 88：15 - 19.

[4] Deprest JA, Done E, Van Mieghem T, et al.（2008）Fetal surgery for anesthesiologists. Curr Opin Anaesthesiol 21：298 - 307.

[5] Garabedian C, Jouannic JM, Benachi A, et al.（2015）Fetal therapy and fetoscopy：a reality in clinical practice in 2015. J Gynecol Obstet Biol Reprod（Paris）44：597 - 604.

[6] Lee SJ, Ralston HJ, Drey EA, et al.（2005）Fetal pain：a systematic multidisciplinary review of the evidence. JAMA 294：947 - 954.

[7] International Pain Summit of the International Association for the Study of Pain（2011）Declaration of Montréal：declaration that access to pain management is a fundamental human right. J Pain Palliat Care Pharmacother 25：29 - 31.

[8] Pelizzo G, Calcaterra V, Ostuni S, et al.（2014）Child's suffering：proposals to support and manage the illness. J Med Pers 12：84.

[9] Lowery CL, Hardman MP, Manning N, et al.（2007）Neurodevelopmental changes of fetal pain. Semin Perinatol 31：275 - 282.

[10] Bates E, Thal D, Finlay B, et al.（2002）Early language development and its neural cor-relates. In：Rapin I, Segalowitz S（eds）Handbook of neuropsychology child neurology, 2nd edn. Elsevier, Amsterdam.

[11] Williams C（2005）Framing the fetus in medical work：rituals and practices. Soc Sci Med 60：2085 - 2095.

[12] Fitzgerald M（2005）The development of nociceptive circuits. Nat Rev Neurosci 6：507 - 520.

[13] Glover V, Fisk N（1996）We don't know：better to err on the safe side from mid-gestation. Br Med J 313：796.

[14] Narsinghani U, Anand KJS（2000）Developmental neurobiology of pain in neonatal rats. Lab Anim 29：27 - 39.

[15] Anand KJS, Rovnaghi C, Walden M, et al.（1999）Consciousness, behavior, and clinical impact of the definition of pain. Pain Forum 8：64 - 73.

[16] Fisk NM, Gitau R, Teixeira JM, et al.（2001）Effect of direct fetal opioid analgesia on fetal hormonal and hemodynamic stress response to intrauterine needling. Anesthesiology 9：828 - 835.

[17] Gupta R, Kilby M, Cooper G（2008）Fetal surgery and anaesthetic implications. Contin Educ Anaesth, Crit Care Pain 2：71 - 75.

[18] Unborn Child Pain Awareness Act, S51, 109th Cong（2005）.

[19] Strauss LT, Herndon J, Chang J, et al. (2004) Abortion surveillance — United States, 2001. MMWR Surveill Summ 53: 1 - 32.

[20] Grunau RE, Whitfield MF, Petrie-Thomas J, et al. (2009) Neonatal pain, parenting stress and interaction, in relation to cognitive and motor development at 8 and 18 months in preterm infants. Pain 143: 138 - 146.

[21] Grunau RE, Holsti L, Haley DW, et al. (2005) Neonatal procedural pain exposure predicts lower cortisol and behavioral reactivity in preterm infants in the NICU. Pain 113: 293 - 300.

[22] Lester BM, Miller RJ, Hawes K, et al. (2011) Infant neurobehavioral development. Semin Perinatol 35: 8 - 19.

[23] Grunau RE (2013) Neonatal pain in very preterm infants: long-term effects on brain, neurodevelopment and pain reactivity. Rambam Maimonides Med J 4: e0025.

[24] Chau V, Synnes A, Grunau RE, et al. (2013) Abnormal brain maturation in preterm neonates associated with adverse developmental outcomes. Neurology 81: 2082 - 2089.

[25] Spittle AJ, Ferretti C, Anderson PJ, et al. (2009) Improving the outcome of infants born at < 30 weeks' gestation—a randomized controlled trial of preventative care at home. BMC Pediatr 9: 73.

[26] Spittle AJ, Treyvaud K, Doyle LW, et al. (2009) Early emergence of behavior and social-emotional problems in very preterm infants. J Am Acad Child Adolesc Psychiatry 48: 909 - 918.

[27] Vinall J, Miller SP, Synnes AR, et al. (2013) Parent behaviors moderate the relationship between neonatal pain and internalizing behaviors at 18 months corrected age in children born very prematurely. Pain 154: 1831 - 1839.

[28] Anderson P, Doyle LW, Victorian Infant Collaborative Study Group (2003) Neurobehavioral outcomes of school-age children born extremely low birth weight or very preterm in the 1990s. JAMA 289: 3264 - 3272.

[29] Grunau RE, Whitfield MF, Fay TB (2004) Psychosocial and academic characteristics of extremely low birth weight (< or = 800 g) adolescents who are free of major impairment com-pared with term-born control subjects. Pediatrics 114(6): e725 - e732.

[30] Loe IM, Lee ES, Luna B, et al. (2012) Executive function skills are associated with reading and parent-rated child function in children born prematurely. Early Hum Dev 88: 111 - 118.

[31] Loe IM, Lee ES, Luna B, et al. (2011) Behavior problems of 9 - 16 year old preterm children: biological, sociodemographic, and intellectual contributions. Early Hum Dev 87: 247 - 252.

[32] Schmidt B, Whyte RK, Asztalos EV, et al. Canadian Oxygen Trial (COT) Group (2013) Effects of targeting higher vs lower arterial oxygen saturations on death or disability in extremely preterm infants: a randomized clinical trial. JAMA 309: 2111 - 2120.

[33] Guillén U, DeMauro S, Ma L, et al. (2012) Relationship between attrition and neurodevelopmental impairment rates in extremely preterm infants at 18 to 24 months: a systematic review. Arch Pediatr Adolesc Med 166: 178 - 184.

[34] van Baar AL, Vermaas J, Knots E, et al. (2009) Functioning at school age of moderately preterm children born at 32 to 36 weeks' gestational age. Pediatrics 124: 251 - 257.

［35］ McEwen BS, Nasca C, Gray JD (2016) Stress effects on neuronal structure: hippocampus, amygdala, and prefrontal cortex. Neuropsychopharmacology 41: 3 - 23.

［36］ Brummelte S, Pawluski JL, Galea LA (2006) High post-partum levels of corticosterone given to dams influence postnatal hippocampal cell proliferation and behavior of offspring: a model of post-partum stress and possible depression. Horm Behav 50: 370 - 382.

［37］ Low LA, Fitzgerald M (2012) Acute pain and a motivational pathway in adult rats: influence of early life pain experience. PLoS One 7(3): e34316.

［38］ de Medeiros K (2009) Suffering and generativity: repairing threats to self in old age. J Aging Stud 23: 97 - 102.

［39］ Walker CD, Xu Z, Rochford J, et al. (2008) Naturally occurring variations in maternal care modulate the effects of repeated neonatal pain on behavioral sensitivity to thermal pain in the adult offspring. Pain 140: 167 - 176.

［40］ Mairesse J, Viltart O, Salomé N, et al. (2007) Prenatal stress alters the negative correlation between neuronal activation in limbic regions and behavioral responses in rats exposed to high and low anxiogenic environments. Psychoneuroendocrinology 32: 765 - 776.

［41］ De Buck F, Deprest J, Van de, et al. (2008) Anesthesia for fetal surgery. Curr Opin Anaesthesiol 21: 293 - 297.

［42］ Huang W, Deprest J, Missant C, et al. (2004) Management of fetal pain during invasive fetal procedures. A review. Acta Anaesthesiol Belg 55: 119 - 123.

［43］ Galinkin JL, Schwarz U, Motoyama EK (2006) Anesthesia for fetal surgery. In: Smith's anesthesia for infants and children, 7th edn. Mosby, St Louis, pp.509 - 520.

［44］ Stek AM, Fisher BK, Baker RS, et al. (1993) Maternal and fetal cardiovascular responses to methamphetamine in the pregnant sheep. Am J Obstet Gynecol 169: 888 - 897.

［45］ Fisk N, Gitau R, Tiexeira J, et al. (2001) Effect of direct opioid analgesia on fetal hormonal and hemodynamic stress response to intrauterine needling. Anesthesiology 95: 828 - 835.

［46］ Cota BM, Allen PJ (2010) The developmental origins of health and disease hypothesis. Pediatr Nurs 36: 157 - 167.

［47］ Warner MJ, Ozanne SE (2010) Mechanisms involved in the developmental programming of adulthood disease. Biochem J 427: 333 - 347.

［48］ Swanson JM, Entringer S, Buss C, et al. (2009) Developmental origins of health and disease: environmental exposures. Semin Reprod Med 27: 391 - 402.

［49］ Nijland MJ, Ford SP, Nathanielsz PW (2008) Prenatal origins of adult disease. Curr Opin Obstet Gynecol 20: 132 - 138.

［50］ Silveira PP, Portella AK, Goldani MZ, et al. (2007) Developmental origins of health and disease (DOHaD). J Pediatr 83: 494 - 504.

［51］ Saxena KN (2009) Anaesthesia for fetal surgeries. Indian J Anaesth 53: 554 - 559.

［52］ Tran K (2010) Anesthesia for fetal surgery. Semin Fetal Neonatal Med 15: 40 - 45.

［53］ Rosen M (1993) Anesthesia for fetal procedures and surgery. In: Schnider

SM, Levinson G (eds) Anesthesia for obstetrics, 3rd edn. Williams & Wilkins, Baltimore, pp.281 – 295.

[54] Gaiser RR, Kurth CD (1999) Anesthetic considerations for fetal surgery. Semin Perinatol 23: 507 – 514.

[55] Ramírez MV (2012) Anesthesia for fetal surgery. Rev Colomb Anestesiol 40: 268 – 272.

[56] Van de Velde M, De Buck F (2012) Fetal and maternal analgesia/anesthesia for fetal procedures. Fetal Diagn Ther 31: 201 – 209.

[57] Cheek TG, Baird E (2009) Anesthesia for nonobstetric surgery: maternal and fetal considerations. Clin Obstet Gynecol 52: 535 – 545.

产前应激的新见解：不同时期的 **8**
应激对胎儿产生的近期和远期影响

Kieran J. O'Donnell、Nadja Reissland、Vivette Glover

8.1　前言

　　一项新的研究强调了子宫内环境对胎儿、新生儿、婴儿和成人健康有关的结果的重要性[1]。宫内阶段胎儿以快速生长和发育为特征，是脆弱敏感期，此时宫内受损可能会对新生系统和结构产生不利的影响。母体的应激反应是影响子宫内环境的一个重要因素。

　　产前的应激直接关系到胎儿的健康及可能产生的潜在行为。在本章中，将讨论胎儿的应激反应以及胎儿的潜在行为，包括感知疼痛，和母亲的应激对胎儿产生的近期和远期影响。

8.2　胎儿应激反应

　　自妊娠 18 周开始，胎儿即出现应激后的内分泌反应已得到证实。笔者的研究小组首先证明了接受相同的输血治疗时行肝内静脉穿刺（IHV）会使胎儿血浆中皮质醇和 β-内啡肽浓度增高。但通过无神经分布的脐静脉置管进行相同的输血程序时，并未出现应激后的内分泌反应[3]。研究发现自妊娠 20 周开始胎儿响应皮质醇反应，且并不依赖母体的皮质醇水平，但随着孕周的增加皮质醇水平也随之增加。研究发现在 IHV 针刺的胎儿至少自妊娠 18 周开始，血浆去甲肾上腺素水平会出现类似的但更迅速的反应，胎儿去甲肾上腺素的高低也不依赖于母体的应激反应[4]。根据彩色多普勒超声观察发现，至少从妊娠 16 周开始，胎儿宫内穿刺，包括侵犯胎儿躯体的行为，可降低了大脑中动脉搏动指数,增加脑血流[5],同时也增加了股动脉的搏动指数[6]。

因此,从这些研究可以得出结论:最早自妊娠16周开始人类便对侵入性刺激具有血流再分布的功能;最早自妊娠18周开始交感神经系统具有释放去甲肾上腺素功能,下丘脑-垂体-肾上腺(HPA)轴功能趋于成熟;自妊娠18周时即响应β-内啡肽反应,妊娠20周时响应皮质醇反应。

8.3 胎儿感知与胎儿疼痛

应激反应和血流的重新分布并不能表明由胎儿感知疼痛引起的。应激激素如皮质醇的产生和释放可以通过下丘脑来调节,而并不涉及大脑皮质或其他与感觉相关的大脑高级区域。虽然当一个人遭受疼痛时,应激激素水平增加,但在许多没有疼痛的情况,如运动时,激素水平也会增加。

笔者仍然无法确切知道胎儿何时开始感知疼痛或何时开始有意识。这个课题特别困难,因为对成年人意识的自然规律的理解仍然有限。意识形成和感知疼痛可能不会在某一时刻开启,它可能像调光器开关上的指示灯一样逐渐亮起[8]。意识感知与广泛分布于丘脑皮质系统的神经元激活和失活的数量有关。激活丘脑-皮质连接的驱动力来自脑干下部的网状激活系统,该系统位于大脑进化上较成熟的部分[9]。清醒意识与脑电图(EEG)中12~70赫兹低水平不规则的脑电活动有关。然而,很难确定形成意识的充分证据。Edelman和同事们讨论了不同种类动物具有意识的证据,并得出结论:鸟类很可能是有意识,甚至章鱼也可能是有意识的[10,11]。鸟类和章鱼的大脑与成年人类的大脑和妊娠中期胎儿的大脑都不一样,他们的论点表明:我们无法确定,为了感知意识,是否必须有一个与成年人类相似的功能性大脑皮质。

为了使胎儿感觉到疼痛,外周伤害性感受器与大脑感知疼痛所必需的部位之间必须存在功能联系。在成人正电子发射断层摄影研究中,有大量的证据表明,当疼痛产生不愉快时,丘脑通路的激活会投射到包括前部岛叶、前扣带回和前额皮质在内的皮质区域。当这些通路发挥作用时,胎儿或婴儿很可能会感觉到疼痛。在早期阶段,人们必须作出明智的猜测。

人类胎儿的神经系统在整个妊娠期间逐渐发育,首先在外周和脊髓形成解剖路径和突触,然后向上进入大脑。在大脑中,首先连接下行结构,然后向外形成解剖通路,朝向丘脑、底板区(胎儿特有的区域,位于大脑皮质的下方),最后通向大脑皮质。

疼痛的第一个基本要求是疼痛的感受器的存在,大概在妊娠 7 周时开始,这种疼痛感受器在口周区域形成。自妊娠 11 周起,感觉受体会在脸上的其他部位、手掌表面和脚底形成。20 周时,它们出现在皮肤和黏膜表面。在妊娠头 3 个月,刺激感受器会导致局部反射运动,涉及脊髓,而非大脑。因此,一个 12 孕周大的胎儿如果被触碰就会移开,这一事实不应该与任何意识形成相关。神经发育的过程中,这些反射通路与脑干相连,感觉刺激可以引起其他反应,如心率增快和血压升高。

假设大脑皮质或底板区域的活动是意识的必要条件,那么为了使胎儿意识到外部刺激时,这些区域就需要与传入的神经活动联系起来。大约从妊娠 17 周开始,大多数传入的通路,包括伤害性的通路,通过丘脑并且开始进入底板区。然而,目前还没有人研究过与疼痛感知相关的丘脑皮质回路的发育。

关于这些通路功能的生理学证据甚至比它们的解剖学发展更为有限。有证据表明原始的脑电图从妊娠 19～20 周开始出现。从妊娠 23 周的早产儿中可以获得连续的脑电图。对早产儿诱发反应的研究表明,视觉和躯体感觉电位均可在妊娠 24 周被诱发,并在妊娠 27 周时已经发育良好。对早产儿的临床观察表明,伤害性感受系统在妊娠 24～26 周时起作用[15],但在此之前具体何时开始起作用尚不清楚。

Lee 等[16]指出:"只有当丘脑皮质通路开始起作用之后,才可能产生有意识地感知疼痛的能力,这可能发生在妊娠 29～30 周的妊娠晚期。"如上所述,鉴于现有知识的局限性,这是过分肯定的表述。胎儿感知疼痛的作用途径可能与成年人不同,就像其他物种一样,比如章鱼[11]。许多胎儿结构与成年不同,可能以不同的方式发挥作用。不确定胎儿丘脑皮质通路对于任何疼痛感知是否都是必不可少的,例如,是否有从丘脑到底板区的连接就足够了。如果 Lee 等人的推理是正确的,那就意味着许多重症监护室中的早产儿也不会感到疼痛。

笔者认为,目前的证据虽然仍然有限,但从妊娠 26 周开始胎儿很有可能可以感知疼痛,而不太可能在妊娠 17 周之前感觉到疼痛。不过也有一些感知疼痛体验可能在 20 周左右就开始。

8.4 母体经历对胎儿的直接影响

妊娠中期,胎儿对各种环境刺激能迅速做出反应[17]。动物研究已经证明了这些刺激对胎儿产生的一系列负面影响,包括心率、血压的变化和动脉氧合的降低,这为母亲应激反应直接影响胎儿生理提供了证据[18,19]。最近的研究表明,从妊娠 20 周开始,胎儿不同的行为,如胎儿心率随母体的心理改变而产生变化[20]。

研究发现,胎儿在妊娠晚期,暴露于已知的应激源后(如 Stroop 试验),胎儿心率增加,其中患抑郁症的母亲的胎儿的胎心增加最多[21],并且随着胎龄的增加而增加。矛盾的是,胎儿反应的增加与母体对这种应激源的应激反应逐渐减弱形成了对比[22]。通过比较发现,妊娠后期母体的 HPA 轴和交感神经系统对急性生理和心理应激反应都很低[22,23],但随着妊娠期的进展和胎儿的成熟,可以观察到母体对应激的敏感性增加。

8.5 来自 4D 扫描的证据

人们对胎儿应激反应的了解大部分来自侵入性操作,而这种操作已经不再常规用于临床实践,例如从肝静脉采集胎儿血样。然而,随着胎儿四维成像技术的进步,目前可以通过四维成像直接评估胎儿的行为,这可能为胎儿对疼痛的反应提供新的见解。

通过超声扫描观察胎儿面部运动[24]和胎儿触摸行为[25,26]的方法，是一种非侵入性的手段，越来越多地应用于观察胎儿神经系统的发育情况。根据 Butterworth 和 Hopkins[27]的方法来绘制胎儿神经系统的功能发育图，也可以用来识别认知发育。例如，他们认为胎儿用手触摸嘴巴是定向行为的证据。胎儿可能通过偶然的动作学习，这些动作发展成规律，可能有助于胎儿出生后正常发育。

根据不同的触摸类型，从妊娠头 3 个月观察到的反射性运动，预期触摸需要提高运动控制水平，同时可能需要更多的认知参与。在一项研究中[26]，胎儿在妊娠 24～36 周时，使用 4D 超声进行扫描记录。通过分析胎儿年龄对不同触碰事件所占比例的影响，发现"主动触摸"的轨迹呈上升趋势，即嘴部运动发生在触摸之前，而反射性的嘴部运动则呈下降趋势，即嘴部运动发生在触摸之后。结果显示，随着孕周的增加，预期触摸的胎儿的嘴部运动的比例显著增加了 8% 左右。此外，反射性嘴部运动的比例在孕期每周下降约 3%。Yamada 等也研究了胎儿时期通过感觉运动经历了解大脑皮质功能的潜能。他们模拟了妊娠 32 周时胎儿的一些运动，包括触碰行为，并认为特定的宫内运动可以诱导躯体感觉反馈，促进大脑皮质对身体表征的学习。

Reissland 和他的同事们研究了一系列胎儿的面部表情，包括儿童或成人可能伴有疼痛或痛苦有关的表情。其中一些不同的表达式如图 8-1 所示。在图 8-1a 中，胎儿用手触摸嘴巴。在图 8-1b 中，这种表情类似于婴儿的微笑。疼痛/痛苦表情被定义为需要至少 4 个同时发生的面部运动（图 8-1c）。这项研究表明，随着胎儿的成熟，人们可以看到更多自发的面部表情。研究表明，至少从妊娠晚期开始，介导伤害性感受的通路产生作用，有趣的是，妊娠 28～30 周的胎儿面部表情也显示出与感受疼痛时相对应的面部表情。

未来对胎儿进行有潜在疼痛的侵入性手术的干预过程中，胎儿是否会表现出更加痛苦或呈现出痛苦的面部表情，这项研究将会是很有趣的。

通过面部表情表达疼痛的能力是一种自我适应能力，为胎儿出生后做好准备，同时也提醒护理人员注意婴儿的疼痛体验。众所周

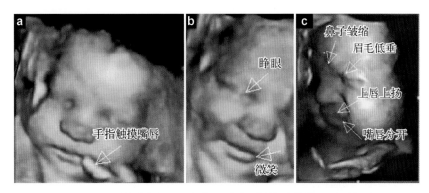

图 8-1　四维影像显示了妊娠 28 周开始的胎儿的一系列行为

面部触摸(a)、类似微笑的面部表情(b),以及典型的疼痛/痛苦表情(c),这些表情可由 4 个协调的动作(嘴唇分开、上唇上扬、鼻子皱缩和眉毛低垂)来定义。

知,由于胎儿出生后会记住出生前接触到的声音和语言(例如[32]),所以婴儿在出生后也可能记住出生前的面部表情。

8.6　产前应激对胎儿的长期影响：胎儿程序设计

Barker 及其同事进行的流行病学研究强调了胎儿期应激可产生长远的影响[33,34]。他们已经证明,胎儿不良的生长发育与冠心病和代谢综合征导致的死亡率上升相关。另一项独立的研究调查显示了产前应激对胎儿神经发育的长期影响[35,36]。现在有充分的证据表明,如果母亲在妊娠期间感到紧张、焦虑或抑郁,就会增加她的孩子出现一系列行为、情绪或认知问题的风险。最常见的不良影响是注意力缺陷多动症,这种症状已经在 4~15 岁的儿童中被发现。然而,还有其他的不良影响,例如焦虑症状的加重和外部化问题。另一项研究表明,产前应激对儿童的认知发展或其在学校的表现有影响。尽管一项研究发现母亲产前应激和孩子 6 岁时的成绩之间存在关联,但这些研究主要集中在婴儿和幼儿身上。Huizink 和他的同事们报告了母亲的日常烦恼、怀孕相关的担忧与 8 月龄婴儿精神发育指数(MDI)之间相关。Bergman 等[42]还发现,在妊娠期间接触生活事件与 14~19 个月幼儿的同一份量表得分显著降低相关,而产后接触生活事件与得分没有相关。

女性在妊娠期间遭受创伤性事件也与儿童的认知结局有关。1998 年魁北克省的那场冰暴灾难,导致了长达 5 周的停电、停水,在冰暴期间怀孕所生的孩子的 MDI 和语言发育分数均低于标准值[43]。研究儿童后期的认知发展,需使用具有更高预测性和可靠性的评估,这是下一步更重要的工作。

另外值得注意的是,在最近对经济和情绪稳定的妇女进行的一项研究中,产前应激与婴儿发育贝利量表中的 MDI 和身体发育指数(PDI)之间存在着微小但有统计学意义的正相关[44],这表明暴露于轻度到中度水平的产前应激对儿童发育结局是有益。

产前应激也与成人结局的改变有关,尽管这里的研究几乎全部集中在精神病理学上,例如,女性在妊娠期间暴露于创伤性事件,会增加子代终生患精神疾病的风险。在一项回顾性队列研究中,Van Os 和 Selten[45]证明,1940 年德国入侵荷兰期间妊娠女性的后代患精神分裂症的风险明显增加。这些结果在荷兰成年人中得到了重复,他们的母亲在 1953 年毁灭性的洪水中怀孕。在子宫内暴露于1944—1945 年荷兰冬季饥荒影响的个体,情感障碍的发病率也有所增加。

所述的研究报告了产前应激和一系列从婴儿期到成年期的负面后遗症之间的关系。然而,还必须考虑影响情绪/行为发展的其他因素,从共有的遗传变异到间接的行为机制的影响。关于心理压力对胎儿的影响的最佳证据来自大量的人口研究,在这些研究中,即使控制了产后焦虑或抑郁以及各种其他可能的混杂因素,产前应激和负面结果之间的仍然存在关联。胎儿程序化效应的最大脆弱期尚不清楚,并且可能因不同的结果而有所不同。

8.7 基本机制：HPA 轴和相关的生物学过程

研究人员的研究焦点是母亲和孩子的 HPA 轴,HPA 轴是产前应激对远期影响的主要生物学机制。在动物模型中,无论是啮齿动物还是非人类灵长类动物,HPA 轴在介导产前应激对母体和后代影响的中心作用已经得到证实[50,51]。对非人类灵长类动物的研究已经取得令人信服的证据,产前应激增加母体 HPA 活性,这与后代的近期和远期负性后遗症有关,包括注意力的破坏以及焦虑程度的增加。实验通过给怀孕的猴子注射 ACTH(促肾上腺皮质激素)复制行为效应并且通过肾上腺切除术可消除行为效应[53],实验结果证明了母体 HPA 轴起中心作用。

关于产前应激对人类影响的潜在机制,包括 HPA 轴在母亲或孩子中的作用,人们知之甚少[54]。在一项研究中,奥康纳等发现,考虑到产科和社会人口因素,母亲在妊娠 32 周时的产前焦虑预测了孩子早晨的皮质醇浓度。没有发现孩子的皮质醇水平和母亲在妊娠早期或产后的焦虑或抑郁之间的相关性。然而,在青少年中,产前应激与皮质醇日产量变化的相关性就不那么明显了[56]。

有证据表明,母亲和胎儿血浆皮质醇水平之间有显著的相关性,尽管胎儿血浆皮质醇水平只有母亲的 1/10 左右。最近的研究结果表明,母亲和胎儿皮质醇之间的相关性到妊娠中期才变得明显。

根据动物实验文献,一个主要的假设是,如果母亲遭受应激,她的皮质醇含量增多,皮质醇穿过胎盘,其浓度足以影响胎儿的发育。然而,提出这种机制在人类身上仍然存在问题。特别是,在整个妊娠期孕妇对应激的皮质醇反应显著降低,以至于到了妊娠晚期,母体 HPA 轴可能会反应迟钝[23,59,60]。因此,在妊娠期间,当母亲和胎儿皮质醇之间出现最强的关联时,大脑的 HPA 轴便对应激变得不那么敏感。然而,有证据表明,如果母亲越焦虑,胎盘中代谢皮质醇的酶就会越下调,这样就有可能使更多的皮质醇从母亲传递给胎儿。然而,其他的介导机制也是可能的,只是还没有在人类中进行广泛的研究。例如,应激和焦虑导致交感-肾上腺系统的潜在激活,这点也是重要的。去甲肾上腺素似乎不能穿过胎盘,但可以通过引起子宫肌层收缩或浸润滋养层减少子宫血流,对胎儿产生间接影响。免疫激活(如促炎细胞因子)和单胺类(如血清素)的作用有待进一步研究。

结　论

有人认为，在进化过程中，过度的警惕性、焦虑或容易分散注意力可能是适应应激环境的一种方式，但如今这种方式的存在是以易患神经发育障碍为代价的[62]。产前应激对儿童结局的影响应该是一个主要的公共卫生问题。

（卢欢　周敏　译）

参考文献

[1] Glover V（2014）Maternal depression, anxiety and stress during pregnancy and child outcome; what needs to be done. Best Pract Res Clin Obstet Gynaecol 28: 25 - 35.

[2] Giannakoulopoulos X, Sepulveda W, Kourtis P, et al.（1994）Fetal plasma cortisol and beta-endorphin response to intrauterine needling. Lancet 344: 77 - 81.

[3] Gitau R, Fisk NM, Teixeira JM, et al.（2001）Fetal hypothalamic-pituitary-adrenal stress responses to invasive procedures are independent of maternal responses. J Clin Endocrinol Metab 86: 104 - 109.

[4] Giannakoulopoulos X, Teixeira J, Fisk N, et al.（1999）Human fetal and maternal noradrenaline responses to invasive procedures. Pediatr Res 45: 494 - 499.

[5] Teixeira JM, Glover V, Fisk NM（1999）Acute cerebral redistribution in response to invasive procedures in the human fetus. Am J Obstet Gynecol 181: 1018 - 1025.

[6] Smith RP, Glover V, Fisk NM（2003）Acute increase in femoral artery resistance in response to direct physical stimuli in the human fetus. BJOG 110: 916 - 921.

[7] Glover V, Fisk N（1996）Do fetuses feel pain? We don't know; better to err on the safe side from mid-gestation. BMJ 313: 796.

[8] Greenfield SA（1995）Journeys to the centres of the mind. W. H. Freeman, New York.

[9] Edelman DB, Tononi G（2000）A Universe of Conciousness. Basic Books, New York.

[10] Seth AK, Baars BJ, Edelman DB（2005）Criteria for consciousness in humans and other mammals. Conscious Cogn 14: 119 - 139.

[11] Edelman DB, Baars BJ, Seth AK（2005）Identifying hallmarks of consciousness in non-mammalian species. Conscious Cogn 14: 169 - 187.

[12] Lorenz J, Casey KL（2005）Imaging of acute versus pathological pain in humans. Eur J Pain 9: 163 - 165.

[13] Fitzgerald M（1994）Neurobiology of fetal and neonatal pain. Churchill Livingstone, Edinburgh.

[14] Klimach VJ, Cooke RW (1988) Maturation of the neonatal somatosensory evoked response in preterm infants. Dev Med Child Neurol 30: 208 – 214.

[15] Fitzgerald M (1993) Development of pain pathways and mechanisms. Elsevier, New York.

[16] Lee SJ, Ralston HJP, Drey EA, et al. (2005) Fetal pain: a systematic multidisciplinary review of the evidence. JAMA 294: 947 – 954.

[17] Austin MP, Leader LR, Reilly N (2005) Prenatal stress, the hypothalamic-pituitary-adrenal axis, and fetal and infant neurobehaviour. Early Hum Dev 81: 917 – 926.

[18] Morishima HO, Pedersen H, Finster M (1978) The influence of maternal psychological stress on the fetus. Am J Obstet Gynecol 131: 286 – 290.

[19] Myers RE (1975) Maternal psychological stress and fetal asphyxia: a study in the monkey. Am J Obstet Gynecol 122: 47 – 59.

[20] Dipietro JA, Hilton SC, Hawkins M, et al. (2002) Maternal stress and affect influence fetal neurobehavioral development. Dev Psychol 38: 659 – 668.

[21] Monk C, Sloan RP, Myers MM, et al. (2004) Fetal heart rate reactivity differs by women's psychiatric status: an early marker for developmental risk? J Am Acad Child Adolesc Psychiatry 43: 283 – 290.

[22] Dipietro JA, Costigan KA, Gurewitsch ED (2005) Maternal psychophysiological change during the second half of gestation. Biol Psychol 69: 23 – 38.

[23] Kammerer M, Adams D, Castelberg Bv B, et al. (2002) Pregnant women become insensi-tive to cold stress. BMC Pregnancy Childbirth 2: 8.

[24] Reissland N (2014) A discussion of the evidence, implications and potential for further research. Donald School J Ultrasound Obstet Gynecol 8: 336 – 343.

[25] Myowa-Yamakoshi M, Takeshita H (2006) Do human fetuses anticipate self-oriented actions? A study by four-dimensional (4D) ultrasonography. Infancy 10: 289 – 301.

[26] Reissland N, Francis B, Aydin E, et al. (2014) The development of anticipation in the fetus: a longitudinal account of human fetal mouth movements in reaction to and anticipa-tion of touch. Dev Psychobiol 56: 955 – 963.

[27] Butterworth G, Hopkins B (1988) Hand-mouth coordination in the newborn baby. Br J Dev Psychol 6: 301 – 314.

[28] Byrge L, Sporns O, Smith LB (2014) Developmental process emerges from extended brain-body-behavior networks. Trends Cogn Sci 18: 395 – 403.

[29] Piontelli A (2010) Development of normal fetal movements: the first 25 weeks of gestation. Springer, Italia.

[30] Zoia S, Blason L, D'Ottavio G, et al. (2007) Evidence of early development of action planning in the human foetus: a kinematic study. Exp Brain Res 176: 217 – 226.

[31] Yamada Y, Kanazawa H, Iwasaki S, et al. (2016) An embodied brain model of the human foetus. Sci Rep 6: 27893.

[32] Kisilevsky BS, Hains SM, Lee K, et al. (2003) Effects of experience on fetal voice recognition. Psychol Sci 14: 220 – 224.

[33] Barker DJ, Osmond C (1986) Infant mortality, childhood nutrition, and ischaemic heart disease in England and Wales. Lancet 1: 1077 – 1081.

[34] Osmond C, Barker DJ, Winter PD, et al. (1993) Early growth and death from cardiovascular disease in women. BMJ 307: 1519 – 1524.

[35] Talge NM, Neal C, Glover V (2007) Antenatal maternal stress and long-term effects on child neurodevelopment: how and why? J Child Psychol Psychiatry 48: 245 - 261.

[36] Van Den Bergh BR, Mennes M, Oosterlaan J, et al. (2005) High antenatal maternal anxiety is related to impulsivity during performance on cognitive tasks in 14 - and 15 - year-olds. Neurosci Biobehav Rev 29: 259 - 269.

[37] O'Connor TG, Heron J, Golding J, et al. (2002) Maternal antenatal anxiety and children's behavioural/emotional problems at 4 years. Report from the Avon Longitudinal Study of Parents and Children. Br J Psychiatry 180: 502 - 508.

[38] Van Den Bergh BR, Mennes M, Stevens V, et al. (2006) ADHD deficit as measured in adolescent boys with a continuous performance task is related to antenatal maternal anxiety. Pediatr Res 59: 78 - 82.

[39] Van Den Bergh BR, Marcoen A (2004) High antenatal maternal anxiety is related to ADHD symptoms, externalizing problems, and anxiety in 8 - and 9 - year-olds. Child Dev 75: 1085 - 1097.

[40] Niederhofer H, Reiter A (2004) Prenatal maternal stress, prenatal fetal movements and perina-tal temperament factors influence behavior and school marks at the age of 6 years. Fetal Diagn Ther 19: 160 - 162.

[41] Huizink AC, Robles De Medina PG, Mulder EJ, et al. (2003) Stress during pregnancy is associated with developmental outcome in infancy. J Child Psychol Psychiatry 44: 810 - 818.

[42] Bergman K, Sarkar P, O'Connor TG, et al. (2007) Maternal stress during pregnancy predicts cognitive ability and fearfulness in infancy. J Am Acad Child Adolesc Psychiatry 46: 1454 - 1463.

[43] Laplante DP, Barr RG, Brunet A, et al. (2004) Stress during pregnancy affects general intellectual and language functioning in human toddlers. Pediatr Res 56: 400 - 410.

[44] Dipietro JA, Novak MF, Costigan KA, et al. (2006) Maternal psychological distress during pregnancy in relation to child development at age two. Child Dev 77: 573 - 587.

[45] Van Os J, Selten JP (1998) Prenatal exposure to maternal stress and subsequent schizophrenia. The May 1940 invasion of The Netherlands. Br J Psychiatry 172: 324 - 326.

[46] Selten JP, Van Der Graaf Y, Van Duursen R, et al. (1999) Psychotic illness after prenatal exposure to the 1953 Dutch flood disaster. Schizophr Res 35: 243 - 245.

[47] Brown AS, Susser ES, Lin SP, et al. (1995) Increased risk of affective disorders in males after second trimester prenatal exposure to the Dutch hunger winter of 1944 - 1945. Br J Psychiatry 166: 601 - 606.

[48] Brown AS, Van Os J, Driessens C, et al. (2000) Further evidence of relation between prenatal famine and major affective disorder. Am J Psychiatry 157: 190 - 195.

[49] O'Donnell KJ, Glover V, Barker ED, et al. (2014) The persisting effect of maternal mood in pregnancy on childhood psychopathology. Dev Psychopathol 26: 393 - 403.

[50] Schneider ML, Coe CL, Lubach GR (1992) Endocrine activation mimics the adverse effects of prenatal stress on the neuromotor development of the infant

primate. Dev Psychobiol 25: 427 – 439.

[51] Weinstock M (1997) Does prenatal stress impair coping and regulation of hypothalamic-pituitary-adrenal axis? Neurosci Biobehav Rev 21: 1 – 10.

[52] Schneider ML, Moore CF, Kraemer GW, et al. (2002) The impact of prenatal stress, fetal alcohol exposure, or both on development: perspectives from a primate model. Psychoneuroendocrinology 27: 285 – 298.

[53] Schneider ML (1999) Growth and development following prenatal stress exposure in primates: an examination of ontogenetic vulnerability. Child Dev 70: 263.

[54] Glover V, O'Connor TG, O'Donnell K (2010) Prenatal stress and the programming of the HPA axis. Neurosci Biobehav Rev 35: 17 – 22.

[55] O'Connor TG, Ben-Shlomo Y, Heron J, et al. (2005) Prenatal anxiety predicts individual differences in cortisol in pre-adolescent children. Biol Psychiatry 58: 211 – 217.

[56] O'Donnell KJ, Glover V, Jenkins J, et al. (2013) Prenatal maternal mood is associated with altered diurnal cortisol in adolescence. Psychoneuroendocrinology 38: 1630 – 1638.

[57] Gitau R, Cameron A, Fisk NM, et al. (1998) Fetal exposure to maternal cortisol. Lancet 352: 707 – 708.

[58] Sarkar P, Bergman K, Fisk NM, et al. (2007) Ontogeny of foetal exposure to maternal cortisol using midtrimester amniotic fluid as a biomarker. Clin Endocrinol 66: 636 – 640.

[59] Sarkar P, Bergman K, Fisk NM, et al. (2006) Maternal anxiety at amniocentesis and plasma cortisol. Prenat Diagn 26: 505 – 509.

[60] Schulte HM, Weisner D, Allolio B (1990) The corticotrophin releasing hormone test in late pregnancy: lack of adrenocorticotrophin and cortisol response. Clin Endocrinol 33: 99 – 106.

[61] O'Donnell KJ, Bugge JensenA, Freeman L, et al. (2012) Maternal prenatal anxiety and downregulation of placental 11beta-HSD2. Psychoneuroendocrinology 37: 818 – 826.

[62] Glover V (2011) Annual research review: prenatal stress and the origins of psychopathology: an evolutionary perspective. J Child Psychol Psychiatry 52: 356 – 367.

第**III**部分

新生儿疼痛

理解婴儿疼痛在相关情境下的反应　9

Jordana Waxman、Jodi Martin、Rebecca Pillai Riddell

9.1　婴儿疼痛反应的独特性质

　　与大多数其他动物不同的是,人类婴儿在出生时完全没有防御能力。据估计,一个人类婴儿需要孕育 18~21 个月才能达到与刚出生的黑猩猩相当的发育水平[1]。相反,人类婴儿的平均妊娠期只有 9 个月,他们出生后完全依赖于主要的护理者。可以说,人类婴儿与生俱来的最强大的能力是他们在感到痛苦时向护理者发出信号的能力。人类婴儿天生就会向他人发出信号,从出生起就反映出处理压力时社会关系的重要性。有趣的是,尽管有这些基本的进化证据表明,社交网络在人们感到痛苦的时候发挥着首要作用,但人类与生俱来的核心能力——语言,却无法帮助人们更好地理解他人的主观痛苦体验。

　　没有象征性的表达来描绘和理解痛苦,人类婴儿最初依赖于"他人"作为他们周围世界的外部解释者,并帮助他们建立自己的内部认知表征。如此依赖于护理者,不仅可以构建一个人的生理体验,还有助于建立一个人对生命的最初心理表征,这使得生命的第一年成为研究疼痛的独特阶段。本章假设婴儿的疼痛与护理者的背景有关,因为看护人员和婴儿之间复杂的相互作用决定了婴儿疼痛体验的感觉、感知和表达。

9.2　依恋理论的基础及其对婴儿疼痛反应的实用性

　　婴儿与他们的主要护理者之间的独特联系,在 John Bowlby 最初提出的儿童发展的基础人种学理论中得到了强调[2]。依恋理论指出,最佳的幼儿护理者关系通常是由精心的照顾产生的。此外,这一理论还假定,人类在感到痛苦时的天生行为(如哭泣),都是为了实现与护理者身体上的亲近。亲近有助于护理者满足婴儿基本的生理需求,如饥饿,此外他们有强烈的情感需求,需要亲密的身体安慰[3]。因为婴儿的生存在很大程度上依赖于他们的护理者,他们天生就被驱使着去做出一些行为(如哭泣),这些行为会引起照护者的亲近,并在理想情况下触发护理者减轻他们痛苦的行动[4,5]。

相反,护理者有能被婴儿的痛苦行为所激发的天性,这通常会促使护理者接近婴儿并抚慰婴儿(即减少婴儿的痛苦,因此减少婴儿想要亲近护理者的动机)。这种护理者和婴儿之间的相互关系使护理者能够作为婴儿情绪和痛苦的外部调节者,从而在受到威胁时给婴儿一种安全感。随着婴儿的发展变得更加自主,他们内化护理者的行为,根据之前的经验学习自我调节情绪[6,7]。早期婴儿发出痛苦信号和护理者对其痛苦作出反应之间的行为模式被称作"依恋形成过程"。

在婴儿出生的第一年,婴儿痛苦信号和护理者反应的多重配对发展成为婴儿可靠的认知痛苦调节表征或模式,被称为依恋模式[8]。依恋分类或模式在1岁左右稳定下来,代表了婴儿和父母在痛苦情境中反复互动的模式。有4种主要的依恋模式,安全型、回避型、抗拒型和无组织型,它们是通过观察分离过程(陌生情境过程)中的二元结构而产生的[8]。在经历了分离的痛苦后,当与护理者团聚时,安全型婴儿会在父母面前发出强烈的痛苦信号,并迅速得到安抚,这表明父母会经常对婴儿发出的痛苦信号做出回应并用有效的方法来减少他们的痛苦。回避型婴儿会尽量减少痛苦的公开表达,往往会在相处时回避护理者。这些婴儿的父母往往不鼓励婴儿表达痛苦并常在相处时保持距离。抗拒型婴儿表现出一种相反的模式,特征是发出强烈的痛苦信号但是抗拒与父母相处,这些父母在照顾孩子时,会在敏感和不敏感的反应之间摇摆,因此,要确保护理者接近孩子的行为模式对孩子来说是不可预测的。无组织型婴儿表现不典型,但是他们的行为与获得亲近的主要目标是相反的。即使有明显迹象表明这就是婴儿想要的(例如在母子重聚时举起双手叫着"妈妈",但人却向后退)[9],这些婴儿的父母的行为往往会加剧孩子的痛苦。这4种依恋分类又可以分为安全型和不安全型(逃避型、抗拒型、无组织型)或有组织型(安全型、逃避型、抗拒型)和无组织型。

依恋模式被认为是婴儿早期阶段对未来发展最有力的社会心理预测因子之一[10]。因此,在婴儿疼痛领域之外,婴儿的痛苦反应很复杂,它不仅涉及孩子的内部因素(例如感觉阈值、先天神经回路、性格)、婴儿天生表达痛苦的方式(例如婴儿哭了)以及护理者的抚慰行为(例如父母的摇晃),还有一个既定的模式或者表现,痛苦的婴儿知道护理者会如何回应。因此,至关重要的是要了解,婴儿的痛苦反应可能会因为不同的看护模式而有所不同。这是研究婴儿在不同情况下对相关痛苦的表达时的基本前提。

分离是发展心理学中检验婴儿依恋关系最常用的实验范式(例如陌生情境过程),但 Bowlby 最初也提到疼痛是一个关键的依恋情境(Bowlby 1969/1982)。下面将讲述婴儿急性疼痛反应(DIAPR)模型的发展,该模型旨在假设婴儿在出生后第一年疼痛的独特机制,将护理者作为主要部分。依托于依恋理论的基本主张,该模型主张护理者在理解与疼痛相关的痛苦反应方面的核心重要性。DIAPR 模型(图9-1)[11]是基于一项出生后一年婴儿接受疫苗注射时对大量婴儿和护理者的跟踪研究项目而建立的。

9.3 了解婴幼儿急性疼痛反应的发展:DIAPR 模型

理解婴儿的痛苦,必须先了解婴儿和护理者之间的关系,Pillai Riddell 和 Racine 在一篇综述中强调了护理者在调节婴儿痛苦方面的整体作用[12,13]。在这篇综述中,作者强调了在评估和处理婴儿疼痛方面缺乏研究[13],尤其重点关注了护理者的背景与婴儿疼痛。DIAPR 模型建立在依恋理论的基础上[11],但以 OUCH 队列的研究结果为基础,其目的是为理解婴儿急性疼痛行为在1岁期间的心理社会发展提供一个框架。OUCH 是一个队列序列样本,由 760 对加拿大多伦多的父母和孩子组成,他们在出生后的第一年通过 3 个儿科诊所接种疫苗从而进行跟踪。

DIAPR 模型认为,在出生后的几天和几周内,疼痛行为主要是基于婴儿体内的生物因素,这些因素与中枢和外周神经系统通路的伤害性处理有关,这些通路在产前就已经奠定了基础(例如脑皮层通路、感觉阈值)[14],并和早期实质性疼痛体验(例如重复针刺)[15] 有关。然而,随着时间的推移,据推测,在痛苦的经历中,护理者和孩子之间的互动关系会通过不同的反馈回路影响婴儿的痛觉、知觉和行为表达(图 9-1)。

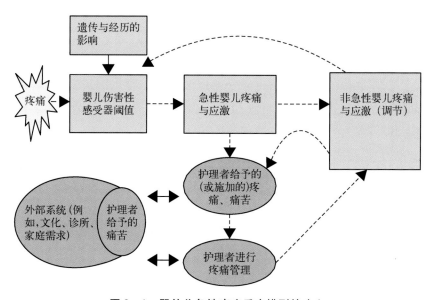

图 9-1 婴幼儿急性疼痛反应模型的建立

在该模型中,假设 3 个反馈回路(婴儿回路、父母回路、父母-孩子回路)随着时间的推移同时发生,以解释婴儿在出生后第一年行为疼痛反应的复杂性。婴儿最初反馈回路指的是线性发展的事件,从剧烈疼痛刺激开始,到超过婴儿伤害阈值的疼痛刺激,到婴儿即时峰值疼痛反应,再到婴儿调节性疼痛反应。随着时间的推移这反过来又可以通过外围或中心机制改变婴儿未来的疼痛反应,这取决于频率持续时间和/或疼痛体验的强度,从而影响回路。研究表明,婴儿在出生后第一年的疼痛反应最强的预测因素之一是过去的疼痛反应[16,17]。当这个循环发生在婴儿身上时,护理者正在进行一个互补的循环。父母会观察婴儿的疼痛行为,然后根据他们自己过去的经历,他们过去处理孩子的痛苦和悲伤的经历,以及他们对疼痛情境的了解,综合出一个初步的疼痛评估。这种初步的疼痛评估可以导致两种疼痛管理行为,直接结果(例如抱起孩子)和不那么直接的结果(例如给孩子拿一个牙胶)。无论是最初的父母评估和疼痛管理策略的选择都会随着婴儿和护理者在痛苦事件过程中的相互影响而改变。此外,随着时间的推移,评估和管理之间的这些交互也可能进一步影响父母的核心疼痛模式(例如,我的宝宝的疼痛阈值很高;母乳喂养真的可以降低宝宝的疼痛感)。当随后的婴儿疼痛事件再次开始循环时,这将改变婴儿的疼痛模式和表征。最后,婴儿护理者反馈回路称,尽管婴儿的即刻疼痛反应(急性疼痛刺激后的反应)将影响护理者对婴儿急性疼痛的初步评估和管理,但婴儿的调节性疼痛反应(峰值反应后,婴儿在遭受痛苦后趋向动态平衡)也将独立影响父母的痛苦评估和管理[18-20]。这将导致一个持续的循环,包括父母的评估和管理以及婴儿疼痛行为,当婴儿与疼痛相关的痛苦反应不再明显时,这些行为就会终止。

DIAPR 模型假定的一个重要关键因素,在婴儿 1 岁时,较大的系统性影响(如出生国家的主流文化、父母的传统文化、医院政策等)不会直接影响孩子的疼痛行为,而是通过父母和/或其他护理者产生影响[21]。假设这是新生儿和幼儿的一种独特的机制(与生命中的其他阶段相反),并坚持到婴儿能够与更大的影响范围(如家庭、学校等)进行直接、有目的的互动。

下面的内容将讲述 DIAPR 模型提供了婴儿、护理者、婴儿和护理者在理解婴儿对疼痛的行为反应时的认知行为观点。本章将通过讨论依恋和疼痛文献中发现的相似之处,展示依恋理论与疼痛情境之间关系的数据。为了强调关系镜头的相关性,依恋理论的各个方面将在急性疼痛情境中进行研究。这些方面包括在第一年加强婴儿疼痛相关痛苦与护理者行为和父母敏感性之间的关系,早期亲子互动在预测婴儿疼痛相关痛苦调节中的重要性,以及依恋分类与婴儿疼痛行为之间的联系。

9.4 将婴儿疼痛反应与依恋原则联系

9.4.1 出生后第一年的依恋

依恋理论认为,婴儿和父母之间的关系在生命的第一年经历了一个陡峭的发展轨迹,并且发现护理者行为与婴儿窘迫行为之间的关系只有在大约 12 个月大后才能可靠地测量[8]。在 OUCH 队列中 1 岁孩子的身上有类似的发现。随着这一年的发展,父母的抚育行为(例如近距离抚慰、转移注意力、言语安慰)导致观察到的与儿童期疼痛相关的苦恼信号行为的差异越来越大[16,20,22]。这些补充的发现表明,依恋关系的强化与 12 个月大时护理者行为与婴儿疼痛行为之间关系的增强有关。

9.4.2 护理者敏感性的重要性

在研究护理者行为时,重要的是要认识到,不仅行动本身很重要,而且护理者意识到他们自己行为的影响也很重要,摇晃婴儿被认为是一种在婴儿疼痛时减轻其痛苦的行为[22]。然而,如果婴儿只是想被抱着不动,同样的行为可能会产生非常不同的影响。依恋理论假设的一个关键机制与护理者敏感性的重要性有关。在疼痛情境中,护理者的敏感性被认为是护理者照顾婴儿并处理与疼痛相关痛苦的质量。经典依恋研究的元分析表明,护理者的敏感性与依恋之间存在有显著性但中等程度的关系[23]。人们认为,通过来自父母的偶然的情感反应,婴儿发展出对自己情绪状态的理解,以及如何从疼痛等痛苦事件中调节自己。这些发现也与疼痛情境相关。

有许多不同的方法来操作护理者的敏感性。在队列研究中,笔者的实验室使用了情绪可用性量表[24],该量表检查了 4 个子量表,包括敏感性(例如能够接收理解婴儿的信号并作出适当情感表达)、构建性(例如父母在免疫接种过程中为婴儿恰当地构建环境的能力)、非侵入性(护理者可获得并避免侵入性、直接性、过度刺激或压倒性行为的能力)以及非敌意(父母避免敌对或不耐烦行为的能力)。根据依恋理论预测,在婴儿出生后第一年,护理者的情感回应与婴儿疼痛反应之间的所有显著并发关系均为负相关;护理者的情感回应越好,婴儿的疼痛反应越少[17]。此外,不同婴儿疼痛评分之间的关联强度(例如每个年龄段的即时反应性和调节疼痛评分),以及护理者的情感可用性也随着孩子年龄的增长而增长,这与之前关于父母疼痛管理行为的报告相一致[16,20]。

Atkinson 等[18]调查了情感回应度的极端情况,以检验父母高情感回应度和低情感回应度在婴儿1岁的时候,父母抚慰行为和婴儿疼痛行为方面的差异,进一步解释了情感回应度与父母急性疼痛缓解行为之间的关系。不出所料,在整个疫苗接种过程中,护理者情感回应度分值高,婴儿的疼痛分值则低。然而,一项有趣的发现表明,当婴儿经历与疼痛相关的高痛苦时(即立即的疼痛反应),与护理者情绪回应度的关联程度较低,但随着针头最初的高疼痛减轻(即疼痛调节评分)而增加。此外,在疫苗接种预约期间,高、低情绪回应度的父母在使用舒缓策略方面存在差异,最显著的是在疫苗接种后的第一分钟。具体来说,在注射后的头2分钟,摇晃和身体上的安慰最能区分出护理者在婴儿1岁时的情绪回应度是高还是低(与口头安慰或注意力转移等行为相反)。依恋理论预测,护理者的行为最能使护理者和孩子紧密地联系在一起,会在疼痛环境中区分敏感和不敏感的父母。与这些预测相一致,护理者与婴儿亲近度的增长与护理者的行为(即摇晃和身体安慰)密切相关,最能区分高度敏感的护理者和最低痛苦的婴儿。因此,可以推测,较高的护理者情感回应度降低婴儿疼痛行为的主要机制之一是通过婴儿的主要依恋目标——保持与护理者的亲近来实现的。

9.4.3　早期父母与儿童在疼痛中的互动影响未来的疼痛调节

Streeck-Fischer 和 van der Kolk[25]回顾了以往的依恋研究,他们

也证明,亲近度高的母亲可以提供更亲近的抚慰,这使得婴儿能够调节他们的生理觉醒,不仅在目前,而且在未来的压力情况下调节压力。Din Osmun 及其同事[19]通过 OUCH 序列阐明一系列有关情绪回应度与未来疼痛调节的研究结果,进一步证实了早期护理者行为的重要性。护理者情绪回应度(平均在 2 个月、4 个月、6 个月)的平均水平越高,婴儿最初 6 个月内与疼痛相关的负面影响持续时间越短(婴儿对疼痛相关痛苦调节越快)。此外,在出生后的前 6 个月内,负面情绪调节下降较小的婴儿(即随着儿童年龄的增长,疼痛反应持续时间没有减少),其护理者在各个年龄点的情绪可用性得分也较低。

然而,统计模型显示,早期护理者的情绪可用性(即前 6 个月)对 12 个月大婴儿的负面情绪调节没有直接影响。相反,该模型表明,早期情绪可用性具有间接影响,因为它显著预测了婴儿在出生后 6 个月内较好的早期负面情绪调节,进而直接预测了 12 个月的负面情绪调节。作者假设,早期情感可用性高的照料者,其婴儿更能更快地调节负面情绪(即在注射后痛苦反应比较少),而正是早期负面情绪调节的增加,预示着 12 个月大时负面情绪调节发展的更大成功。综上所述,这些结果表明,即使在婴儿出生后的第一年,情绪可用性与婴儿痛苦之间的关联性较弱,在预测未来婴儿疼痛调节时,这种早期关联也显示出重要性。

9.4.4　婴儿依恋模式

婴儿依恋分类或模式(即安全型、混乱型、逃避型、抗拒型)被假定为代表一个初步但可靠的认知模式或表达,它塑造了发展中的人如何在社会环境中学会自我调节痛苦。基于婴儿与护理者之间的关系,这种表现被认为是后来演变成一个人如何在整个生命周期中如何调节人际关系产生的痛苦[26,27]。前面已经讨论了护理者敏感性的发展心理学概念,它对于理解婴儿和他们护理者之间的依恋关系至关重要,并且传递这种敏感性需要看护人准确地或依情况而定地解读婴儿的暗示并做出相应的反应[8,26]。然而,为了进一步强调护理者了解婴儿疼痛的重要性,本章最后一部分将回顾这些发现,它们可以将实际的依恋分类(源于陌生情境法)与12个月的接种行为联系起来。

Horton和他的同事[28]通过安全、回避、抗拒和无组织行为模式的4个级别的比较,实证地展示了婴儿在12个月的常规接种预约期间的特定行为与依恋的关系。这些作者报告说,婴儿在注射后寻求近距离安慰显著区分了依恋分类,与回避型和混乱型的婴儿相比,安全型婴儿更有可能在针后寻求接近护理者。作者假设,依恋系统是在疼痛刺激后触发的,安全的婴儿通过与看护人开始亲密的身体接触来主动调节疼痛相关的痛苦。值得注意的是,本文的研究结果表明,理解疼痛情境下的依恋行为与理解分离情境下的依恋行为之间存在重要的差异。

在调查期间(即接种后的几分钟内),抗拒型婴儿以与安全性婴儿不同的方式近距离接触护理者,与护理者保持接触。在这种陌生情境过程中(婴儿依恋分类基于这种情况),婴儿的痛苦一般是中等的,在重聚时,护理者的表现可以迅速缓解。相比之下,在疫苗接种时,婴儿的痛苦在最初时通常是严重的,并不是简单地通过护理者的出现就会减轻[29]。在疫苗接种过程中持续的痛苦会导致一个安全型婴儿继续发出信号,即使是在护理者的怀里,从而表现出抗拒型依恋婴儿的典型行为。此外,在接种疫苗的情况下,当持续被父母抱在怀里或大腿上面对疼痛时,回避型婴儿会停止发出信号。然而,同时也发现,混乱型的婴儿也有类似的行为反应。因此,在考虑疼痛背景的时间段内(即接种疫苗后的几分钟内),研究人员和临床医师可能很难仅从婴儿的行为来区分安全型婴儿和抗拒型婴儿、逃避型婴儿和混乱型婴儿。

Hillgrove Stuart和他的同事[30]也得出了同样的结果,他们用OUCH队列研究了常规儿童接种疫苗时看护人的行为与婴儿依恋之间的关系。作者发现,在12个月大的时候,高频率的亲近抚慰与婴儿有组织型依恋(即安全型、回避型、抗拒型)有关联,而在生命的第一年,亲近抚慰的急剧下降与12~14个月时婴儿无组织型依恋有关。此外,父母近距离抚慰与安全依恋显著正相关,与无组织型依恋显著负相关。本质上,在为期12个月的疫苗接种预约期间,父母近距离安抚婴儿的时间越长,依恋关系的效果就越好。综上所述,假设通过12个月的疫苗接种,最佳依恋类型(即安全型、有组织型)的婴儿在痛苦时更倾向于寻求亲密接触,父母的反应也更倾向于近距离接触抚慰,这两种情况都会导致在急性疼痛情境下疼痛反应更少。本节最后将讨论依恋理论和婴儿疼痛在实践中如何并存。

到目前为止,本章已经回顾了婴儿-看护人在1岁的痛苦时期的互动有助于形成持久的认知图式(依恋表征),这种认知图式是影响婴儿在一生中表达和调节痛苦的方式。实际上,这意味着要理解婴儿对疼痛的反应,通常需要理解在疼痛刺激期间,与实际存在的护理者之间的直接联系。一个婴儿在其主要护理者的怀里接种疫苗,与在一个陌生人的怀里接种疫苗,其对与疼痛相关的痛苦的调节会有所不同。在整个生命周期中,疼痛是一种感官、情感和社会体验[31];然而,在其他年龄段,人们可以使用自我报告来理解身体、情感和人与人之间的细微差别,将这些细微差别包含在明显的疼痛反应中。相比之下,婴儿无法提供他们疼痛的情感和感觉成分的语言分解,但研究人员和临床医师都可以通过目前讨论过的方法(例如依恋关系、父母敏感度和离散的抚慰行为),将照顾婴儿的人考虑在内,从而获得有关婴儿疼痛情感体验的重要代理信息。笔者的论点是,了解婴儿疼痛感或知觉、测量婴儿急性疼痛行为,甚至在不考虑护理者行为和护理者与婴儿关系因素的情况下判断药物的疗效,这样的发现是有风险的,这些发现不能完全代表婴儿的疼痛或疼痛缓解体验。

本章的最后一部分以更实际的重点和不同的观点强调了在婴儿急性疼痛情境中理解护理者的重要性。讨论的重点不是护理者、婴儿与护理者关系、如何定义婴儿的疼痛体验,而是在于护理者以及他们如何感知婴儿的疼痛体验。研究表明,婴儿的疼痛反应可能不是护理者对婴儿疼痛评估的核心,这就带来了一个问题,婴儿疼痛的判断实际上告诉我们什么?

9.5 护理者对婴儿疼痛的判断:不同人对婴儿疼痛的判断不同

在初级保健中,大多数健康婴儿都会经历最痛苦的经历,而父母的护理者则是健康专业人员诊断和治疗婴儿的主要信息渠道。由于健康专业人员不在婴儿的家中,因此需要父母护理者可靠地传递婴儿的症状或行为。常规疫苗接种为理解护理者报告婴儿症状提供了一个有价值的范例,因为父母和其他专业人员(临床医师、研究人员)更容易通过婴儿行为观察到主观症状(即疼痛)。

基于婴儿无法自我报告他们对疼痛的主观体验,研究人员必须依赖于基于护理者判断的婴儿疼痛的代理指标[32]。因此,重要的是要认识到,根据与护理者相关的各种个人因素,婴儿疼痛的判断将存在偏差。事实上,在 DIAPR 模型中,远端因素(如文化、父母自身的疼痛经历)和近端因素(如婴儿疼痛行为、护理者管理行为)都被假设为影响父母的疼痛判断[29]。下面,总结来自其他婴儿疼痛情境的可用文献,以及笔者小组所做的工作,这些文献关注的不仅是父母的不同疼痛归因,而且尽可能关注健康专业人士(即父母、护士、儿科医师)的不同疼痛归因。

9.5.1   护理者对婴幼儿疼痛的评估和处理的差异

尽管缺乏研究,但在婴儿疼痛评估方面,在护理者之间发现了一致的差异[33,34]。当接触到同样的准实验方法时(观看视频,视频中这些婴儿都表现出了相同程度的客观编码的疼痛行为,而评估护理者并不知道这一点),医师被认为疼痛评级程度比父母低,而护士属于中等水平,与其他组没有显著差异[34]。

婴儿护理者疼痛归因的这些差异也导致了疼痛管理技术的差异,比如父母可能有更高的疼痛评分,但他们在使用止痛药时更犹豫。事实上,研究人员报告说,医师和护士认为婴儿经历疼痛和使用止痛剂之间存在积极的联系[35,36]。然而,父母一般不愿意提供足够的止痛剂来减轻婴儿和儿童的疼痛[37,38],这一倾向可能反映出他们认为使用止痛剂是危险的[39],以及他们普遍缺乏药物治疗的经验。

9.5.2   护理者对疼痛的看法是疼痛判断的基础因素

在婴儿疼痛这一更广泛的领域,很多研究都集中在护理者对疼痛看法的差异上，以及这种差异如何影响护理人员对疼痛的判断[35,40,41,42]。具体来说，护理人员对婴儿疼痛的知识、技能和经历各不相同，这可能导致评估疼痛时的认知评估不同[38]。

关于父母，有许多关于增加疼痛归因理论的假设。例如，父母和他们的孩子有共同的生理联系，他们可能是婴儿的主要护理者[43]。因此，他们更能适应孩子的疼痛特点，但因为他们缺乏正规的训练，他们也可能依靠个人、家庭和文化经验[33,34]来评估孩子的疼痛程度。此外，考虑到护理人员缺少与处于疼痛中的儿童相处的经验以及缺少相关培训，与医疗专业人员相比，婴儿疼痛对主要护理人员来说可能更模糊，或更具挑战性，难以评估和管理[5]。当然，儿科医师拥有最广泛的培训和专业的医学知识，但与护士相比，他们与患者相处的时间往往更少。护士是与患者单独相处时间最长的专业群体，但仍需要具有相当数量的医学知识和培训[44,45]。因此，医师和护士在评估和治疗婴儿疼痛时可能有一些共同点，这并不让人出乎意料。护士和父母在这个领域也有相似之处[33,34]。

Pillai Riddell 及其同事研究了父母对婴儿理解和记忆疼痛认知能力的看法对感知婴儿疼痛的作用。此外，父母们还认识到，随着年龄的增长，婴儿理解和记忆疼痛的认知能力也会逐渐增强。然而，尽管人们越来越理解婴儿的认知能力和对疼痛的记忆随着时间的推移而增加，但父母并不认为认知能力是他们疼痛判断的重要因素。当父母观看 2 个月、4 个月、6 个月、12 个月和 18 个月大的健康、无血缘关系的婴儿接受常规接种的录像带时，即使是年龄最小的孩子，他们也能毫不费力地辨别出明显的疼痛。

有趣的是，在同一项研究的另一项分析中，Pillai Riddell 和 Craig[34] 发现，所有护理人员都认为，疫苗注射对所有年龄段的婴儿都有明显的疼痛感，但年龄较大的婴儿比年幼的婴儿更容易感到疼痛，即使录像是经过选择控制，所有的婴儿都表现出相同程度的疼痛行为。因此，有人假设，尽管没有被高度重视，但感知与年龄相关的发育成熟度可能是专业和非专业护理人员判断婴儿疼痛的关键决定因素[34]。

9.5.2.1 婴儿疼痛线索作为婴儿疼痛判断差异的潜在因素

在婴儿疼痛判断差异领域的开创性研究中调查了护士,发现她们通过不同的婴儿状态、面部表情和肢体动作来评估疼痛[42,46,47,48]。此外,对护士和医师对婴儿疼痛判断的研究表明,经验更丰富的医疗从业者在他们认为对疼痛判断重要的线索数量上更有选择性,但使用的线索类型类似[35,36,49]。

在同一项研究中,父母、儿科医师和护士使用了相同的线索,但在判断婴儿疼痛时使用的方式不同[38]。这些报告说,尽管儿科医师、护士和父母将声音、面部表情、身体动作以及婴儿刚接受过注射作为评估婴儿疼痛体验的最重要因素,但儿科医师报道,不管年龄大小,都只使用这些提示,而护士和父母则报告说,与年轻婴儿(即 2 个月)相比,使用更多的提示对大龄婴儿(即 18 个月大的婴儿)的疼痛判断同样重要。根据这些发现,与护士和父母相比,儿科医师在判断婴儿疼痛时可能具有更经济的启发,反映了儿科医师与患者临床互动时间较短的本质。此外,当父母和医疗专业人员比较线索的重要性时,父母倾向于认为婴儿行为线索(即声音、年龄、面部表情)在 2 个月时更为重要,而认为主观线索(即婴儿的认知能力、记忆疼痛)在 18 个月时更为重要。

9.5.2.2 婴儿疼痛判断的依据是什么?

前面概述了研究护理者如何判断婴儿的急性疼痛。这项研究通常是通过研究护理者根据视频或小插图判断婴儿疼痛进行的。通过检查父母对自己孩子的疼痛判断以及这些因素在多大程度上预测了他们的疼痛判断来得出研究结论,审查的最后一个领域是从"如何"转换到"多少"。

最近的研究已经开始调查护理者(文化、社区、家庭和个人)和婴儿(婴儿年龄、婴儿行为反应性)变量对母亲-婴儿疼痛评分的相对影响。Pillai Riddell 及其同事[50]发现,在控制婴儿痛苦行为后,母亲对婴儿疼痛判断的显著差异是由接种疫苗后婴儿实际疼痛的远端因素预测的。母亲精神病理学的一般水平和对北美文化的认同与母亲对婴儿接种后疼痛的回忆有关,较高的精神病理学水平和较低的主流文化参与水平与婴儿接种疫苗后更容易回忆起疼痛有关。

在这项研究的后续行动中,笔者的研究小组利用 OUCH 队列研究了自上而下变量(即护理者情绪可用性、父母群体)和自下而上因素(即行为疼痛反应、婴儿群体)的相对贡献,来预测父母对婴儿接种疫苗后 2 个月、4 个月、6 个月和 12 个月的疼痛评分[51]。尽管纳入了客观编码的婴儿行为(据称是在早期工作中对婴儿疼痛判断至关重要),但绝大多数父母疼痛评估的差异仍无法解释。对年龄较小的婴儿(2 个月和 4 个月)进行疼痛评估时,对疼痛评估的预测差值仅在18% 左右,对年龄较大的婴儿(6 个月和 12 个月)进行疼痛评估时,对疼痛评估差值的预测约为 33%。此外,一些人口统计学因素(即有多个子女,女婴)显示出对 12 个月时疼痛判断存在小而显著的关系。这就意味着,父母对孩子的疼痛评分的绝大部分变化并不是由婴儿的疼痛行为决定的。

关于理解护理者对疼痛的归因的综合结果表明,婴儿疼痛体验和表达的远端因素在护理者的疼痛判断中起着重要作用。文化信仰、社会心理压力源、健康职业和家庭中孩子的数量也都显示出与护理者的疼痛判断之间的预测关系,虽然这种关系很小,但却很重要。这是令人担忧的,因为疼痛中的婴儿不能自己说话,他们完全依赖成人护理人员来理解他们与疼痛相关的行为信号,让护理人员采取相应的行动,减轻他们的疼痛。

鉴于婴儿疼痛判断的绝大多数差异一直被证明与婴儿仅有的疼痛交流方式(即行为)无关,因此更好地理解是什么影响了护理者对婴儿疼痛的判断是至关重要的,从而提高对婴儿感受进行代理评估的能力。必须进行更多的研究来更好地理解,如果不是婴儿自身发出的疼痛信号,那么看护人对疼痛的判断是基于什么。

结 论

通过对理解婴儿护理者的重要性的概述,以及婴儿与护理者之间的关系作为理解婴儿疼痛的关键部分,强调了婴儿疼痛反应的独特复杂性。正如 DIAPR 模型所述,基于依恋观点,笔者提出了来自

OUCH 队列和其他研究小组的研究,这些研究证实婴儿疼痛相关的痛苦不仅与婴儿(如性格、消极情绪)和护理者因素(如护理者疼痛管理、精神病理学、文化适应、情感可用性)有关,也与护理者与婴儿关系的维度(例如婴儿依恋)有关。此外,完全超出婴儿行为疼痛信号的因素似乎占了护理者对婴儿疼痛判断的很大比例,使婴儿极易受到过度或低估疼痛的影响。

婴儿疼痛相关痛苦的成功调节受到出生后建立的敏感护理者行为模式的严重影响。此外,重要的是要承认,父母和健康专业人员对婴儿疼痛的评估都受到尚未确定的因素的影响。未来的研究需要重点关注可能影响婴儿疼痛评估和管理的护理者因素,如母亲或精神健康专业人员。

作为一个刚刚起步的领域,婴儿疼痛研究人员和临床医师下一步需要确定,如何将婴儿和初级护理者之间的二元关系最佳地纳入实践和理论研究中。

(王菁　张龙新　译)

参考文献

[1] Wong K (2012) http：//Blogs.Scientificamerican.Com/Observations/Why-Humans-Give-Birth-To-Helpless-Babies/. Print.

[2] Bowlby J (1969/1982) Attachment and loss：vol. 1. Attachment. New York：Basic Books.

[3] Kopp CB (1989 May) Regulation of distress and negative emotions：a developmental view. Dev Psychol 25(3)：343.

[4] Marvin RS, Britner PA (1999) Normative development：the ontogeny of attachment. In：Cassidy J, Shaver PR (eds) Handbook of attachment theory, research and clinical applications. Guilford Press, New York, pp.44 – 67.

[5] Pillai Riddell RR, Chambers CT (2007) Parenting and pain during infancy. In：Anand KJ, Stevens BJ, McGrath BJ (eds) Pain in neonates and infants. Elsevier, Amsterdam, pp.289 – 298.

[6] Calkins SD (1994 Feb 1) Origins and outcomes of individual differences in emotion regulation. Monogr Soc Res Child Dev 59(2 – 3)：53 – 72.

[7] Dodge KA (1989 May) Coordinating responses to aversive stimuli：introduction to a special section on the development of emotion regulation. Dev Psychol 25(3)：339.

[8] Ainsworth MD, Blehar MC, Waters E, et al. (1978) Patterns of attachment. Hillsdale, New Jersey, Eribaum.

[9] Main M, Solomon J (1990) Procedures for identifying infants as disorganized/ disoriented during the Ainsworth Strange Situation. In: Greenberg MT, Cicchetti D, Cummings EM (eds) Attachment in the preschool years: theory, research, and intervention. University of Chicago Press, Chicago, USA, pp.121 – 160.

[10] Cassidy J, Jones JD, Shaver PR (2013 Nov.) Contributions of attachment theory and research: a framework for future research, translation, and policy. Dev Psychopathol 25(4 Pt 2) : 1415 – 1434.

[11] Pillai Riddell RR, Craig K, Racine N, et al. (2013) Psychological theories and models in pediatric pain. In: McGrath P, Stevens B, Walker S, Zempsky W (eds) The oxford textbook of pediatric pain. Oxford University Press, Oxford, England, pp.85 – 94.

[12] Craig KD, Korol CT, Pillai RR (2002 Sep.30) Challenges of judging pain in vulnerable infants. Clin Perinatol 29(3) : 445 – 457.

[13] Pillai Riddell RR, Racine N (2009 Jan/Feb) Assessing pain in infancy: the caregiver context. Pain Res Manag 14(1) : 27 – 32.

[14] Verrotis M, Chang P, Fitzgerald M, et al. (2016 Jul.22) The development of the nociceptive brain. Neuroscience 338: 217 – 219.

[15] Taddio A, Shah V, Gilbert-MacLeod C, et al. (2002 Aug.21) Conditioning and hyperplasia in newborns exposed to repeated heel lances. JAMA 288(7) : 857 – 861.

[16] Campbell L, Riddell RP, Garfield H, et al. (2013 Jun.30) A cross-sectional examination of the relationships between caregiver proximal soothing and infant pain over the first year of life. Pain 154(6) : 813 – 823.

[17] Pillai Riddell RR, Campbell L, Flora DB, et al. (2011 Dec. 31) The relationship between caregiver sensitivity and infant pain behaviors across the first year of life. Pain 152(12) : 2819 – 2826.

[18] Atkinson NH, Gennis H, Racine NM, et al. (2015 Nov./Dec.) Caregiver emotional availability, caregiver soothing behaviors, and infant pain during immunization. J Pediatr Psychol 49(10) : 1105 – 1114.

[19] Din Osmun L, Pillai Riddell R, Flora DB (2014 Jan 1) Infant pain-related negative affect at 12 months of age: early infant and caregiver predictors. J Pediatr Psychol 39(1) : 23 – 34.

[20] Racine NM, Riddell RR, Flora D, et al. (2012 May. 9) A longitudinal examination of verbal reassurance during infant immunization: occurrence and examination of emotional availability as a potential moderator. J Pediatr Psychol 37(8) : 935 – 944.

[21] O'Neill M, Pillai Riddell R, Flora D, et al. (2016) The relationships among caregiver culture, caregiver behaviours, and infant pain at 12 months of age. J Pain 17(12) : 1273 – 1280.

[22] Lisi D, Campbell L, Riddell RP, et al. (2012) Naturalistic parental pain management during immunizations during the first year of life: observational norms from the OUCH cohort. Pain 154(8) : 1245 – 1253.

[23] Wolff MS, Ijzendoorn MH (1997 Aug 1) Sensitivity and attachment: a meta-analysis on parental antecedents of infant attachment. Child Dev 68 (4) : 571 – 591.

[24] Biringen Z (2000) Emotional availability: conceptualization and research findings. Am J Orthopsychiatry 70: 104 – 114.

［25］Streeck-Fischer A, van der Kolk BA（2000）Down will come baby, cradle and all: diagnostic and therapeutic implications of chronic trauma on child development. Aust N Z J Psychiat 34: 903–918.

［26］Cassidy J（1994 Feb 1）Emotion regulation: influences of attachment relationships. Monogr Soc Res Child Dev 59(2–3): 228–249.

［27］Schore AN（2000 Apr 1）Attachment and the regulation of the right brain. Attach Hum Dev 2(1): 23–47.

［28］Horton R, Pillai Riddell R, Moran G, et al.（2016 Jan. 2）Do infant behaviors following immunization predict attachment? An exploratory study. Attach Hum Dev 18(1): 90–99.

［29］Pillai Riddell RR, Flora DB, Stevens SA, et al.（2013 May.31）Variability in infant acute pain responding meaningfully obscured by averaging pain responses. Pain 154(5): 714–721.

［30］Hillgrove Stuart J, Pillai Riddell R, Flora DB, et al.（2015 Nov.1）Caregiver soothing behaviors after immunization and infant attachment: a longitudinal analysis. J Dev Behav Pediatr 36(9): 681–689.

［31］de C Williams AC, Craig KD（2016 Jun 8）Updating the definition of pain. Pain 157(11): 2420–2423.

［32］Rouzan IA（2001 Feb.1）An analysis of research and clinical practice in neonatal pain management. J Am Acad Nurse Pract 13(2): 57–60.

［33］Pillai Riddell RR, Badali MA, Craig KD（2004）Parental judgments of infant pain: importance of perceived cognitive abilities, behavioural cues and contextual cues. Pain Res Manag 9(2): 73–80.

［34］Pillai Riddell RR, Craig KD（2007 Jun.1）Judgments of infant pain: the impact of caregiver identity and infant age. J Pediatr Psychol 32(5): 501–511.

［35］McLaughlin CR, Hull JG, Edwards WH, et al.（1993 Jan.31）Neonatal pain: a comprehensive survey of attitudes and practices. J Pain Symptom Manag 8(1): 7–16.

［36］Porter FL, Wolf CM, Gold J, et al.（1997 Oct.1）Pain and pain management in newborn infants: a survey of physicians and nurses. Pediatrics 100(4): 626–632.

［37］Finley GA, McGrath PJ, Forward SP, et al.（1996 Jan. 31）Parents' management of children's pain following 'minor' surgery. Pain 64(1): 83–87.

［38］Pillai Riddell RR, Horton RE, Hillgrove J, et al.（2008）Understanding caregiver judgments of infant pain: Contrasts of parents, nurses and pediatricians. Pain Res Manage 13(6): 489–496.

［39］Kankkunen P, Vehviläinen-Julkunen K, Pietilä AM, et al.（2003 Feb.1）Parents' perceptions and use of analgesics at home after children's day surgery. Pediatr Anesth 13(2): 132–140.

［40］Schechter NL, Allen D（1986 Dec.1）Physicians' attitudes toward pain in children. J Dev Behav Pediatr 7(6): 350–354.

［41］Simons J, Roberson E（2002 Oct.1）Poor communication and knowledge deficits: obstacles to effective management of children's postoperative pain. J Adv Nurs 40(1): 78–86.

［42］Franck LS, Miaskowski C（1987）Measurement of neonatal responses to painful stimuli: a research review. J Pain Symptom Manag 14(6): 343–378.

[43] Franck LS, Scurr K, Couture S (2001 Jun. 30) Parent views of infant pain and pain management in the neonatal intensive care unit. Newborn Infant Nurs Rev 1(2): 106 - 113.

[44] Huth MM, Moore SM (1998 Jan. 1) Prescriptive theory of acute pain management in infants and children. J Spec Pediatr Nurs 3(1): 23 - 32.

[45] Stevens B, Gibbins S (2002 Sep. 1) Clinical utility and clinical significance in the assessment and management of pain in vulnerable infants. Clin Perinatol 29(3): 459 - 468.

[46] Elander G, Lindberg T, Quarnström B (1991 Feb. 28) Pain relief in infants after major surgery: a descriptive study. J Pediatr Surg 26(2): 128 - 131.

[47] Page GG, Halvorson M (1991 Apr) Pediatric nurses: the assessment and control of pain in preverbal infants. J Pediatr Nurs 6(2): 99 - 106.

[48] Pigeon HM, McGrath PJ, Lawrence J, et al. (1989 Dec. 31) Nurses' perceptions of pain in the neonatal intensive care unit. J Pain Symptom Manag 4(4): 179 - 183.

[49] Seymour E, Fuller BF, Pedersen-Gallegos L, et al. (1997 Feb. 28) Modes of thought, feeling, and action in infant pain assessment by pediatric nurses. J Pediatr Nurs 12(1): 32 - 50.

[50] Pillai Riddell RR, Stevens BJ, Cohen LL, et al. (2007 Dec. 15) Predicting maternal and behavioral measures of infant pain: the relative contribution of maternal factors. Pain 133(1): 138 - 149.

[51] Pillai Riddell RR, Flora DB, Stevens S, et al. (2014) The role of infant pain behaviour in predicting parent pain ratings. Pain Res Manag 19 (5): e124 - e132.

检测急性疼痛就足够了：疼痛评估的难点

10

C. V. Bellieni、G. Buonocore

新生儿是否必须进行疼痛评分？答案是有时需要，有时则不需要[1]。本章将阐明何时需要进行疼痛评分，以及如何进行疼痛评分。

新生儿疼痛量表共有 30 多种，但实际上几乎没有一种适用于临床。其中许多是多因素评估的，即同时考虑了氧饱和度、血压和面部表情的变化，也考虑了胎龄、新生儿行为等[2-9]。较复杂的量表可用于研究目的，但前提是我们记录程序，以便于评分者后续的评估。最广泛使用的评分量表是 PIPP（早产婴儿疼痛专业版）、NIPS（新生儿婴儿疼痛量表）和 DAN（杜鲁莱格努韦厄，Douleur Aiguë du Nouveau-né）（见第 9 章）。

10.1 现有的新生儿疼痛量表的局限性

目前大多数疼痛评分量表具有特异性和敏感性，但几乎都不适用于临床，因为护理人员无法采集血液样本，或进行其他一些有痛性操作。同时根据某些量表的要求，需要评估和计算 3~4 个生理指标。笔者团队最近发表了一项针对两种最常用的新生儿疼痛量表可靠性的研究结果[10]。该研究受试对象为新生儿，受试者均常规接受足底采血操作，并比较了 3 个不同操作者给出的疼痛评分。操作员 1 是执行足底采血并对疼痛进行评分的护士；操作员 2 是另一名没有执行足底采血的护士，但密切观察婴儿和饱和度监测仪并进行疼痛评分；操作员 3 是用摄像机录制了整个过程并通过视频对疼痛进行评分。受试对象分为两组，一组是早产儿，使用 PIPP 评分量表，另一组是足月儿,使用 NIPS 评分量表。研究小组使用操作员 3 给出的分数作为参考分数,因为她可以在平静的状态中给出分数并且可以重复地观看视频片段。研究结果显示,在两组受试对象中,操作者 1 和操作者 2 给出的结果,均不同于操作者 3 的结果;使用 PIPP 量表组,这些差异高于使用 NIPS 量表组。这种差异可能是由于 PIPP 量表具有更高的得分范围,也可能是由于其评分系统更复杂。

无论如何,没有人能够在执行侵入性手术的同时,测量心率和血氧饱和度的变化,做出这些变化的百分比并记录婴儿的表情变化。显然需要一个简单的评估工具。

仅通过观察一个参数进行单因素评估急性疼痛(如测量哭闹的时间或心率变化)是不可靠的,因为其具有较低的特异性和敏感性。相比之下,使用每隔 4~6 小时评估一次疼痛程度的术后疼痛评估(慢性疼痛评估)更加简单可靠,最常用的是 CRIES 量表(C:哭闹;R:需要氧气以维持氧饱和度大于 95%;I:循环体征;E:表情;S:失眠)和 EDIN 量表(新奥尔良大学)。

10.2　婴儿哭声的分析

能否找到一种更容易,更可靠的方法来测量新生儿的急性疼痛呢? 哭闹分析是否可行? 哭闹既是一种征兆,也是一种症状和信号,是婴儿最早的交流方式[11],但新生儿哭闹的重要性和意义仍不清楚[12],因为不同的哭闹特征反映的不是引起痛苦的原因(如饥饿、疼痛、烦躁)[13],而是引起痛苦的程度[14-16]。因此,只有综合各种信息[14,16-19],评估者才能根据哭闹的程度,缩小范围,判断哭闹的原因。在过去的几年里,疼痛量表已经发展到可以区分新生儿所受疼痛的程度[2,4,5,20-22],但是在对哭闹的分析中,则很少考虑引起哭闹的疼痛程度[23]。通过测量哭泣的持续时间或其他孤立的参数来简单评估疼痛既不敏感也不具特异性[24,25]。在 20 世纪 60 年代,人们认为哭闹是由特定原因(饥饿、疼痛)引起的[26],但最近的研究发现它们之间并无密切的相关性。不明原因的哭闹缺乏特异性,不能作为可靠的疼痛指标[27]。

2003 年,研究小组开始分析疼痛哭闹的特征,充分评估了不同程度疼痛的哭闹的特征：以前的工作已经分析了疼痛引起的哭闹,但没有考虑婴儿所承受的疼痛程度,只有一项初步研究例外[28]。分析了 56 名需要进行足底采血以获取血常规检测样本的健康足月婴儿,用经过验证的疼痛量表(DAN 量表)进行疼痛评分,并研究哭闹的特征如何随婴儿所经历的疼痛程度而变化[29]。研究了 3 个参数：婴儿发出的第一声哭闹的声调、整个过程中声波的形状、重点是声级的节律和持续性。选择这些参数是因为它们受神经系统中不同部分的调节。哭闹的声调受迷走神经张力调节,即副交感神经系统,应激时由迷走神经支配的声带张力增加,以致声调降低[30]。婴儿哭闹节律的产生是一种复杂的现象,与其他节律运动行为(吸吮、行走)一样受中枢模式发生器调控[31],中枢模式发生器是内源性地产生节律运动行为的神经网络(即不需要节律反馈信息或高层控制信号的参与)。最后,哭闹强度的持续性是疼痛刺激持续存在的标志[17]。

研究小组发现哭闹强度的持续性随着疼痛强度的增加而增加。在达到某个疼痛阈值(DAN>8)之前,第一次哭闹的基本频率没有增加,达到阈值后产生第一次急性爆发。在一定的疼痛阈值(与上述基本频率相同)下不存在节律性哭闹。因此,可以说,当疼痛超过一定的阈值时,哭泣的特征就会改变,即哭闹变得有节奏,第一个声音变得尖锐,好像在表达无法忍受的痛苦。哭闹时间的持续性随着疼痛的增加而增加,当疼痛超过阈值时,其他两个参数会发生突变。研究小组认为这是一种无意识的,但最终表达了一种极度痛苦状态的原始语言。

以上是制订疼痛量表的前提。研究小组试图验证这 3 个参数是否有助于疼痛评分。之前提到,哭泣的持续时间不具敏感性及特异性,但在这个项目中,研究小组不使用哭闹持续时间,而是使用哭闹的 3 个特征参数,并将这 3 个参数整合在一起形成一个量表[32],并评估其特异性、敏感性、共时效度、评判间信度和临床实用性,研究小组把它称为 ABC 量表(表 10-1),A：第一次哭闹的"急剧性";B：哭闹的"突发性节律";C:哭闹时间的"持续性"。J. Schollin 曾在《儿科学报》(*Acta Paediatrica*)杂志[33]中指出,这个量表是疼痛评估领域中一个很好的方法,既简单又可靠。以下 URL 提供了不同类型哭泣的示例:http://www.euraibi.com。

表 10-1 新生儿 ABC 疼痛评分量表

项　　目	得　　分
第一声啼哭是否急剧	
否	0
是	2
是否产生突发性节律	
否	0
是	2
哭闹是否持续一段时间	
否	0
是	2

研究小组最后一步是验证早产儿[34]的 ABC 量表。在此项研究中,对量表的特异性、敏感性和可靠性进行了统计学研究。为了方便使用 ABC 量表,研究小组开发了一个软件来自动测量疼痛。该软件使用 ABC 量表,自动分析通过麦克风传到电脑中的哭声。研究小组已经验证了它的有效性,并公布了研究小组数据申请专利,称为 ABC分析仪[35]。它可以用于婴儿室的疼痛评估,并培训想学习如何避免新生儿疼痛的护理人员。

10.3　进行急性疼痛评分有用吗?

护理人员应该能够识别与疼痛相关的主要体征,但这些体征大多数都是非特异性的,是因为婴儿哭闹的原因可能不是疼痛,并且通过复杂的行为表现出来。但这并不意味着"因为我们不能确定"他的哭闹是否是因为疼痛就忽视一个哭闹中的婴儿。相反,应该警觉可能就是因为疼痛,责任是排除和/或治疗疼痛。新生儿对疼痛刺激表现出明显的行为模式,包括各种各样的表情,如眯起眼睛、皱眉、张嘴、伸出手指、踢腿以及握紧拳头。为了对其进行充分的评估,研发出了疼痛量表。

10.3.1 慢性疼痛量表

在手术后或行机械通气的婴儿中，必须监测以防止疼痛发生。为此，应该有用于评估气管插管婴儿或手术后疼痛和应激水平的量表，以便使用或调整有效镇痛方案。

10.3.2 急性疼痛量表

在这个领域虽然有诸多相关评分量表，但几乎很少使用。有两个原因：首先是一些量表中许多项目必须同时进行评估[36]。其次，在疼痛发生后评估没有任何意义。急性疼痛量表适用于以研究为目的，但不适用于临床实践中评估疼痛水平。它更适用于在开始评估患儿实际疼痛水平之前，了解是否已经引起疼痛，或者更确切地说是是否会引起疼痛。急性疼痛量表是回顾性的，只有疼痛激发后才能进行评估。因此有人提出，因此，如果有激发疼痛的风险，建议对疼痛进行预防性评估（图10-1），可以通过单一指标预防性评估疼痛，那么如何实施呢？急性疼痛量表包括许多数据，但刺激的类型和被刺激的身体区域（无论是否有伤害感受器）是脱离情境关联的信息。有人提议[37]，要用情境模式来预估疼痛。刺激的相关信息是至关重要的，一个能够引发神经支配区域产生疼痛的刺激（图10-1）应用在无伤害感受器的区域，将不会产生疼痛反应。刺激的侵犯性通常与它引起的疼痛成正比。因此，应该首先评估刺激的部位及刺激是否足以引发疼痛，再评估对这种刺激的反应，以检测患儿是否感觉到疼痛。当有可能激活受疼痛活化的伤害感受器时，应该使用容易观测的体征来检测疼痛，如哭闹和心率。在对疼痛量表进行验证的研究中，哭闹和心率增快都显示出对疼痛的高度敏感性。哭闹和心率都不是疼痛的特异性反应[38]，但突然出现的反应（哭闹或心率增快）则具有特异性。

综上所述，在长期治疗的过程中，疼痛评分对调整镇痛方案起着非常重要的作用，而在急诊操作结束后进行疼痛评分则显得意义不

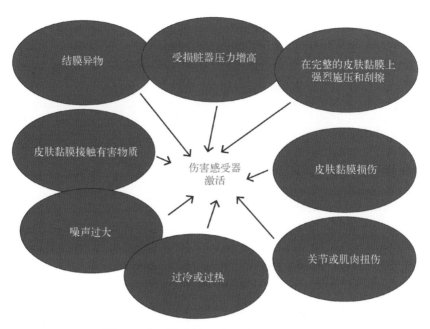

图 10-1　引起新生儿疼痛的危险刺激信号

足。对于后一种情况,难道什么都不做吗? 当然不是! 应该避免术后疼痛的发生,要考虑这个诊疗操作是否会引发疼痛,并且在操作前及全程进行镇痛治疗。

（王菁　张龙新　译）

参考文献

[1] Bellieni CV, Tei M, Buonocore G (2015 Mar.) Should we assess pain in newborn infants using a scoring system or just a detection method? Acta Paediatr 104(3): 221-224.

[2] Pölkki T, Korhonen A, Axelin A, et al. (2014 Dec.) Development and preliminary validation of the Neonatal Infant Acute Pain Assessment Scale (NIAPAS). Int J Nurs Stud 51(12): 1585-1594.

[3] Mazur A, Radziewicz Winnicki I, Szczepański T (2013) Pain management in children. Ann Agric Environ Med Spec no. 1: 28-34.

[4] Stevens B, Johnston C, Petryshen P, et al. (1996) Premature infant pain profile: development and initial validation. Clin J Pain 12: 13-22.

[5] Krechel SW, Bildner J (1995) Cries: a new neonatal postoperative pain measurement score. Initial testing of validity and reliability. Paediatr Anaesth

5：53 - 61.

[6] Marceau J（2003）Pilot study of a pain assessment tool in the Neonatal Intensive Care Unit. J Paediatr Child Health 39：598 - 601.

[7] Peters JW, Koot HM, Grunau RE, et al.（2003）Neonatal facial coding system for assessing postoperative pain in infants：item reduction is valid and feasible. Clin J Pain 19：353 - 363.

[8] Guinsburg R, de Almeida MF, de Araujo PC, et al.（2003）Reliability of two behavioral tools to assess pain in preterm neonates. Sao Paulo Med J 121：72 - 76.

[9] Manworren RC, Hynan LS（2003）Clinical validation of FLACC：preverbal patient pain scale. Pediatr Nurs 29：140 - 146.

[10] Bellieni CV, Cordelli DM, Caliani C, et al.（2007）Inter-observer reliability of two pain scales for newborns. Early Hum Dev 83：549 - 552.

[11] Barr RG, Hopkins B, Green JA（2000）Crying as a sign, a sympom and a signal：evolving concepts of crying behavior. In：Barr RG, Hopkins B, Green JA（eds）Crying as a sign, a symptom and a signal. Cambridge University Press, Cambridge, pp 1 - 7.

[12] Choonara I（1999）Why do babies cry? BMJ 319：1381.

[13] Fuller BF（1991）Acoustic discrimination of three types of infant cries. Nurs Res 40：156 - 160.

[14] Gustafson GE, Wood RM, Green JA（2000）Can we hear the causes of infants' crying? In：Barr RG, Hopkins B, Green JA（eds）Crying as a sign, a symptom and a signal. Cambridge University Press, Cambridge, pp.8 - 22.

[15] Porter FL, Miller RH, Marshall RE（1986）Neonatal pain cries：effect of circumcision on acoustic features and perceived urgency. Child Dev 57：790 - 802.

[16] Wood RM, Gustafson GE（2001）Infant crying and adults' anticipated caregiving responses：acoustic and contextual influences. Child Dev 72：1287 - 1300.

[17] Corwin MJ, Lester BM, Golub HL（1996）The infant cry：what can it tell us? Curr Probl Pediatr 26：325 - 334.

[18] Zeskind PS, Marshall TR（1988）The relation between variations in pitch and maternal perceptions of infant crying. Child Dev 59：193 - 196.

[19] Lester BM, Boukydis CF, Garcia-Coll CT, et al.（1995）Developmental outcome as a function of the goodness of fit between the infant's cry characteristics and the mother's perception of her infant's cry. Pediatrics 95：516 - 521.

[20] Grunau RVE, Oberlander TF, Holsti L（1998）Bedside application of the neonatal facial coding system in pain assessment of premature neonates. Pain 76：277 - 286.

[21] Lawrence J, Alcock D, McGrath P, et al.（1993）The development of a tool to assess neonatal pain. Neonatal Netw 12：59 - 66.

[22] Sparshott M（1996）The development of a clinical distress scale for ventilated newborn infants：identification of pain based on validated behavioural scores. J Neonatal Nurs 2：5 - 11.

[23] Craig KD, Gilbert-Mac Leod CA, Lilley CM（2000）Crying as an indicator of pain in infants. In：Barr RG, Hopkins B, Green JA（eds）Crying as a sign, a symptom and a signal. Cambridge University Press, Cambridge, pp.

23 − 40.

[24] Gallo AM (2003) The fifth vital sign: implementation of the Neonatal Infant Pain Scale. J Obstet Gynecol Neonatal Nurs 32: 199 − 206.

[25] Gorski P (1984) Experiences following premature birth: stresses and opportunities for infants, parents and professionals. In: Call DJ, Galenson E, Tyson RL (eds) Frontiers of infant psychiatry. Basic Books, New York, pp. 145 − 151.

[26] Wesz-Hockert W, Partanen T, Vuorenkoski V, et al. (1964) Effect of training on ability to iden-tify preverbal vocalizations. Dev Med Child Neurol 6: 393 − 396.

[27] Porter F (1989) Pain in the newborn. Clin Perinatol 16: 549 − 1993.

[28] Johnston CC, Strada ME (1986) Acute pain response in infants: a multidimensional description. Pain 24: 373 − 382.

[29] Bellieni CV, Sisto R, Cordelli DM, et al. (2004) Cry features reflect pain intensity in term newborns: an alarm threshold. Pediatr Res 55: 142 − 146.

[30] Zeskind PS, Parker-Price S, Barr RG (1993) Rhythmic organization of the sound of infant crying. Dev Psychobiol 26: 321 − 333.

[31] Hooper SL (2000) Central pattern generators. Curr Biol 10: R176.

[32] Bellieni CV, Bagnoli F, Sisto R, et al. (2005) Development and validation of the ABC pain scale for healthy full-term babies. Acta Paediatr 94: 1432 − 1436.

[33] Schollin J (2005) Can cry in the newborn be used as an assessment of pain? Acta Paediatr 94: 1358 − 1360.

[34] Bellieni CV, Maffei M, Ancora G, et al. (2007) Is the ABC pain scale reliable for premature babies? Acta Paediatr 96(7): 1008 − 1010.

[35] Sisto R, Bellieni CV, Perrone S, et al. (2006) Neonatal pain analyzer: development and validation. Med Biol Eng Comput 44: 841 − 845.

[36] Bellieni CV, Cordelli DM, Caliani C, et al. Inter-observer reliability of two pain scales for newborns. Early Hum Dev. 2007 Aug;83(8): 549 − 552.

[37] Bellieni CV, Tei M, Buonocore G. Should we assess pain in newborn infants using a scoring system or just a detection method? Acta Paediatr. 2015 Mar; 104(3): 221 − 224.

[38] Craig KD, Gilbert-MacLeod CA, Lilley C: Crying as an indicator of pain in infants. In Barr RC, Hopkins B, Green JA: Crying as a sign, a symptom and a signal. Cambridge University Press, 2000: 23 − 40.

新生儿镇痛技术 **11**

Laura Giuntini、Cristina Navarra、Rossella Angotti、
Giovanna Amato

11.1 胎儿期

胎儿期可能已经存在生理性或是心理性应激。

11.1.1 生理性应激

孕妇酗酒、吸烟和吸毒可能会导致胎儿行为异常,饮酒甚至会导致胎儿暂时性呼吸抑制。1993 年 Newnham[1] 及 1996 年 Evans[2] 的研究均显示,超声检查可能会影响胎儿生长。据美国儿科学会研究显示,即使噪声也会影响胎儿发育。如果母亲在妊娠期间暴露于职业噪声,那她的孩子到学龄后会出现明显的听力障碍。该研究还表明,胎儿从妊娠 18 周开始就会感到疼痛,这为在妊娠期进行胎儿手术或宫腔内窥镜胎儿手术时需行胎儿麻醉提供了临床依据。

11.1.2 心理性应激

心理应激同生理性应激一样重要。悲伤等急性应激可造成胎儿长期的心理伤害,而慢性应激也被证实会影响胎儿发育,若孕妇无法调整好心理状态或有重大的精神障碍,她的孩子将可能会出现早产、分娩并发症或哺乳障碍(母乳喂养困难)等问题[3,4]。妊娠期若父母有终止妊娠的想法(如在等待病理检查结果的情况下)会导致母胎之间情感中断,这将对胎儿发育的生理指标造成影响[5,6]。

11.2 新生儿期

新生儿出生后所受的刺激各不相同,但如果刺激不足亦会影响

其发育。Anand 提出了过度刺激和过低刺激的理论[7]。

Anand 及 Carr 研究显示,新生儿受到过度刺激将导致许多发育大脑区域产生 N-甲基-D-天冬氨酸(NMDA)兴奋性神经毒性递质。典型的例子是许多有创操作引起的急性疼痛,可能引起颅内高压至脑室内出血和脑白质软化[7]。研究还显示,因早产需行许多致痛性有创操作的早产儿,其婴儿期对疼痛反应迟钝,但儿童期对痛觉敏感性却会增加[5]。因此,镇痛的临床受益持续时间远远长于其疗效时间。

长时间的母婴分离将会改变神经递质的生成和出现联级反应[8]。如果缺乏刺激会增加新生儿细胞凋亡的证据确凿,那么预防早期伤害,采取适当的镇痛和评估措施来阻止新生儿应激反应(减少兴奋性神经毒递质和细胞凋亡)显然具有重要的临床意义。不仅在意大利,全世界都低估了婴儿所承受的疼痛。上述理论在得到科学和临床的认可前,新生儿疼痛不仅被忽视,甚至被否认。新生儿被认为感觉不到疼痛,这一观点得到以下 3 种科学论证的支持:新生儿中枢神经系统发育不成熟,医师在临床评估新生儿疼痛存在困难,新生儿镇痛和麻醉弊大于利。

实际上,由 NMDA(谷氨酸)和抑制剂(神经肽)受体调控的神经兴奋性疼痛系统在胎儿早期就已发育,而神经抑制性疼痛系统发育要慢很多,在出生后才发育成熟。抑制性神经系统包括 C 纤维、下行神经抑制因子、神经递质(GABA 和甘氨酸)。下行神经纤维的分支仅在出生后才投射到脊髓上,上述神经递质在成熟的神经系统中起抑制作用,而在未成熟的神经系统起兴奋作用。所以,在新生儿中疼痛沿脊髓传导被放大,调控系统在几周后才形成。反过来说,阿片类受体在胎儿期已经处于活跃状态。因此,可以推断新生儿对疼痛的感知比成人更强烈。这种差异使婴儿更易受到神经刺激的伤害,研究显示成长中的新生儿持续受到疼痛刺激会改变其中枢神经系统[9,10]。

11.3 疼痛控制

尽可能在疼痛刺激前采用镇痛技术。

预防和减轻疼痛对新生儿,尤其是早产儿至关重要,不仅因为这是人性化体现,而且因为反复疼痛刺激会产生短期和长期的后遗症[11]。

以下是预防性镇痛的基本原则。目标是:

- 减少情绪问题
- 防止中枢神经系统(CNS)敏感化
- 减少组织释放疼痛介质
- 减少应激反应

预防性镇痛能够减少术中麻醉药及术后镇痛药的用量[12]。疼痛未处理会并发一系列心理和生理的问题。

心理问题:

- 恐惧和焦虑
- 行为和性格的改变
- 慢性疼痛的恶性循环

生理问题:

- 术后死亡率和发病率增加
- 呼吸系统问题(低氧血症、咳嗽反射减弱、肺分泌物积聚、肺部感染)
- 心血管疾病(心率和血压升高、血管收缩、耗氧量增加)
- 脑部问题(颅内压升高、导致脑出血和脑缺血)
- 骨骼肌问题(肌肉痉挛、运动迟缓)
- 内脏问题(胃肠和泌尿功能恢复减慢)
- 切口愈合延迟
- 应激反应至水电解质紊乱(高血糖、渗透性利尿)
- 免疫抑制

11.4 多模式镇痛

多模式镇痛是联合采用药物和非药物技术的一种安全、有计划的个体化镇痛方式。需要观察婴幼儿的生理参数和行为[13]。目前已制订了详细的新生儿疼痛评分,它通过行为状态、生理指标及某些情况下的应激激素水平3个方面进行新生儿疼痛评估(表11-1)。然而,不同胎龄的患儿采用的新生儿疼痛量表也不同,如早产儿疼痛量表(PIPP)适用于胎龄28~40周的新生儿(表11-2)[14],EDIN量表[15]用于胎龄25~36周的新生儿持续性疼痛的评估(表11-3)。采用PIPP评估量表,应评估胎龄,在潜在疼痛发生前观察行为状态(持续15秒),检测心率和基础氧饱和度并在疼痛发生后30秒内立即评估行为状态。

表11-1 新生儿行为和生理指标疼痛评估表

行为(观察)	生　理	心　理	
肢体姿势	反射	设计	自述
面部表情	心率	颜色	面谈
呻吟	呼吸频率 疲劳指数	表格	问卷调查
哭声	内啡肽的释放	插图 图纸 视觉模拟评分法	体温 面部疼痛评分

表11-2 早产儿疼痛量表(PIPP)

项　目	查　　找	分　值
胎龄	≤36周	0
	32~35周	1
	28~31周	2
	<28周	3
疼痛刺激前行为状态	活动/觉醒,双眼睁开,有面部活动	0
	安静/觉醒,双眼睁开,没有面部活动	1
	活动/觉醒,双眼闭合,有面部活动	2
	安静/觉醒,双眼闭合,没有面部活动	3
疼痛刺激时心率增加	0~4次/min	0
	5~14次/min	1
	15~24次/min	2
	≥25次/min	3

（续表）

项　目	查　　找	分　值
疼痛时氧饱和度下降	0~2.4%	0
	2.5%~4.9%	1
	5.0%~7.4%	2
	7.5%	3
疼痛刺激时皱眉动作所占时间	无(≤9%)	0
	轻度(10%~39%)	1
	中度(40%~69%)	2
	重度(≥70%)	3
疼痛刺激时挤眼动作所占时间	无(≤9%)	0
	轻度(10%~39%)	1
	中度(40%~69%)	2
	重度(≥70%)	3
疼痛刺激时鼻唇沟加深所占时间	无(≤9%)	0
	轻度(10%~39%)	1
	中度(40%~69%)	2
	重度(≥70%)	3

表 11-3　新生儿疼痛与不适量表(EDIN)[15]

项　目	行　为　描　述
面部活动	0　完全放松 1　短暂痛苦表情,如皱眉、口唇发绀或颤抖、咬紧牙关 3　频繁或持续的痛苦表情 4　持久痛苦哭泣或毫无表情
身体活动	0　完全放松 1　短暂烦躁,多数时候安静 2　频繁烦躁,但可以安静下来 3　持久烦躁伴手指、脚趾或四肢肌张力增强,少见的、缓慢的运动伴虚脱
睡眠质量	0　容易入睡 1　入睡困难 2　频繁、自发觉醒,与护理无关的频繁自发觉醒,不能熟睡 3　失眠
与父母或抚育者的接触	0　微笑,注意声音 1　暂时忧虑,可与护士有短暂交流 2　交流困难,轻微刺激易哭 3　拒绝沟通,无法交流,没任何刺激也在呻吟
安抚	0　安静,完全放松 1　静下来迅速响应抚摸、声音或吸奶 2　镇静困难,难以平静下来 3　郁郁寡欢,闷闷不乐,拼命吸吮

总分　0/15

11.5 临床新生儿疼痛干预

新生儿重症监护室(NICU)的许多有侵入性操作需要疼痛干预:

- 足底穿刺
- 动静脉穿刺或置管
- 肌内或皮下注射
- 中心静脉穿刺术
- 气管插管
- 腰椎穿刺
- 置入胸腔引流管
- 拔除胸腔引流管
- 早产儿视网膜病变筛查(ROP)

疼痛干预措施有:环境措施、非药物措施、局部麻醉措施和全身性镇痛。

11.6 新生儿镇痛技术

11.6.1 环境措施和非药物措施

新生儿疼痛的非药物干预措施与婴儿和儿童的有所不同。新生儿对触觉刺激及母亲的干预反应良好,触觉刺激有轻柔的抚摸、摇晃、非营养性吮吸,在切实可行的情况下可采取产妇干预措施,例如在手术期间母乳喂养[16]。非药物疼痛干预措施很多,对预防疼痛及减少镇痛药使用具有重要意义[17]。其措施有:创造良好的环境,集中操作,有计划行常规操作,避免足底穿刺,降低噪声和调暗灯光,遵循睡醒周期,满足吸吮需求;将婴儿置于舒适自然体位,机械通气的患儿要经常改变其体位,维持身体接触(抚摸、摇晃、按摩);操作前给予吸吮葡萄糖水、充分的身体接触及安抚奶嘴[16];在开始操作前保持安静状态,不应吵醒患儿,操作时间尽力远离就餐时间及避免 2 小时内再进行其他侵入性操作。

手术疼痛管理的一般原则见表 11 - 4[18]。

表 11 - 4 手术疼痛管理的一般原则

---

1. 包括早产儿在内的所有婴儿和儿童,会感知疼痛,行疼痛性操作时需进行镇痛
2. 在选择镇痛方法和药物时,需考虑个体对疼痛和镇痛药物反应的差异性
3. 考虑是否有必要行计划性操作

- 尽量避免同时行多个操作
- 考虑数据采集对护理的影响
- 考虑改变操作方式是否会减轻疼痛,如静脉采血比足底采血疼痛轻

4. 考虑是否需要镇静或全身麻醉,以获得安全和满意的结果
5. 确保有个舒适的环境:有合适玩具的宁静环境、分散其注意力
6. 疼痛实施人员具有一定资质,必要时可以求救其他人员
7. 留置足够时间供镇痛措施和药物起效
8. 制订明确的备选方案供所选技术失败或无法满足镇痛时使用

要点:操作性疼痛管理的实施应根据镇痛原则有计划进行,应尽可能联合采用药物和非药物技术

外用局部麻醉药可单独使用或联合其他镇痛技术广泛用于新生儿镇痛,可减轻动静脉穿刺或中心静脉穿刺置管的疼痛[19]。

利丙双卡因乳膏(EMLA)和 4% 的丁卡因凝胶是儿科临床中最常用的外用局麻药乳膏(表 11 - 5)[18,20]。

EMLA 涂药时间 1 小时,涂药厚度 5 mm,持续作用时间 30～60 分钟。存在高铁血红蛋白血症相关风险(降低高铁血红蛋白还原酶,胎儿血红蛋白)。对于足月儿和早产儿其预防措施是限制接触表面,每日给药不超过 1 次。剂量:早产儿<1 500 g、0.5 cm^2(0.20 g);早产儿>1 500 g,1 cm^2(0.30 g);和足月婴儿 2 cm^2(0.50 g)。4% 的丁卡因凝胶被证实在静脉穿刺和置管时减轻针扎痛的效果优于EMLA[18,20]。

1% 和 2% 的利多卡因润滑剂凝胶能有效减轻导尿所致的尿道疼痛,缓解插入鼻胃管时的不适及包皮环切术后局部镇痛。

表 11-5　局部麻醉药：BNFC 关于 EMLA 和 4%的丁卡因凝胶局部麻醉药的性质和使用指南[19]

	利丙双卡因乳膏(EMLA)	4%的丁卡因凝胶
配方	2.5%利多卡因和 2.5%丙胺卡因的混合物	4%丁卡因凝胶
起效时间	60 min	30 min
涂在皮肤上持续作用时间	5 h	1 h
擦掉后仍持续作用时间	1~2 h	4~6 h
年龄限制	<1 岁　未经许可 <1 个月　不推荐	新生儿、早产儿、<1 个月不推荐
剂量	**年龄** 0~3 个月 3~12 个月 1~5 岁 6~11 岁	**剂量** 1 g 2 g 10 g 20 g
慎用	G6PD 缺乏性贫血、高铁血红蛋白血症	高铁血红蛋白血症
禁忌证	开放性伤口,黏膜特应性皮炎	炎症,创伤皮肤

EMLA 可安全用于新生儿和婴儿,不容易出现高铁血红蛋白血症,如 G4PD 缺乏症、血红蛋白病、BNFC(British National Formulary for Children)。

11.6.2　局部麻醉

　　局部麻醉如外周神经阻滞和中枢神经轴阻滞(脊髓、硬膜外),可作为全身麻醉的辅助,用于躯干或四肢手术的麻醉及术后镇痛。区域神经阻滞包括髂腹股沟神经和髂腹下神经阻滞、阴茎神经阻滞、手指神经阻滞和局部浸润以及肋间神经阻滞。这些技术需由专业培训后的医务人员实行并密切观察。在新生儿中,硬膜外间断注射低浓度局麻药复合低剂量阿片类药物(如芬太尼)比连续单独输注任一种药的不良反应小。在早产儿和足月儿中,由于蛋白结合和新陈代谢的差异可导致局部麻醉药物蓄积和毒副作用,所以精确计算剂量在新生儿治疗中尤其重要[17]。

11.6.3　药物治疗

给药方式除了口服、直肠及静脉外,还有许多其他方式如舌下和鼻腔给药。镇痛药的给药方式不同,其起效时间和镇痛持续时间亦不同。

为了便于给新生儿用药,需掌握新生儿的药代动力学和药效学。新生儿期主要存在以下几个特点:分布容积较大、脂肪储备有限、肝肾发育尚未成熟、肾小球滤过和肾小管吸收能力较差(代谢和排泄降低)、血浆蛋白的质和量差异。这意味着在生后 1 周大多数药物的给药剂量须减少,给药间隔须延长。1 个月后,随着代谢能力和分布体积增加,其用药剂量应大于等于成年人的剂量。

11.6.4　全身性镇痛

美国儿科学会(AAP)建议对于持续性疼痛及包皮环切、胸腔引流管插入和拔除、非急诊插管和机械通气等手术过程中的疼痛应常规进行镇痛。

人们认为,镇痛镇静药是发育期大脑中几个 G 蛋白耦联受体信号通路的有效调节剂,这些通路与神经组织增殖、存活和分化的关键调控有关。关于新生儿镇痛药的给药最佳剂量和长期影响的研究,尚缺乏和/或存在争议(表 11 - 6)[21]。

表 11 - 6　疼痛治疗利弊权衡

疼痛治疗的原因	镇痛治疗的争议
有利的短期影响(减少机械通气、夹板固定、插管快、降低并发症尤其是术后)	不利的短期影响(低血压、呼吸抑制、呼吸机辅助时间延长、脑室内出血)
有益的长期影响(提高疼痛阈值,降低对肾上腺轴的调节)	延长阿片类药物和苯二氮的代谢
减少应激反应	痛觉过敏
神经元细胞减少	神经元细胞死亡增加
同情心	常用药物未知的作用

11.6.4.1　非甾体类抗炎药(NSAIDs)

由于 NSAIDs 类药物需在肾功能发育成熟后才能使用(除对乙酰

氨基酚),故有关新生儿使用该类药的研究相对较少。NSAIDs 类药物通过外周抑制类二十烷酸,特别是前列腺素(与组织损伤中的组胺、血清素和游离血栓素一起,与炎症相关的疼痛有关)起作用[18]。它们还能减少自由基的合成,减少巨噬细胞的迁移,抑制一氧化氮(NO)的合成。然而,它们具有封顶效应,其治疗效果不会随着剂量的增加而增加,要获得进一步的效果,它们必须与阿片类药物(羟考酮)合用。

11.6.4.2 扑热息痛

与非甾体抗炎药不同,它不具有外周组织的抗炎特性,但在下丘脑水平抑制前列腺素合成(纯镇痛和解热)。其镇痛强度与血药浓度成正比。它由肝脏分解成活性代谢物。当肝脏发育不成熟时,其有毒代谢产物减少。

对乙酰氨基酚静脉建议给药剂量:

英国药品和健康产品管理局(MHRA)推荐扑热息痛儿童和成人静脉注射剂量见表 11－7。对乙酰氨基酚输注时间应大于 15 分钟,最小给药间隔不小于 4 小时(肾功能损害患者 6 小时)。

表 11－7　对乙酰氨基酚静脉注射推荐剂量

	足月新生儿、婴儿、幼儿和体重小于 10 kg 的儿童
扑热息痛静脉注射剂量(每次输注)	7.5 mg/kg
每日最大注射剂量	30 mg/kg

11.6.4.3 阿片类药物

新生儿尤其容易受阿片类药物不良反应的影响,如呼吸抑制。新生儿高敏感性并不意味着不应使用阿片类药物,但重要的是要仔细选择婴儿,正确处方和准备,监测副作用和监测输液系统。

11.6.4.4 吗啡

这是新生儿期最常用的阿片类药物。在意大利,尽管它的成本很低,但由于它的不良反应,所以很少使用吗啡,特别是在早产儿[23]。

药物不良反应主要与组胺释放引起的支气管痉挛和血管扩张引起的心循环衰竭有关。与其他阿片类药物相比,吗啡引起的呼吸抑制和胸廓肌肉僵硬较少,可在新生儿重症监护病房无须呼吸辅助的情况下静脉使用。

11.6.4.5　芬太尼

芬太尼是吗啡的合成衍生物。它是一种高效的合成阿片类药物,其起效和消除作用均比吗啡快。芬太尼具有以下特性:强效镇痛药,比吗啡强 10 倍,作用快(1 分钟),持续时间短(35~45 分钟);维持血流动力学稳定,是一种弱的镇静剂;有心动过缓的作用,引起胸廓僵直;它是脂溶性的,血浆蛋白结合率高,由肝脏代谢[24]。早产儿和婴儿的半衰期可达 32 小时。因此,它可作为短小手术的首选。芬太尼的亲脂性意味着经皮肤、口腔和鼻腔吸收同静脉给药一样起效迅速。吗啡和芬太尼的给药指南见表 11-8 和表 11-9。

表 11-8　新生儿吗啡给药时间表(呼吸机支持)

	静脉注射剂量	维持剂量
<34 周胎龄新生儿	10 min 内给予 5~10 μg/kg 最大量: 20 μg/kg	开始 5 μg/(kg·h),必要时每 4 h 增加 2 μg/(kg·h),最大量: 15 μg/(kg·h)
足月儿	最大量: 40 μg/kg	开始 10 μg/(kg·h),必要时每 4 h 增加 5 μg/(kg·h),最大量: 20~25 μg/(kg·h)

表 11-9　新生儿芬太尼给药时间表

	静脉注射剂量	维持剂量
<32 周胎龄新生儿	10 min 内给予 0.5 μg/kg 最大量: 1.5 μg/kg	开始 0.5 μg/(kg·h),必要时每 4 h 增加 0.5 μg/(kg·h),最大量: 2 μg/(kg·h)
足月新生儿	10 min 内给予 0.5 μg/kg 最大量: 3 μg/kg	开始 1 μg/(kg·h),必要时每 2~4 h 增加 0.5 μg/(kg·h),最大量: 2~4 μg/(kg·h)

11.7　其他阿片类药物

其他阿片类药物包括短效药物舒芬太尼、阿芬太尼和瑞芬太尼。这些适用于插管等短小手术。舒芬太尼和阿芬太尼由肝代谢,早产儿肝脏发育不成熟,反复输注会导致血药浓度升高,尤其是早产儿[25]。然而,瑞芬太尼能被血浆酯酶迅速清除,且不受肝酶系统成熟的影响,这使得它在新生儿短小手术或其他预期快速恢复的手术中具有优势。

此外,美沙酮、氯胺酮、异丙酚和右美托咪定已被用于新生儿疼痛管理,然而,在新生儿中对这些药物的研究很少(如果有的话)。由于人们担心这些药物会产生意料之外的不良反应和潜在的神经毒性作用,因此在考虑使用这些药物时应谨慎。

(张素晶　张龙新　译)

参考文献

[1] Jobe AM, Polk D, Ikegami H, et al. (1993) Lung responses to ultrasound-guided fetal treatments with corticosteroids in preterm lambs. J Appl Physiol 75: 2099 – 2105.

[2] Evans S, Newnham J, Mac Donald W, HallC: Characterizaton of the possible effect on birthweight following frequent ultrasound examination. (1996) Early Hum Dev 45(3): 203 – 214.

[3] Relier JP (2001) Influence of maternal stress on fetal behavior and brain development. Biol Neonate 79: 168 – 171.

[4] Richard S (1996) Influence du vécu emotionnel de la femme enceinte sur le tempérament et la santé physique du nourisson. In: Relier JP (ed) Progrès en néonatologie, vol 16. Karger, Paris, pp.241 – 255.

[5] Monk E (2001) Stress and mood disorders during pregnancy: implications for child development. Psychiatr Q 72: 347 – 457.

[6] Allister L, Lester BM, Carr S, et al. (2001) The effect of maternal depression on fetal heart rate response to vibroacoustic stimulation. Dev Neuropsychol 20: 639 – 651.

[7] Anand KJ, Carr DB (1989) The neuroanatomy, neurophysiology, and neurochemistry of pain, stress and analgesia in newborns and children. Pediatr Clin N Am 36: 795 – 827.

[8] Kuhun CM, Pau KJ, Schamberg SM (1990) Endocrine response to mother-infant separation in developing rats. Dev Psychobiol 23: 395 – 410.

[9] Fitzgerald M (1988) Hyperalgesia in premature infants. Lancet 1: 292.

[10] Fitzgerald M (1989) Pain and analgesia in the newborn. Arch Dis Child 64: 441.

[11] Bellieni CV, Buonocore G, Nenci A, et al. (2001) Sensorial saturation: an effective tool for heel prick in preterm infants. Biol Neonate 80: 15 – 18.

[12] Chiaretti A, Pietrini D, Piastra M, et al. (2000) Safety and efficacy of remifentanil in craniosynostosis repair in children less than 1 year old. Pediatr Neurosurg 33: 83 – 88.

[13] Wisman JS, Schecther NL (1991) Il trattamento del dolore nel paziente pediatrico. Pediatrics 4: 112 – 119.

[14] Stevens B, Johnston C, Petryshen P, et al. (1996) Premature infant pain

profile: development and initial validation. Clin J Pain 12: 13 - 22.

[15] Debillon T, Zupan V, Ravault N, et al. (2001) Development and initial validation of the EDIN scale, a new tool for assessing prolonged pain in preterm infants. Arch Dis Child Fetal Neonatal Ed 85(1): F36 - F41.

[16] Nolent P, Nauquette MC, Carbajal R, et al. (2006) Which sedation scale should be used in the pediatric intensive care unit? A comparative prospective study. Arch Pediatr 13: 32 - 37.

[17] No authors listed (2000) Prevention and management of pain and stress in the neonate. Pediatrics 105: 454 - 461.

[18] Wilson-Smith EM (2011) Procedural pain management in neonates, infants and children. Rev Pain 5(3): 4 - 12.

[19] Association of Paediatric Anaesthetists of Great Britain and Ireland (2008) Good practice in postoperative and procedural pain management. Pediatr Anaesteth 18(Suppl 1): 1 - 81.

[20] Lander JA, Weltman BJ, So SS (2006) EMLA and amethocaine for reduction of children's pain associated with needle insertion. Cochrane Database Syst Rev 3: CD004236.

[21] Hall RW (2012) Anesthesia and analgesia in the NICU. Clin Perinatol 39(1): 239 - 254.

[22] Višnja Nesek Adam, Martina Matoliü, Maja Karaman Iliü, et al. (2015) Pain management in critically ill patients. Periodicum Biologorum 117(2): 225 - 230. UDC 57: 61, CODEN PDBIAD, ISSN 0031 - 5362.

[23] de Graaf J, van Lingen RA, Valkenburg AJ, et al. (2013) Does neonatal morphine use affect neuropsychological outcomes at 8 to 9 years of age? Pain 154(3): 449 - 458. PMID: 23352760.

[24] Association of Paediatric Anaesthetists of Great Britain and Ireland (2008) Good practice in postoperative and procedural pain management. Paediatr Anaesth 18(Suppl 1): 1 - 81. Available from http://www.apagbi.org.uk/sites/apagbi.org.uk/files/APA%20Guideline%20part%201.pdf [Accessed 1 August 2011].

[25] Lander JA, Weltman BJ, So SS (2014) WITHDRAWN: EMLA and amethocaine for reduction of children's pain associated with needle insertion. Cochrane Database Syst Rev 3: CD004236. doi: 10. 1002 /14651858. CD004236.pub3.

新生儿非药物性镇痛

12

R. Carbajal

12.1 前言

镇痛是所有人均应享有的基本人权。然而,遗憾的是医学界花了很长时间才意识到新生儿能够感知疼痛。虽然在过去的 25 年里,人们对新生儿疼痛的认知有了显著的进展,有关新生儿疼痛的研究领域已涉及医学、护理、心理学、神经科学、社会、生物伦理和哲学等学科文献[1]。但由于对婴儿疼痛依然不够重视[2],也没有找出在各种临床情况下预防或治疗所有婴儿疼痛的有效方法,因此,尽管已经取得显著的成就,但仍然存在很多问题。而这些问题的存在是由于发表的研究结果与常规临床实践之间存在很大差距[3]。

本章介绍了目前用于减轻新生儿疼痛的甜味剂法和非药物性镇痛方法。

12.2 手术疼痛的负担

新生儿即使出生后无相关并发症通常也会经历痛苦的侵入性操作。显然新生儿重症监护室(NICU)的婴儿更经常遭受疼痛或痛苦的侵入性操作。多项研究表明,在新生儿重症监护期间,患病婴儿尤其是早产儿,接受侵入性操作的频率很高,其大多数是在出生后第一周内进行的[3-6]。NICU 最常见的操作是足底穿刺、气管内吸痰和静脉导管置入[3,5]。

尽管临床医师对新生儿疼痛的认识有所提高,近期调查显示这种情况在改善中,但新生儿操作性疼痛的管理仍不理想。一项多中心前瞻性研究显示,在法国 NICU 430 名新生儿经历了 60 969 次首次尝试操作,其中 42 413 次(69.6%)为疼痛性操作,18 556 次(30.4%)为痛苦性操作。在研究期间每个新生儿平均接受 115 次(4~613 次)操作,在住院期间平均每日接受 16 次(0~62 次)操作。在 42 413 例疼痛性操作中,2.1%的患儿仅接受药物镇痛;18.2%仅采用非药物镇痛;20.8%为药物镇痛、非药物镇痛或两种都采用;79.2%的未采取镇痛措施;34.2%的新生儿因其他原因同时接受镇痛药或麻醉药输液。

以皮肤穿刺操作作为痛觉指标的研究显示,新生儿经历重复性疼痛刺激会导致认知[7]和运动功能[8]下降,大脑发育受损[9,10]及疼痛反应发生改变[11]。

12.3 镇痛处理

新生儿疼痛管理可采用非药物干预和药物干预。非药物干预包括环境和行为干预,可单独或联合药物广泛用于新生儿镇痛治疗。甜味剂法虽有药的作用,但它归为非药物干预。非药物干预和甜味剂法不一定是药物干预的替代方式,而应该是它的补充方式[12]。此外,由于患儿和早产儿经常会接受疼痛性操作,且人们对镇痛药物的潜在不良反应存在担忧,因此近年来非药物干预处理操作性疼痛越来越引起人们的兴趣。这些干预措施通过降低新生儿暴露有害刺激的总量间接地减轻其疼痛,或通过阻断伤害性刺激的传导或传递、激活下行抑制通路,激活疼痛调控的注意力和唤醒系统[12]直接减轻疼痛。

12.3.1 镇痛

预防疼痛是降低新生儿疼痛最有效的方法之一。通过有效培训工作人员进行留置针采样,设计好镇痛方案[13]、采用器械足底穿刺等方法将操作疼痛降到最低[14-16]。与手工针刺相比,使用机械采血针进行足底穿刺,能减少新生儿行为和生理上的痛苦,减少重复穿刺[14,15],增加采血量,缩短采血时间时隔,减少溶血[17]。然而,搓足后跟对疼痛反应没有影响[18]。也有研究表明静脉穿刺比足底采血疼痛小[19,20]。Cochrane 对 6 篇有关足月新生儿静脉穿刺与足底采血采血的研究进行综述分析,认为由熟练的静脉采血技师进行静脉穿刺采血是足月儿采血的首选方法。今后应在有多人操作的科室对新生儿尤其是早产儿进行精心设计随机对照试验进一步研究[21]。

另一个重要的预防措施是避免系统化的操作,只有新生儿的诊断和/或治疗管理过程有需要时才行这些操作。在法国骨痛研究中,一名 26 周胎龄的新生儿在入住 NICU 的前 14 天内接受了 95 次足底采血,其他几名新生儿在入住 NICU 的前 2 周接受了超过 300 次足底采血。考虑到这些操作给新生儿带来的负担,人们可能会问,所有这些足底采血是否都是必要的。

12.3.2　甜味剂法

12.3.2.1　蔗糖

1991 年 Blass 和 Hoffmeyer 报道了蔗糖用于新生儿足底穿刺和包皮环切术镇痛的有效性。在采血前饮用 2 ml 12%蔗糖溶液(0.24 g)的婴儿在采血过程中哭的次数比对照组(饮用了 2 ml 无菌水)少 50%,摄入蔗糖的婴儿在采血后 30~60 秒内的哭闹恢复到操作前水平,而对照组婴儿则需要 2.5~3.0 分钟。这为口服蔗糖具有镇痛作用的其他研究提供了依据[23]。

12.3.2.2　镇痛效果的证据

业已证实,口服蔗糖是缓解新生儿操作性疼痛最常用的非药物方法[24]。为了确定有关蔗糖缓解操作性疼痛的疗效、剂量效应和安全性,2013 年 Cochrane 的一篇回顾性文章对 57 篇文章涉及 4 730 个经历足底穿刺的新生儿进行了分析。认为蔗糖能安全有效减少单一疼痛性操作(足底穿刺,静脉穿刺)。12%~50%蔗糖 0.5~2 ml 能有效降低足底穿刺时的哭泣、皱眉、迷走神经反射和疼痛评分。在静脉穿刺时,蔗糖对降低心率和疼痛评分有一定的效果。蔗糖对早产儿视网膜病变无明显疗效。蔗糖能降低静脉穿刺时心率和疼痛评分。蔗糖对早产儿视网膜病变无明显影响。对于蔗糖用于缓解导尿、皮下注射、插鼻胃管和包皮环切术等操作时疼痛的研究很少,结论也存在争议。对于较长时间的手术,可能需要多次剂量的蔗糖或蔗糖与其他药物和非药物干预相结合才能达到有效效果。有关口服蔗糖不良反应的报告较少,大多只是短暂的轻微不良反应(如氧饱和度降低、窒息),这些一般无须干预即可自行缓解[24],所以口服蔗糖是安全的。有一项研究质疑了蔗糖的镇痛作用[25]。20 名在采足底血前给予 0.5 ml 24%蔗糖的足月新生儿与 24 名给予白开水的足月新生儿相比,肌电图测量的脊髓痛性反射消退活动与肌电图测量的脊髓痛性反射消退活动无显著差异,尽管如此,蔗糖组的疼痛评分有所下降[25]。研究方法不同其结论有可能也不一样[24]。

12.4 重复剂量

Johnston 等对 48 名早产儿进行了有关重复剂量和单剂量蔗糖对减轻常规足底穿刺疼痛的效果研究[26]。新生儿在出生后第一周(平均胎龄 31 周)在足底穿刺前 2 分钟(1)、穿刺时(2)和穿刺后 2 分钟(3)各口服 0.05 ml 24% (0.012 g)蔗糖溶液或无菌水。单剂量组第 1 次给糖,第 2 次和第 3 次给水,重复剂量组 3 次均给糖,安慰剂组只给水。疼痛评分(PIPP)组从穿刺开始计算 5 个 30 秒时间点的疼痛评分。两组蔗糖组 PIPP 评分均较低[单剂量组疼痛评分: $6.8 \sim 8.2$, $p = 0.07$; 重复剂量组疼痛评分: $5.3 \sim 6.2$, $p < 0.01$; 安慰组疼痛评分: $7.9 \sim 9.1$; 最后一个时间点重复剂量评分低于单次剂量(6.2 vs. 8.2, $p < 0.05$)]。

12.5 剂量、年龄对疗效的影响和建议

1997 年发表的一项关于足月新生儿蔗糖有效剂量的荟萃分析显示,0.18 g 的蔗糖无法减少足月新生儿哭闹时间[27],而 0.24 g (2 ml 12%蔗糖溶液)剂量可以减少其哭闹时间。0.5 g 的剂量没有提供额外的益处[27]。2013 年 Cochrane 一篇综述提出,非常小剂量的 24%蔗糖(0.01~0.02 g)对可以缓解极低出生体重婴儿的疼痛,而大剂量的

蔗糖(0.24~0.50 g)可以减少足月婴儿在接受疼痛性操作后哭泣的时间比例[24]。口服蔗糖后2分钟疗效达到峰值,并持续约4分钟[28]。因此,如果操作时间超过这个时间,应给予另一口服剂量[24]。

　　月龄对疗效的影响尚不清楚。尽管蔗糖在新生儿期以后仍有作用,但有数据显示,这种镇痛作用随着年龄的增长而减弱,到2个月后其作用非常有限[29,30]。一项试验表明,2 ml 24%的蔗糖对30天以上的婴儿在导尿期间的疼痛没有缓解作用。然而,另一项研究表明,2 ml 75%蔗糖对2~6个月大的婴儿预防接种时哭闹有缓解作用[32]。同样,Ramenghi等发现,与25%的蔗糖、葡萄糖或无菌水相比,50%的蔗糖能缩短4个月大的婴幼儿的哭闹时间[33],对于2~3个月大的孩子来说,月龄越大哭的时间越短,但没有达到统计学意义。尽管有这些结论相互矛盾,但一个关于减轻预防接种疼痛的专家会议仍然建议,口服蔗糖可以作为6个月以下婴儿预防针管理的常规操作[34]。2010年发表了有关甜味剂法在1~12个月婴儿的镇痛效果的回顾性研究,显示为蔗糖或葡萄糖可减少打预防针时哭的发生率和持续时间,医务人员在预防接种前可以考虑使用蔗糖或葡萄糖减轻婴幼儿疼痛[35]。

　　有研究表明,口服蔗糖的镇痛效应不是蔗糖和一般的碳水化合物所特有的,因为其他甜味溶液也有镇痛效果,因此可以将这些效应更恰当地理解为"甜味"效应[36]。2013年发表的一篇关于非蔗糖甜味剂缓解新生儿疼痛的回顾性综述,涉及38项研究,有35项是研究葡萄糖的。其结果表明,20%~30%葡萄糖溶液具有镇痛作用。

　　自21世纪初以来,美国和加拿大儿科协会[38]以及澳大利亚皇家医师学院[39]都推荐在足底穿刺、注射和静脉置管等操作中使用蔗糖。2016年由美国儿科发布的新生儿疼痛的预防和管理新进展中指出,口服蔗糖或葡萄糖,单独或结合其他镇痛药方法可以有效地缓解新生儿轻中度疼痛[40]。该指南强调:当蔗糖或葡萄糖被用作疼痛管理策略时,其应该作为一种药物进行使用和跟踪。

12.6　葡萄糖

　　如上所述,口服葡萄糖也被证实可以有效地减少新生儿在短小操作的疼痛;30%的葡萄糖不仅能有效缓解足月儿足底穿刺[41]和静脉穿刺[42]的疼痛,而且能缓解早产儿皮下注射[43]的疼痛。Deshmukh和Udani在随机双盲对照试验中研究了口服不同浓度葡萄糖对早产儿静脉穿刺镇痛效果[44]。将60名婴儿在接受静脉穿刺前2分钟随机口服2 ml溶液(无菌水,10%的葡萄糖或25%的葡萄糖)。与对照组和10%的葡萄糖组相比,给予25%的葡萄糖的婴儿第一次哭的时间明显缩短。对心率、呼吸频率和氧饱和度没有显著影响,10%的葡萄糖组与无菌水组无显著性差异。口服三种液体对心率、呼吸频率和氧饱和度没有显著影响。10%的葡萄糖与无菌水无显著性差异。Eriksson和Finnström研究了反复口服葡萄糖是否会导致耐受[45]。他们发现足月儿连续口服3~5天30%葡萄糖,每次1 ml,每日3次,并未出现疗效改变。

有关蔗糖和葡萄糖镇痛效果的最初研究结果存在矛盾。在一项用行为疼痛评分评估疼痛的研究中,发现30%的葡萄糖和30%的蔗糖的镇痛效果等同[42];另一项研究显示,口服33%的葡萄糖或50%的蔗糖的新生儿,其足底穿刺时心率的变化相似[46]。然而,在另一项涉及113名健康足月新生儿的研究中,30%的蔗糖比10%和30%的葡萄糖溶液更能减少哭闹时间[47]。最近,一项双盲随机对照试验比较了口服25%的葡萄糖和口服24%的蔗糖对早产儿足底穿刺疼痛的影响,结果发现葡萄糖的镇痛效果和蔗糖相当[48]。因此,研究认为葡萄糖可作为蔗糖的替代品,用于降低健康足月儿和早产儿的操作性疼痛[37]。

蔗糖或葡萄糖同时与安抚奶嘴使用具有协同作用[42,49]。甜味剂联合奶嘴比单独使用任何一种都具有更强的镇痛效果[42,50]。

12.7　甜味剂的不良反应

2013年Cochrane查阅了16篇有关评估蔗糖不良反应的文献后发表了一篇综述[24],其中有6篇文献发现在婴儿身上出现轻微、短暂和自限性的不良反应。一项研究显示[51],参与研究的192名婴儿中,有6名出现了轻微的不良反应。一名刚出生的婴儿用奶嘴喝水时被呛到,但 10 秒内就稳定下来了。在随机分组干预研究中,3 名喝蔗糖组婴儿和 2 名喝水组婴儿出现氧饱和度下降,但都不需要药物干预即可恢复正常[51]。在一项关于葡萄糖和奶瓶对及早早产儿皮下注射镇痛效果的研究中,54 名新生儿中有 7 名在静脉注射期间出现氧饱和度短暂轻微下降(85%~88%)[43]。单纯 30% 的葡萄糖组出现 5 例,30% 的葡萄糖复合安抚奶嘴组出现 2 例,而安慰剂组 24 位新生儿均未出现。至于血糖方面,一项研究显示,接受蔗糖、安慰剂及出现将蔗糖溶液吐出的婴儿,其在研究期间监测的血糖水平没有显著差异[52]。Stevens 等发现,28 天内反复服用蔗糖的婴儿,其坏死性小肠结肠炎的发生率与对照组相比没有显著性差异[53]。

Johnston 等报道,低于 31 周胎龄婴儿重复给予蔗糖,较高剂量的蔗糖预示着较低的运动发育和活力评分,36 周胎龄时警觉性和方向感得分较低及 40 周胎龄时运动发育和活力得分较低[54]。由于这些结果的重要性,及样本量不足以显示安慰剂存在相同的关联性,所以需要被重复证实,这可能是观察的结果在方法上的解释。然而,Stevens 等报道,神经生物学不良预后(危险状态结局)在蔗糖复合奶嘴、水复合奶嘴或标准护理组间上无显著性差异[53]。

12.7.1　环境干预措施

所谓的环境干预是指减少新生儿重症监护室的环境压力,新生儿暴露在许多重复的有害刺激,包括强光、噪声、频繁的操作和重复的痛苦操作[12]。降低房间亮度和昼夜交替的条件可以减轻压力,促进增加睡眠、增加体重和建立昼夜节律[55,56]。这些研究结果表明,物理环境对早产儿以后的行为有直接或间接的影响,暴露于昼夜交替的环境有利于新生儿的发育。另一项研究也表明,降低光线强度、减少噪声、减少医护人员对患儿的操作会降低患儿病情严重程度(改善病情)[57]。

12.7.2　襁褓包裹、体位支持、触摸和体位

襁褓包裹是指婴儿被紧紧地裹在毯子里,以防止婴儿的四肢过

度活动[58]。体位支持是指看护者双手牢牢环抱婴儿的头部和下肢以保持其屈曲的姿势。婴儿可穿衣服,也可不穿衣服[58]。襁褓包裹已被证明可以减轻新生儿足底穿刺所引起的疼痛[59]。然而,这种作用非常有限。Fearon 等研究了 15 名早产儿对足底穿刺后襁褓包裹的反应[60]。发现 31 孕周或更大的新生儿使用襁褓包裹能显著减少其远期的行为障碍。2015 年发表的一篇 Cochrane 关于非药物干预措施降低婴儿操作性疼痛的报道,认为有极低质量的证据支持使用襁褓包裹/体位支持能够有效减少早产儿的疼痛反应(疼痛刺激 30 秒内)和即时疼痛调节(疼痛刺激 30 秒后)[58],并有极低质量的证据支持襁褓包裹/屈曲体位能有效降低足月儿的疼痛反应性[58]。

在抚摸/按摩相关的干预中,婴儿的身体被"抚摸",可以对某些疼痛性刺激提供反刺激反应[58]。关于触觉,上述 Cochrane 报道发现,触觉和按摩相关干预在改善早产儿疼痛反应性方面有效(低质量证据),但在即时疼痛调节方面无效(极低质量证据)[58]。低质量或极低质量的证据表明,触摸和按摩相关的干预措施并不能有效地减少足月新生儿的疼痛反应或即时疼痛调节。

Grunau 等研究了体位(俯卧或仰卧)对 32 周胎龄早产儿足底采血疼痛反应的影响[61]。足底穿刺的 38 名新生儿被分配到两种体位中的一种。作者得出的结论是,在足底穿刺或静脉采血等疼痛性侵入性操作时,俯卧位并不能提供良好环境舒适干预[61]。

12.7.3 非营养性吸吮

非营养性吸吮(NNS)的安抚作用已经在人类身上得到了充分的验证。Field 和 Goldson 认为,足月儿和早产儿在足底穿刺时,采用 NNS 可以减少哭泣[62]。1997 年,Shiao 等报道了 NNS 对心率和外周氧饱和度影响的荟萃分析[63]。他们鉴别了 4 项关于无刺激时 NNS 对心率影响的研究,3 项关于疼痛刺激时其对心率影响的研究,3 项关于其对经皮氧分压($tcPO_2$)影响的研究。在无疼痛刺激和疼痛刺激时,NNS 均显著降低心率($p = 0.002$ 和 $p = 0.000\ 1$),而 $tcPO_2$ 显著升高($p = 0.000\ 1$)。如同所有的荟萃分析,作者使用效应大小作为衡量组间存在差异的指标。当效应大小基于均值时,它对应于组间差异与标准差之比。无刺激的心率总加权效应值较小(0.17);然而,在疼痛刺激时心率和 $tcPO_2$ 的变化较大(1.05 和 0.69)。早产儿比足月婴儿和长时间 NNS 的婴儿受到更大的影响。

Stevens 等证明了 NNS 能有效缓解极低出生体重的婴儿足底采血操作的疼痛[64]。Corbo 等研究了 NNS 对 26~39 孕周新生儿足底采血的影响[65]。发现操作过程中,NNS 能减少哭闹时间和心率加快幅度,但对呼吸频率和 $tcPO_2$ 无影响。对于足月新生儿,其他研究也报道了吮吸奶嘴对足月新生儿足底穿刺[49,66]和静脉穿刺[42]时的镇痛作用。Blass 和 Watt 发现,普通奶嘴只有当吮吸速度超过 30 次/min 时才会产生镇痛效果[49]。Bellieni 等也证明 NNS 能有效减轻足月新生儿足底采血时的疼痛[66]。在他们的研究中,葡萄糖加吮吮(用1 根 1 ml 注射器的针头,针头没有插入婴儿的嘴里)比单独吮吮更有效。

最近,Cochrane 综述总结了目前有关 NNS 吮吮干预的证据[58]。该研究得出的结论是,吮吸并不能有效地减轻早产儿疼痛反应,但可以有效地调节即时疼痛。一项重要研究分析表明,疼痛刺激前 3 分钟以上开始吮吸能最大程度缓解疼痛。吮吸能有效调节足月新生儿疼痛反应和即时疼痛[58]。

Pinelli 等在 2002 年回顾了现有的文献,以寻找 NNS 对高危足月儿和早产儿的负面影响[67]。从这篇综述来看,虽然还没有专门研究过,但 NNS 对早产儿和高危足月儿并没有任何短期负面影响。目前还没有关于 NNS 对高危足月儿和早产儿的长期影响数据。

12.7.4　多感官刺激

多感官刺激(按摩、声音、眼神接触和香水气味)已被证明是一种有效的镇痛技术,可在短小操作中增强口服葡萄糖的镇痛效果[66]。该技术是由 Bellieni 发明,也称为"感官饱和"[66,68]。这一相互作用包括:

1. 让婴儿侧卧,腿和手臂弯曲,但可以自由活动。

2. 近距离观察婴儿的脸,以吸引他的注意力。

3. 同时按摩婴儿的脸部和背部。

4. 温柔而坚定地和婴儿说话。

5. 让婴儿在治疗师的手上闻到婴儿香水的香味。

将33%葡萄糖溶液用注射器(不带针头)注入婴儿舌头刺激其吮吸[66]。在一项对120名足月新生儿进行的随机研究中,作者们发现多感官刺激加葡萄糖比葡萄糖、吸吮或吸吮加葡萄糖更能有效地减轻足底采血的疼痛。结论是感觉饱和是一种有效的镇痛技术,增强口服葡萄糖的镇痛效果。

12.7.5 肌肤接触(袋鼠式护理)

Gray 等发现,母亲和新生儿之间 10~15 分钟的皮肤接触可以减少足月新生儿哭闹、痛苦和降低心率[69]。研究人员将 30 名行足底穿刺的新生儿随机分为两组,一组由母亲全程肌肤接触抱着,另一组不进行任何干预(襁褓中),足底采血过程,干预组哭泣减少 82%,痛苦表情减少 65%。

肌肤接触也大大降低了心率。Johnston 等评估了母婴肌肤接触(或"袋鼠式护理")对缓解 32~36 周胎龄早产儿足底采血疼痛反应的有效性[70]。他们采用了交叉设计,婴儿作为他们自己的对照。在袋鼠护理组中,婴儿在足底采血前与母亲皮肤接触 30 分钟,并在整个过程中保持接触。在控制条件下,新生儿在培养箱中处于俯卧位。条件的排序是随机的。所有的过程都被录了下来。研究助理事先不知道该研究的目的,他们把摄像机对准新生儿的脸拍摄视频并将视屏编码,观察者无法分辨新生儿是被抱着还是在保温箱里。心率和血氧饱和度由监护仪连续监测。疼痛根据录像带采用 PIPP 评分进行评估。袋鼠式护理组足底采血后前 90 秒的 PIPP 评分明显降低,比对照组少 2 分。

鉴于上述研究显示的肌肤接触的镇痛效果,以及重症监护室新生儿的父母希望自己能多照料婴儿,袋鼠式护理可能是促进家庭健康的有益策略。加拿大近期的一项研究表明,尽管护理人员对袋鼠的使用有积极的个人见解,并减少了对袋鼠使用的担忧,但他们并没有增加其在缓解操作性疼痛方面的使用[71]。使用 KC 作为操作性疼痛镇痛存在着各种障碍,进一步研究如何克服这些障碍是必要的。

12.7.6　母乳喂养镇痛

在操作整个过程中保持母乳喂养已被证明是一种有效的镇痛方法,可以缓解足月新生儿的操作性疼痛[72-76]。在一项研究中,与那些被包裹在摇篮里的婴儿相比,足底采血采血时由母亲抱着并进行母乳喂养的婴儿哭泣减少 91%,愁眉苦脸减少 84%[72]。在另一项研究中,Carbajal 等根据镇痛方式不同将 180 名接受静脉穿刺的足月新生儿随机分为四组[73]。第 1 组静脉穿刺时新生儿由母亲抱在怀里哺乳,第 2 组新生儿由母亲抱在怀中但未哺乳,第 3 组在静脉穿刺前 2 分钟给予安慰剂(无菌水)1 ml,并在穿刺前及整个过程中吸吮奶嘴,第 4 组在静脉穿刺前 1 分钟给予 30% 葡萄糖 1 ml,并在穿刺前及整个过程中吸吮奶嘴。静脉穿刺过程疼痛相关行为采用两种婴儿疼痛量表(DAN 量表和 PIPP 量表)进行评估。母乳喂养组和葡萄糖加奶嘴组的 DAN 和 PIPP 评分较其他两组显著下降。虽然母乳喂养组 DAN 疼痛评分低于葡萄糖加奶嘴组,但差异无统计学意义[73]。2005 年,Phillips 等在一项随机对照研究中比较了母乳喂养和母亲抱着使用奶嘴喂养的足月婴儿足底采血采血的镇痛效果[75]。96 例婴儿随机分为 3 组进行镇痛:① 母乳喂养;② 母亲抱着使用奶嘴喂养;③ 研究助理(非母亲)抱着使用奶嘴喂养。结果显示,母乳喂养比非母亲抱着使用奶嘴喂养镇痛效果佳。他们还得出结论,母亲抱着无论是母乳喂养还是使用奶嘴都比非母亲抱着使用奶嘴镇痛效果好。Shendurnikar 和 Ghandi 随机抽取了 100 名新生儿,其中一半在母乳喂养时足底采血,而另一半在被襁褓包裹并放在远离母亲的摇篮中行足底采血[74]。在母乳喂养组中,足底采血后 1 分钟、5 分钟和 15 分钟的疼痛评分明显降低。另外,两项研究评估了仅疼痛性操作前行母乳喂养的镇痛效果[77,78]。研究表明,操作过程中没有持续母乳喂养,则不会产生镇痛效果。近期 Cochrane 对 10 篇文献进行综述分析,证实了母乳喂养对操作性疼痛的镇痛作用[76]。

12.7.7　母乳

关于喂养母乳用于减少新生儿操作性疼痛的研究结论存在相互矛盾[41,79-83]。在这些研究中,1~2 ml 含有 7% 乳糖的母乳通过注射器[41,79-81,83]或特制的杯子[82]放入婴儿嘴里。足月新生儿给予 2 ml 母乳,仅一项研究给予 1 ml 母乳,其涉及早产儿和足月新生儿[41],Shah 等在综述中报告,母乳与安慰剂相比并不能有效地降低疼痛性操作过程 NIPS、NFCS 和 DAN 等经过验证和未经验证的疼痛评分[76]。因此,现有的证据并不支持单一使用母乳作为减轻操作性疼痛的干预手段。

12.7.8　音乐

自古以来,音乐就被用来增强幸福感,减少疼痛和痛苦[84]。音乐被定义为有意识地将旋律、节奏、和声、音色、形式和风格几种要素组合起来用于刺激听觉感官。相比之下,没有控制音量或因果关系的环境声音被认为是噪声[84]。音乐普遍存在于人类文化中,不同年龄、种族和民族背景的人都能听到音乐。音乐和音乐治疗可以直接或间接地使患者受益。音乐对生理、心理和社会情感具有直接影响。它还可能通过影响护理人员的态度和行为直接影响患者[84]。

Bo 和 Callaghan 研究了 NNS、音乐疗法（MT）、复合 NNS 和 MT（NNS+MT）与不干预对 NICUs 新生儿足底采血采血时心率、tcPO$_2$ 水平和疼痛行为的影响[85]。研究人员采用了一种组内、重复测量、平衡设计的方法。每项试验包括 3 个阶段的数据收集：足底采血前 1 分钟的基线值,足底采血过程的 5 分钟每分钟采集一次数据,足底采血后 8 分钟内每分钟采集一次数据。在 MT 干预期间,研究人员通过放置录音机在新生儿头部附近播放音量舒缓的孕妇宫内脉搏的音乐。在 MT+NNS 联合干预中,给予新生儿音乐和安抚奶嘴。作者发现,在 27 名 30~41 孕周的新生儿中,3 种安慰干预显著降低了新生儿的心率,改善了他们的 tcPO2 水平,并减少了他们的疼痛行为。NNS+MT 对新生儿 tcPO2 水平及疼痛行为影响最大,仅 MT 对新生儿心率影响最大。

Butt 和 Kisilevsky 在一项交叉研究中对 14 名 29~36 周胎龄早产儿足底采血后音乐对其生理和行为的影响进行了研究[86]。研究人员对婴儿进行了两种测试:一种是在听音乐的情况下;另一种是在不听音乐的情况下。每一种情况都记录 3 个阶段数据:基线、足底采血和恢复期。两组足底采血均引起应激反应(即加快心率、降低氧饱和度、增强觉醒状态、增加面部痛苦表情),大于 31 孕周的新生儿应激反应较强。与没听音乐的婴儿相比,有听音乐的婴儿在康复过程中,心率、行为状态和面部疼痛表情更快恢复到基线水平。作者得出结论,大于 31 孕周婴儿接受疼痛刺激后,音乐是一种有效的干预方法[86]。本研究的局限性包括样本量小和缺乏顺序效应检验(即有音乐和无音乐条件的顺序对结果的影响)。

Bergomi 等在 2014 年报道了一项使用莫扎特("奏鸣曲 K. 448")的音乐治疗和减轻 NICU 住院新生儿足底采血疼痛的随机对照试验[87]。35 名早产儿在 3 次足底采血期间随机接受 3 种干预措施(葡萄糖、音乐、标准护理),自身对照。与基线相比,对照组疼痛 PIPP 评分增加 3 分,葡萄糖组增加 1 分,音乐组增加 2 分($p = 0.008$)。他们得出结论,早产儿足底穿刺期间与标准护理相比,葡萄糖和音乐能有效安全地控制疼痛评分增加[87]。

尽管研究方法存在局限性,但已发表的研究结果表明,音乐有助于减轻新生儿的操作性疼痛。由于存在感官超负荷的风险,所以如果使用音乐干预,其播放时间不应超过 15 分钟[88]。

(张素晶　张龙新　译)

参考文献

[1] Stevens B, Anand KJ (2000) An overview of neonatal pain. In: Anand KJ,

Stevens B, McGrath P (eds) Pain in neonates. Elsevier Science B. V., Amsterdam, pp.1 - 7.

[2] Fitzgerald M (2000) Development of the peripheral and spinal pain system. In: Anand KJ, Stevens B, McGrath P (eds) Pain in neonates. Elsevier Science B.V., Amsterdam, pp.9 - 21.

[3] Carbajal R et al. (2008) Epidemiology and treatment of painful procedures in neonates in inten-sive care units. JAMA 300(1): 60 - 70.

[4] Simons SH (2003) Do we still hurt newborn babies? A prospective study of procedural pain and analgesia in neonates. Arch Pediatr Adolesc Med 157(11): 1058 - 1064.

[5] Barker DP, Rutter N (1995) Exposure to invasive procedures in neonatal intensive care unit admissions. Arch Dis Child Fetal Neonatal Ed 72(1): F47 - F48.

[6] Cruz MD, Fernandes AM, Oliveira CR (2016) Epidemiology of painful procedures performed in neonates: a systematic review of observational studies. Eur J Pain 20(4): 489 - 498.

[7] Vinall J (2014) Invasive procedures in preterm children: brain and cognitive development at school age. Pediatrics 133(3): 412 - 421.

[8] Grunau RE (2009) Neonatal pain, parenting stress and interaction, in relation to cognitive and motor development at 8 and 18 months in preterm infants. Pain 143(1 - 2): 138 - 146.

[9] Anand KJ, Palmer FB, Papanicolaou AC (2013) Repetitive neonatal pain and neurocognitive abilities in expreterm children. Pain 154(10): 1899 - 1901.

[10] Zwicker JG. (2013) Score for neonatal acute physiology-II and neonatal pain predict corticospinal tract development in premature newborns. Pediatr Neurol 48(2): 123 - 129. e1.

[11] Taddio A. (1997) Effect of neonatal circumcision on pain response during subsequent routine vaccination. Lancet 349(9052): 599 - 603.

[12] Stevens B, Gibbins S, Franck LS (2000) Treatment of pain in the neonatal intensive care unit. Pediatr Clin N Am 47(3): 633 - 650.

[13] Menon G, Anand KJ, McIntosh N (1998) Practical approach to analgesia and sedation in the neonatal intensive care unit. Semin Perinatol 22(5): 417 - 424.

[14] Harpin VA, Rutter N (1983) Making heel pricks less painful. Arch Dis Child 58(3): 226 - 228.

[15] McIntosh N, van Veen L, Brameyer H (1994) Alleviation of the pain of heel prick in preterm infants. Arch Dis Child Fetal Neonatal Ed 70(3): F177 - F181.

[16] Barker D, Latty B, Rutter N (1994) Heel blood sampling in preterm infants: which technique? Arch Dis Child Fetal Neonatal Ed 71: F206 - F208.

[17] Paes B (1993) A comparative study of heel-stick devices for infant blood collection. Am J Dis Child 147(3): 346 - 348.

[18] Barker DP (1996) Capillary blood sampling: should the heel be warmed? Arch Dis Child Fetal Neonatal Ed 74(2): F139 - F140.

[19] Larsson BA (1998) Venipuncture is more effective and less painful than heel lancing for blood tests in neonates. Pediatrics 101(5): 882 - 886.

[20] Shah VS (1997) Neonatal pain response to heel stick vs venepuncture for

routine blood sampling. Arch Dis Child Fetal Neonatal Ed 77 (2): F143 − F144.

[21] Shah VS, Ohlsson A (2011) Venepuncture versus heel lance for blood sampling in term neo-nates. Cochrane Database Syst Rev 10: CD001452.

[22] Blass EM, Hoffmeyer LB (1991) Sucrose as an analgesic for newborn infants. Pediatrics 87(2): 215 − 218.

[23] Harrison D, Beggs S, Stevens B (2012) Sucrose for procedural pain management in infants. Pediatrics 130(5): 918 − 925.

[24] Stevens B (2013) Sucrose for analgesia in newborn infants undergoing painful proce-dures. Cochrane Database Syst Rev 1: CD001069.

[25] Slater R (2010) Oral sucrose as an analgesic drug for procedural pain in newborn infants: a randomised controlled trial. Lancet 376 (9748): 1225 − 1232.

[26] Johnston CC (1999) Effect of repeated doses of sucrose during heel stick procedure in preterm neonates. Biol Neonate 75(3): 160 − 166.

[27] Stevens B (1997) The efficacy of sucrose for relieving procedural pain in neonates—a systematic review and meta-analysis. Acta Paediatr 86 (8): 837 − 842.

[28] Barr RG (1994) Effects of intra-oral sucrose on crying, mouthing and hand-mouth contact in newborn and six-week-old infants. Dev Med Child Neurol 36(7): 608 − 618.

[29] Allen KD, White DD, Walburn JN (1996) Sucrose as an analgesic agent for infants during immunization injections. Arch Pediatr Adolesc Med 150(3): 270 − 274.

[30] Barr RG (1995) " Sucrose analgesia " and diphtheria-tetanus-pertussis immunizations at 2 and 4 months. J Dev Behav Pediatr 16(4): 220 − 225.

[31] Rogers AJ (2006) A randomized, controlled trial of sucrose analgesia in infants younger than 90 days of age who require bladder catheterization in the pediatric emergency department. Acad Emerg Med 13(6): 617 − 622.

[32] Lewindon PJ, Harkness L, Lewindon N (1998) Randomised controlled trial of sucrose by mouth for the relief of infant crying after immunisation. Arch Dis Child 78(5): 453 − 456.

[33] Ramenghi LA (2002) Intraoral administration of sweet-tasting substances and infants' crying response to immunization: a randomized, placebo-controlled trial. Biol Neonate 81(3): 163 − 169.

[34] Schechter NL (2007) Pain reduction during pediatric immunizations: evidence-based review and recommendations. Pediatrics 119 (5): e1184 − e1198.

[35] Harrison D (2010) Efficacy of sweet solutions for analgesia in infants between 1 and 12 months of age: a systematic review. Arch Dis Child 95(6): 406 − 413.

[36] Barr RG (1999) The response of crying newborns to sucrose: is it a "sweetness" effect? Physiol Behav 66(3): 409 − 417.

[37] Bueno M (2013) A systematic review and meta-analyses of nonsucrose sweet solutions for pain relief in neonates. Pain Res Manag 18(3): 153 − 161.

[38] American Academy of Pediatrics. Canadian Paediatric Society (2000) Prevention and management of pain and stress in the neonate. American Academy of Pediatrics. Committee on Fetus and Newborn. Committee on

Drugs. Section on Anesthesiology. Section on Surgery. Canadian Paediatric Society. Fetus and Newborn Committee. Pediatrics 105(2): 454 – 461.

[39] Royal Australasian College of Physician. Paediatrics & Child Health Division (2005) Guideline statement: management of procedure-related pain in neonates. http://www.racp.edu.au [follow the links to Health Policy and Advocacy, the Paediatrics and Child Health].

[40] American Academy of Pediatrics (2016) Prevention and management of procedural pain in the neonate: an update. Pediatrics 137(2): 1 – 13.

[41] Skogsdal Y, Eriksson M, Schollin J (1997) Analgesia in newborns given oral glucose. Acta Paediatr 86(2): 217 – 220.

[42] Carbajal R (1999) Randomised trial of analgesic effects of sucrose, glucose, and pacifiers in term neonates. BMJ 319(7222): 1393 – 1397.

[43] Carbajal R (2002) Crossover trial of analgesic efficacy of glucose and pacifier in very preterm neonates during subcutaneous injections. Pediatrics 110 (2 Pt 1): 389 – 393.

[44] Deshmukh LS, Udani RH (2002) Analgesic effect of oral glucose in preterm infants during venipuncture—a double-blind, randomized, controlled trial. J Trop Pediatr 48(3): 138 – 141.

[45] Eriksson M, Finnstrom O (2004) Can daily repeated doses of orally administered glucose induce tolerance when given for neonatal pain relief? Acta Paediatr 93(2): 246 – 249.

[46] Guala A (2001) Glucose or sucrose as an analgesic for newborns: a randomised controlled blind trial. Minerva Pediatr 53(4): 271 – 274.

[47] Isik U (2000) Comparison of oral glucose and sucrose solutions on pain response in neonates. J Pain 1(4): 275 – 278.

[48] Kumari S, Datta V, Rehan H (2016) Comparison of the efficacy of oral 25% glucose with oral 24% sucrose for pain relief during heel lance in preterm neonates: a double blind randomized controlled trial. J Trop Pediatr 63(1): 30 – 35.

[49] Blass EM, Watt LB (1999) Suckling-and sucrose-induced analgesia in human newborns. Pain 83(3): 611 – 623.

[50] Stevens B, Yamada J, Ohlsson A (2004) Sucrose for analgesia in newborn infants undergoing painful procedures. Cochrane Database Syst Rev 3: CD001069.

[51] Gibbins S (2002) Efficacy and safety of sucrose for procedural pain relief in preterm and term neonates. Nurs Res 51(6): 375 – 382.

[52] Taddio A (2008) Effectiveness of sucrose analgesia in newborns undergoing painful medi-cal procedures. CMAJ 179(1): 37 – 43.

[53] Stevens B (2005) Consistent management of repeated procedural pain with sucrose in preterm neonates: is it effective and safe for repeated use over time? Clin J Pain 21(6): 543 – 548.

[54] Johnston CC (2002) Routine sucrose analgesia during the first week of life in neonates younger than 31 weeks' postconceptional age. Pediatrics 110(3): 523 – 528.

[55] Blackburn S, Patteson D (1991) Effects of cycled light on activity state and cardiorespiratory function in preterm infants. J Perinat Neonatal Nurs 4(4): 47 – 54.

[56] Mann NP (1986) Effect of night and day on preterm infants in a newborn

nursery: randomised trial. Br Med J (Clin Res Ed) 293(6557): 1265-1267.

[57] Stevens B (1996) Developmental versus conventional care: a comparison of clinical outcomes for very low birth weight infants. Can J Nurs Res 28(4): 97-113.

[58] Pillai Riddell RR (2015) Non-pharmacological management of infant and young child procedural pain. Cochrane Database Syst Rev 12: CD006275.

[59] Campos RG (1989) Soothing pain-elicited distress in infants with swaddling and pacifiers. Child Dev 60(4): 781-792.

[60] Fearon I (1997) Swaddling after heel lance: age-specific effects on behavioral recovery in preterm infants. J Dev Behav Pediatr 18(4): 222-232.

[61] Grunau RE (2004) Does prone or supine position influence pain responses in preterm infants at 32 weeks gestational age? Clin J Pain 20(2): 76-82.

[62] Field T, Goldson E (1984) Pacifying effects of nonnutritive sucking on term and preterm neonates during heelstick procedures. Pediatrics 74(6): 1012-1015.

[63] Shiao SY (1997) Meta-analysis of the effects of nonnutritive sucking on heart rate and peripheral oxygenation: research from the past 30 years. Issues Compr Pediatr Nurs 20(1): 11-24.

[64] Stevens B (1999) The efficacy of developmentally sensitive interventions and sucrose for relieving procedural pain in very low birth weight neonates. Nurs Res 48(1): 35-43.

[65] Corbo MG (2000) Nonnutritive sucking during heelstick procedures decreases behavioral distress in the newborn infant. Biol Neonate 77(3): 162-167.

[66] Bellieni CV (2002) Effect of multisensory stimulation on analgesia in term neonates: a randomized controlled trial. Pediatr Res 51(4): 460-463.

[67] Pinelli J, Symington A, Ciliska D (2002) Nonnutritive sucking in high-risk infants: benign intervention or legitimate therapy? J Obstet Gynecol Neonatal Nurs 31(5): 582-591.

[68] Bellieni CV (2001) Sensorial saturation: an effective analgesic tool for heel-prick in preterm infants: a prospective randomized trial. Biol Neonate 80(1): 15-18.

[69] Gray L, Watt L, Blass EM (2000) Skin-to-skin contact is analgesic in healthy newborns. Pediatrics 105(1): e14.

[70] Johnston CC (2003) Kangaroo care is effective in diminishing pain response in preterm neonates. Arch Pediatr Adolesc Med 157(11): 1084-1088.

[71] Benoit B (2016) Staff nurse utilization of kangaroo care as an intervention for procedural pain in preterm infants. Adv Neonatal Care 16(3): 229-238.

[72] Gray L (2002) Breastfeeding is analgesic in healthy newborns. Pediatrics 109(4): 590-593.

[73] Carbajal R (2003) Analgesic effect of breast feeding in term neonates: randomised controlled trial. Br Med J 326(7379): 13-15.

[74] Shendurnikar N, Gandhi K (2005) Analgesic effects of breastfeeding on heel lancing. Indian Pediatr 42(7): 730-732.

[75] Phillips RM, Chantry CJ, Gallagher MP (2005) Analgesic effects of breast-feeding or pacifier use with maternal holding in term infants. Ambul Pediatr 5(6): 359-364.

[76] Shah PS (2012) Breastfeeding or breast milk for procedural pain in neonates. Cochrane Database Syst Rev 12: CD004950.

[77] Bilgen H (2001) Comparison of sucrose, expressed breast milk, and breast-feeding on the neonatal response to heel prick. J Pain 2(5): 301－305.

[78] Gradin M, Finnstrom O, Schollin J (2004) Feeding and oral glucose—additive effects on pain reduction in newborns. Early Hum Dev 77(1－2): 57－65.

[79] Blass EM, Miller LW (2001) Effects of colostrum in newborn humans: dissociation between analgesic and cardiac effects. J Dev Behav Pediatr 22(6): 385－390.

[80] Bucher HU (2000) Artificial sweetener reduces nociceptive reaction in term newborn infants. Early Hum Dev 59(1): 51－60.

[81] Ors R (1999) Comparison of sucrose and human milk on pain response in newborns. Eur J Pediatr 158(1): 63－66.

[82] Upadhyay A (2004) Analgesic effect of expressed breast milk in procedural pain in term neonates: a randomized, placebo-controlled, double-blind trial. Acta Paediatr 93(4): 518－522.

[83] Uyan ZS (2005) Effect of foremilk and hindmilk on simple procedural pain in newborns. Pediatr Int 47(3): 252－257.

[84] Kemper KJ, Danhauer SC (2005) Music as therapy. South Med J 98(3): 282－288.

[85] Bo LK, Callaghan P (2000) Soothing pain-elicited distress in Chinese neonates. Pediatrics 105(4): E49.

[86] Butt ML, Kisilevsky BS (2000) Music modulates behaviour of premature infants following heel lance. Can J Nurs Res 31(4): 17－39.

[87] Bergomi P (2014) Nonpharmacological techniques to reduce pain in preterm infants who receive heel-lance procedure: a randomized controlled trial. Res Theory Nurs Pract 28(4): 335－348.

[88] Cignacco E (2007) The efficacy of nonpharmacological interventions in the management of procedural pain in preterm and term neonates. A systematic literature review. Eur J Pain 11(2): 139－152.

感觉饱和与 3Ts 规则

13

C. V. Bellieni、G. Buonocore

足底采血不可能是一种主动操作。患儿始终应是治疗的主体,即使他们很小而且没有语言自主权。永远不要劝阻其父母参加这些操作。有些例外是显而易见的,但是程序性治疗的主要规则是"让患者参与"[1-5]。

新生儿疼痛管理指南已经颁布[6-9],特别是与常规采用足底采血有关。为了避免全身和局部镇痛药的缺点[10-15],已经提出了非药物镇痛方法。这些包括非营养性吸吮[15]和在舌头上滴加葡萄糖或其他甜味液体[16,17];通常认为,葡萄糖通过预吸收机制[21]刺激 β-内啡肽[16,18-20]的分泌,产生镇痛作用[21]。然而,尽管使用减少痛觉的方法,但并不能消除疼痛[22-27]。

实际上,所有这些过程都远未达到完全止痛的目的,并且在患者及其父母允许的情况下,远没让患儿及其父母参与。

为此目的,笔者团队开发了一套非药物系统,对微创手术期间的新生儿进行镇痛[28,29]。它包括在疼痛的小手术过程中给予刺激(触觉、听觉、嗅觉和视觉)。这些刺激与传递到中枢神经系统的疼痛相竞争,因此,将其称为"感觉饱和"(又称"感官饱和"或"多重感官刺激")。已经证明,在没有口服糖镇痛作用下,这些刺激是无效的,但是当加入这些刺激时,它们会大大增强口服甜味溶液的镇痛作用。3Ts 规则再现这 3 种刺激:味觉(口服糖)、触摸(按摩)和谈话(与婴儿说话分散注意力)。当使用 3Ts 时婴儿凝视和有节奏地吸吮(图 13-1),这是急性疼痛操作过程的"完美时刻"。

所谓的门控理论能极大地解释这种效应[30],根据该理论,大脑不是伤害性输入信号的被动接收者,而是可以影响所接收的信息,决定它是否重要到足以记录。刺激感觉通道可防止伤害性神经冲动传

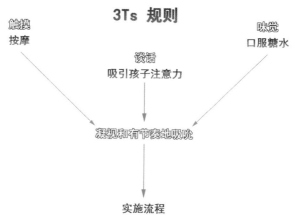

图 13 - 1　感觉饱和：实施流程

入[31-33]。笔者团队在 17 名早产儿中研究了该技术,他们在临床上有必要进行 5 次足底采血。为了确定最有效的镇痛方法,5 次采血中每次都使用不同的镇痛方法。使用不同方法的顺序是随机的。无镇痛(对照组)或吸吮,口服葡萄糖伴或不伴吸吮,采用感觉饱和进行镇痛。在操作过程中对患儿进行摄影。采用早产儿疼痛评分(Premature Infant Pain Profile, PIPP)评估疼痛,正是因为它是精确的,并考虑到胎龄、清醒、氧饱和度、心率和面部表情。没有口服葡萄糖,疼痛评分高,但仅口服葡萄糖则无镇痛作用。口服葡萄糖加吸吮显著降低疼痛评分。然而,随着感觉饱和,婴儿没有感觉疼痛。与对照组相比,口服葡萄糖加吮吸减轻了疼痛,但没有消除它。从文献中我们知道了这一点:婴儿吸吮糖溶液哭泣时间短了,但他们仍然哭得很频繁。1996 年,Abad 证明采血期间口服葡萄糖后,在 3 分钟的观察期间婴儿哭了 20 秒[22]。在 120 个足月婴儿中我们重复了研究,发现感觉饱和,在整个足底采血过程中,足月儿平均哭了 2.8 秒[28]。

　　笔者团队还研究了急性疼痛期间颅内压的增加以及是否采用感觉饱和进行修正。用眼科医师测量眼压的眼压计来测量颅内压。1982 年,为了评估颅内引流婴儿的颅内压,在前囟门处应用眼压计测量颅内压的可行性已得到验证[34]。笔者团队研究了 51 例早产儿,将其分为 3 组:第 1 组从颈外静脉采血;第 2 组行足底采血;第 3 组借助感觉饱和行足底采血[35]。在各种采样之前和期间测量了颅内压，看它增加了多少：感觉饱和几乎完全抵消了这种增加。在肌内注射的情况下，感觉饱和也是有效的[36]。

感觉饱和并不复杂：如果3Ts规则得到准确解释，学习它是很容易的。在URL上可以看到一些示例：http://www.euraibi.com。最近，研究表明5分钟训练能让母亲可以轻松地完成感觉饱和操作，与经验丰富的护士一样有效[37]。在已放松和分心的情况下，有节奏地吮吸的婴儿准备接受无痛的足底采血，这个情景是值得记住的。

如今，在许多国家，感觉饱和已写入国际指南[38,39]。

应用感觉饱和的主要含义是婴儿应该得到护理，即使在常规手术中也应是如此，在诊治婴儿时，其实"常规"这个词是用词不当的。谈话、给予糖溶液和按摩不应该是可选的：它们不仅可以抑制疼痛，而且也是一种人道和整体治疗婴儿的方式。

由于感觉饱和比口服糖溶液或吸吮更有效，它应该与其他已显示镇痛效果的方法（例如母乳喂养）一同实施：在疼痛期间，新生儿不仅仅需要药物或"好的技术流程"，更需要展现人性的陪伴、分散注意力和安慰（图13-2）。

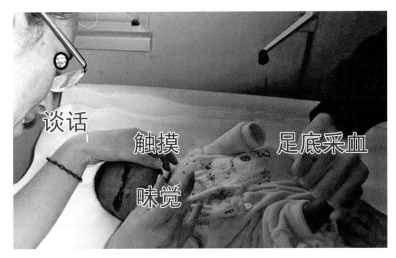

图13-2　实施感觉饱和

（郭海燕　卢国林　译）

参考文献

[1] Lisanti AJ, Cribben J, Connock EM, et al. (2016) Developmental care rounds: an interdisciplinary approach to support developmentally appropriate care of infants born with complex congenital heart disease. Clin Perinatol 43(1): 147－156.

[2] Spittle A, Orton J, Anderson PJ, et al. (2015) Early developmental intervention programmes provided post hospital discharge to prevent motor and cognitive impairment in preterm infants. Cochrane Database Syst Rev 11: CD005495.

[3] Montirosso R, Provenzi L (2015) Implications of epigenetics and stress regulation on research and developmental care of preterm infants. J Obstet Gynecol Neonatal Nurs 44(2): 174－182.

[4] Stevens BJ, Johnston CC (1994) Physiological responses of premature infants to a painful stimulus. Nurs Res 43: 226－231.

[5] Tsuji M, Saul P, du Plessis A, et al. (2000) Cerebral intravascular oxygenation correlates with mean arterial pressure in critically ill premature infants. Pediatrics 106: 625－632.

[6] Anonymous (2000) Prevention and management of pain and stress in the neonate. Pediatrics 105: 454－458.

[7] Spaeth JP, O'Hara IB, Kurth CD (1998) Anesthesia for the micropremie. Semin Perinatol 22: 390－401.

[8] Stevens B, Gibbins S, Franck LS (2000) Treatment of pain in the neonatal intensive care unit. Pediatr Clin North Am 47: 633－640.

[9] Carbajal R, Simon N (1995) Sédation et analgésie chez l'enfant. Arch Pédiatr 2: 1089－1096.

[10] Jacqz-Aigrain E, Burtin P (1996) Clinical pharmacokinetics of sedatives in neonates. Clin Pharmacokinet 31: 423－443.

[11] Levene M (1995) Pain relief and sedation during neonatal intensive care. Eur J Pediatr 54(Suppl 3): S22－S23.

[12] Law RMT, Halpern S, Martins RF, et al. (1996) Measurement of methemoglobin after EMLA analgesia for newborn circumcision. Biol Neonate 70: 213－217.

[13] Gourrier E, Karoubi P, El Hanache A, et al. (1995) Utilisation de la crème EMLA chez le nou-veau-né à terme et prématuré. Etude d'efficacité et de tolérance. Arch Pédiatr 2: 1041－1046.

[14] Lemmen RJ, Semmekrot BA (1996) Muscle rigidity causing life-threatening hypercapnia following fentanyl administration in a premature infant. Eur J Pediatr 155: 1067.

[15] Blass EM, Watt LB (1999) Suckling and sucrose induced analgesia in human newborns. Pain 83: 611－623.

[16] Blass EM, Fitzgerald E (1988) Milk-induced analgesia and comforting in 10－day-old rats: opioid mediation. Pharmacol Biochem Behav 29: 9－3.

[17] Blass EM (1997) Milk-induced hypoalgesia in human newborns. Pediatrics 99: 825－829.

[18] Balon-Perin S, Kolanowski J, Berbinschi A, et al. (1991) The effects of

glucose ingestion and fasting on plasma immunoreactive beta-endorphin, adrenocorticotropic hormone and cortisol in obese subjects. J Endocrinol Invest 14: 919－925.

[19] Tropeano G, Lucisano A, Liberale I, et al. (1994) Insulin, C-peptide, androgens and endorphin response to oral glucose in patients with polycystic ovary syndrome. J Clin Endocrinol Metab 78: 305－309.

[20] Shide DJ, Blass EEM (1989) Opioid-like effects in intraoral infusions of corn oil and polycose on stress reactions in 10－day-old rats. Behav Neurosi 103: 1168－1175.

[21] Ramenghi LA, Evans DJ, Levene MI (1999) ' Sucrose analgesia ': absorptive mechanism or taste perception? Arch Dis Child Fetal Neonatal Ed 80: F146－F147.

[22] Abad F, Diaz NM, Domenech E, et al. (1996) Oral sweet solution reduces pain-related behaviour in preterm infants. Acta Paediatr 85: 854－858.

[23] Bucher HU, Moser T, Von Siebental K, et al. (1995) Sucrose reduces pain reaction to heel lancing in preterm infants: a placebo-controlled, randomized and masked study. Pediatr Res 38: 332－335.

[24] Stevens B, Johnston C, Franck L, et al. (1999) The efficacy of developmentally sensitive interventions and sucrose for relieving procedural pain in very low birth weight neonates. Nurs Res 48: 35－43.

[25] Johnston CC, Stremler RL, Stevens BJ, et al. (1997) Effectiveness of oral sucrose and simulated rocking on pain response in preterm neonates. Pain 72: 193－199.

[26] McIntosh N, van Veen L, Brameyer H (1994) Alleviation of the pain of heel prick in preterm infants. Arch Dis Child 70: F177－F181.

[27] Ramenghi L, Wood CM, Griffith GC, et al. (1996) Reduction of pain response in premature infants using intraoral sucrose. Arch Dis Child 74: F126－F128.

[28] Bellieni CV, Bagnoli F, Perrone S, et al. (2002) Effect of multisensory stimulation on analgesia in term neonates: a randomised controlled trial. Pediatr Res 51: 460－463.

[29] Bellieni CV, Buonocore G, Nenci A, et al. (2001) Sensorial saturation: an effective analgesic tool for heel-prick in preterm infants: a prospective randomized trial. Biol Neonate 80: 15－18.

[30] Lindahl S (1997) Calming minds or killing pain in newborn infants? Acta Paediatr 86: 787－788.

[31] Melzack R, Wall PD (1965) Pain mechanisms: a new theory. Science 150: 971－979.

[32] Wall PD (1978) The gate control theory of pain mechanism. A re-examination and restate-ment. Brain 101: 1－18.

[33] Melzack R (1999) From the gate to the neuromatrix. Pain 6: S121－S126.

[34] Easa D, Tran A, Bingham W (1983) Noninvasive intracranial pressure measurement in the newborn. Am J Dis Child 137: 332－335.

[35] Bellieni CV, Burroni A, Perrone S, et al. (2003) Intracranial pressure during procedural pain. Biol Neonate 84: 202－205.

[36] Bellieni CV, Aloisi AM, Ceccarelli D, et al. (2013) Intramuscular injections in newborns: analgesic treatment and sex-linked response. J Matern Fetal Neonatal Med 26(4): 419－422.

[37] Bellieni CV, Cordelli DM, Marchi S, et al. (2007) Sensorial saturation for neonatal analgesia. Clin J Pain 23: 219 - 221.

[38] Bellieni CV, Tei M, Coccina F, et al. (2012) Sensorial saturation for infants' pain. J Matern Fetal Neonatal Med 25(Suppl 1): 79 - 81.

[39] Committee on Fetus and Newborn and Section on Anesthesiology and Pain Medicine (2016) Prevention and management of procedural pain in the neonate: an update. Pediatrics 137(2): 1 - 13.

镇痛药物在外科中的使用 **14**

A. M. Guadagni、L. Manganozzi

14.1 前言

当患者就诊时,疼痛是最常见的主诉。目前发育神经生理学的知识日新月异,新生儿疼痛管理应受到特别关注。新生儿是一个特殊群体,对他们来说,最佳疼痛缓解与药物不良反应之间的平衡显得非常重要。随着各种手术技术的进步和围术期监护的改善,越来越多的患病新生儿接受手术治疗,最佳围术期疼痛管理可以改善这些新生儿的临床疗效。对于手术的新生儿护理、临床决策,以及旨在最大限度地镇痛和减少不良反应的镇痛选择/给药过程,新生儿疼痛感知的神经生理学、次优疼痛缓解的远期影响,以及围术期新生儿急性疼痛管理中使用的各种药物和技术,都是至关重要的。

14.2 疼痛神经生物进展

直到 20 世纪 80 年代,人们还是认为新生儿无法感知疼痛,这种观念主要归因于神经系统的髓鞘化不完全[1]。现在的观点认为,一些神经纤维髓鞘化形成于子宫中,而其他神经纤维仅在出生后发生髓鞘化。此外,在任何年龄,传递疼痛刺激的神经纤维之间都存在无髓鞘纤维。众所周知,与长大后的情况相比,不完全髓鞘化的神经纤维减少但不消除疼痛刺激的传导速度,并且传导速度的下降被此类纤维的短长度所抵消。现已证实,在胚胎和胎儿发育期间,皮肤感觉感受器出现在妊娠 7 周(口腔周围区域)和妊娠 15 周(腹部)之间[2,3];伤害性刺激的脊髓反射弧出现于妊娠 8 周[4];背根神经节中伤害性神经元出现于妊娠 18 周[5]。丘脑和大脑皮质之间的神经纤维连接是在妊娠 20~22 周之间形成的[6],但是这些神经纤维真正开始延伸到大脑皮层是在妊娠 24 周[7]。从妊娠 24 周开始,通过髓鞘形成和相互突触联系,这些丘脑皮质纤维连接的数量和功能逐渐增加[8]。这种发育是由遗传因素和感觉刺激引起的[9]。因此,早期感知疼痛,特别是强烈和重复性疼痛,会导致有明显功能性变化的解剖学改变,例如痛觉过敏现象,在任何情况下都会加重病情或促使中枢神经系统发育得更精确,危及未来的痛苦感知、相关的行为以及对疼痛刺激的反应。接受动脉导管未闭结扎术的早产儿对麻醉下的手术会产生一系列的应激反应,芬太尼对这种反应的预防与改善术后转归相关[10]。在足月儿中,新生儿期行包皮环切术经历的疼痛会影响婴儿期接种疫苗的疼痛反应。未接受过包皮环切的婴儿疼痛反应低于接受局部麻醉行包皮环切术的婴儿,后者疼痛反应低于无镇痛行包皮环切术的患儿,提示生命早期的疼痛会产生持续的影响[11]。

14.3 术前访视

术前访视时应制订适当的疼痛管理计划,其中应包括详细病史(孕龄,出生时的重大事件如窒息、胎粪吸入、Apgar 评分及通气支持)和体格检查。应考虑以下几方面:患者目前的临床状况(水合状态、喂养耐受性),其他并存病,将要进行的外科手术特点以及术后治疗新生儿的场所。要与父母沟通这些信息,以尽量减少他们的焦虑。应避免不必要的实验室检查,以尽量减少有创操作相关性疼痛。不应延长超出指南规定的禁食时间,以避免引起不必要的不适。脚跟是优先选用的采血部位,因为此处采血疼痛较轻,只要情况允许应鼓励母亲给婴儿进行母乳喂养或者喂养蔗糖溶液。局部麻醉或单用吗啡不足以缓解疼痛。然而,在静脉/动脉穿刺以及给孕周超过 26 周的新生儿从外周置入中心导管期间,都可以使用局部麻醉药膏,单剂量使用是安全的。

14.4 新生儿疼痛评估

由于语言未发育的儿童无法表达,麻醉医师不得不依靠急性疼痛的行为和生理标志。各种可靠的疼痛测量可评估足月和早产儿的疼痛。疼痛的行为指标(例如哭闹、面部活动、肢体语言和复杂的行为反应)和疼痛的生理指标(例如心率、呼吸率、血压、氧饱和度、迷走神经张力、手掌出汗和血浆皮质醇或儿茶酚胺水平等方面的变化)可用于评估新生儿的疼痛,第 10 章已经对此讨论过。

14.5 术后疼痛管理

新生儿接受各种手术,从简单的疝气手术到胸腹大手术。镇痛方案也应根据手术创伤的严重程度而变化,并取决于术后管理婴儿的场所。

术后疼痛管理可选择范围从单纯镇痛药如对乙酰氨基酚到中枢神经轴索阻滞如骶管或硬膜外阻滞。然而,麻醉医师应该牢记新生儿并不是"小型儿童",存在诸多的解剖学和生理学独特性,在相当大的程度上会影响药物的药效学和药代动力学特征。

14.6 新生儿全身镇痛

14.6.1 扑热息痛

长期以来,人们认为扑热息痛是对儿科患者有效的镇痛药[13]。它对新生儿轻度至中度疼痛的有效性现已得到充分证实。对于轻度至中度疼痛,可通过口服或直肠给予对乙酰氨基酚;在重度疼痛的情况下,也可使用对乙酰氨基酚,因其具有阿片类药物节省效应,这种效应已被研究证实[14]。虽然新生儿对乙酰氨基酚的生物利用度直肠给药与口服几乎相当,但是许多因素影响其最终吸收,有时可能不稳定。对乙酰氨基酚可以其前体药丙帕他莫静脉内给药,即使在新生儿中也会非常快速地被血浆酯酶水解为对乙酰氨基酚。对乙酰氨基酚能抑制中枢神经系统中前列腺素(PG)合成,并且还能阻断外周缓激肽敏感的化学感受器内伤害性传入冲动的产生。对乙酰氨基酚还可以抑制 P 物质介导的痛觉过敏,并且减少与脊髓痛觉过敏有关的一氧化氮的产生[15]。新生儿吸收对乙酰氨基酚较慢,可能是由于胃排空缓慢和持续时间延长[16]。

新生儿代谢对乙酰氨基酚的肝酶系统发育尚不完全。早产儿血浆白蛋白浓度较低,导致游离对乙酰氨基酚的血浆浓度升高。早产儿体内总含水较高,细胞外液也更多,对乙酰氨基酚的分布容积可能更大[17]。然而,早产儿较高的分布容积作用甚微,不太可能影响负荷剂量。新生儿,特别是早产儿,对乙酰氨基酚的清除率较低。此外,多次给予对乙酰氨基酚应有较长的时间间隔(8~12 个小时),或者应降低日总剂量以防止其血浆浓度的逐渐攀升。对乙酰氨基酚血浆浓度达到 10~20 mg/L 时,能够产生解热和镇痛作用[13]。Allegaert 等提出的给药方案,使用最广泛,也是最近一篇综述所推荐的[18]。

在重复使用治疗剂量后,负责对对乙酰氨基酚代谢产生的中毒性中间体(N-乙酰基-对苯醌)进行解毒的谷胱甘肽储备可能会耗尽。对乙酰氨基酚的代谢活化是肝毒性的前提条件。新生儿可以产生这些潜在的肝毒性代谢物,但有人提出新生儿细胞色素 P450 活性较低[19],这可能解释了新生儿对扑热息痛肝毒性的抗性。然而,目前,在进一步进行药物动力学/药效学研究之前,给小于 32 孕周出生的早产儿静脉注射对乙酰氨基酚行 PCA 可能尚不合理[20]。

14.6.2　非甾体类抗炎药物

非甾体类抗炎药(NSAIDs)是一类具有解热、镇痛和抗炎作用的异质药物,它们通过抑制环氧合酶(COX)来减少 PG 生物合成,COX存在两种主要同型异构体(COX-1 和 COX-2)。由 COX-1 同工酶产生的 PG 保护胃黏膜,调节肾血流,并诱导血小板聚集。NSAIDs的抗炎作用主要通过抑制诱导型同型异构体 COX-2 来完成。

NSAID 是大龄儿童多模式镇痛的组成部分。围术期 NSAIDs 的使用能减少阿片类药物消耗和术后恶心呕吐[21]。然而,迄今为止,新生儿类似的大数据仍然缺乏。

与其他 NSAIDs 相比,布洛芬用于闭合新生儿动脉导管未闭更有效,且不良反应发生率更低。新生儿的布洛芬清除率降低,早产儿和足月新生儿的消除半衰期延长约 30 个小时。NSAIDs 是一组弱酸性、亲脂性和高蛋白质结合率(例如布洛芬为 98.7%)的药物。布洛芬可能会改变胆红素与白蛋白的结合,应避免在黄疸的早产儿中使用。必须谨慎对待新生儿的给药方案和间隔时间(例如每 12 个小时或 24 个小时使用量为 5 mg/kg),对肾功能不全和胃出血应提高警惕。

最近,酮咯酸成功应用于新生儿[22]。1 mg/kg 酮咯酸能有效镇痛,对肝肾或血液系统没有任何临床和生化不良反应[23]。静脉注射酮咯酸在患双心室循环经心胸外科手术后的 6 个月以下婴儿中的使用是安全的,但不会减少标准镇痛药的使用量[24]。然而,孕周不足 37 周的婴儿和出生的 21 天以内婴儿的出血事件风险显著增加,不应成为酮咯酸治疗的候选者[25]。在没有前瞻性随机对照试验前,目前不推荐在新生儿中常规使用 NSAIDs。

14.6.3 阿片类药物

阿片类药物是新生儿大手术后疼痛管理的主要手段。吗啡是术后最常用的阿片类药物,芬太尼的使用也越来越广泛。在镇痛剂量和可能引起呼吸抑制的剂量之间,阿片类药物的治疗窗口狭窄。阿片类药物活化脊髓或脊髓上的阿片受体,导致伤害性神经元中神经递质的释放减少,从而抑制神经元的上行疼痛通路并改变对疼痛的感知和反应,从而发挥镇痛作用[26]。阿片受体也存在于中枢神经系统之外的背根神经节和初级传入神经元的外周末梢[27]。

接受阿片类药物治疗的新生儿应该进行连续脉搏血氧饱和度监测,并且应该在可以快速干预气道的环境中进行管理,因为单独呼吸频率监测可能不足以预测即将发生的呼吸暂停[28]。

与阿片类药物在新生儿手术中的益处相反,最近的研究表明麻醉药和镇痛药对发育大脑具有潜在的神经毒性。对新生大鼠(出生后第1~7天)的研究发现,吗啡的远期不良反应包括成年大鼠运动迟缓和脑代谢减少[29]。阿片信号在体调节发育期大脑皮质中神经元和胶质样神经祖细胞的细胞周期进程[30]。体外研究显示,纳洛酮能够阻断吗啡暴露后人神经元和小胶质神经细胞发生凋亡,提示阿片受体机制[31]。吗啡给药对下丘脑核产生特异性不利影响包括垂体激素释放和甲状腺功能[32]。这些结果表明吗啡对新生儿的神经发生有害,但人体试验证据不足。一项队列研究将一组早产新生儿(孕龄小于34周)随机分配到三组:吗啡输注组、泮库溴铵组和吗啡+泮库溴铵组,进行机械通气。在5~6岁时评估所有组的智力、运动能力和行为。两组之间没有差异,表明吗啡对神经认知行为没有不利影响[33]。最近的另一项研究调查了胎龄小于32周的新生儿出生后头3天输注吗啡与安慰剂对5岁时智力、视觉运动整合、行为、慢性疼痛和与健康相关的生活质量的影响。尽管在生命最初28天内使用吗啡出现越来越多阴性结果的趋势,但在新生儿吗啡消耗量和智商测试的"视觉分析"子测试中较差的表现之间却存在统计学上的显著性差异[34]。值得注意的是,用于镇痛的中枢∂_2肾上腺素能受体激动剂右美托咪定可预防啮齿动物未成熟大脑的神经退行性细胞凋亡[35]。这表明在新生儿中减少阿片类药物的使用和使用镇痛佐剂如右美托咪定可以产生神经保护作用。现有研究描述了CV手术后和手术镇静使用右美托咪定,并在新生儿综合重症监护病房人群中评估其安全性和有效性。

低血压和心动过速是与右美托咪定相关的两个重要的临床不良反应。可能限制其在ICU血流不稳定患者中的应用。这些不良反应在新生儿患者中没有很好的描述,对于新生儿手术后的常规应用,还需进一步的研究。

14.6.4 芬太尼

芬太尼是一种选择性的μ受体激动剂,其效能几乎是吗啡的100

倍。由于芬太尼脂溶性高,其起效快速且可预测,持续时间短,血流动力学更稳定[37]。

对于血流动力学不稳定性的重症患者以及在吗啡输注期间出现组胺释放相关症状的患者,芬太尼可能是优选的镇痛剂[38]。

然而,芬太尼可能发生快速耐受[39,40]和胸壁僵硬[41]。芬太尼的所有代谢产物都是无活性的,少量芬太尼可在未代谢状态下经肾脏清除。在腹部大手术后,新生儿肝脏血流量减少(例如腹腔压力增加),芬太尼的清除率下降[42]。在出生时,芬太尼的清除尚未成熟,但此后急剧增加。足月新生儿芬太尼的清除率为 70 kg 标准成年人的 70%~80%,在出生后的前 2 周内达到成人水平[43]。业已证明,芬太尼可有效预防早产新生儿的手术应激反应并改善术后转归[44]。对于新生儿出生后短期镇痛,芬太尼可能优于吗啡[45]。芬太尼可以推注和或间歇给予 0.5~2.0 μg/ kg 或 0.5~2.0 μg/(kg·h)持续输注[46]。

14.6.5　吗啡

吗啡是阿片类药物的金标准,其他所有阿片类药物要与它进行比较,它也是新生儿中研究最彻底的阿片类药物。吗啡是水溶性的,与其他阿片类药物相比,它在脂质中的溶解性较差。虽然吗啡也能作用于 k 阿片受体亚型[47],但其主要是激活 μ 受体产生镇痛作用。吗啡能够减轻术后疼痛[48],降低行为与激素反应[49],改善机械通气同步性[50],也可减轻手术急性疼痛[51]。吗啡在肝脏中被尿苷二磷酸-葡萄糖醛酸转移酶 2B7(UGT2B7)代谢成吗啡-3-葡糖苷酸(M3G)和吗啡-6-葡糖苷酸(M6G)[52]。研究已证实,M3G 镇痛效力比吗啡更强并且会发生呼吸抑制。M3G 拮抗吗啡抗伤害性效应和呼吸抑制,M6G 促进吗啡耐受。虽然 UGT2B7 主要存在于肝脏中,但它也存在于肠道和肾脏中。吗啡用于术后镇痛的临床试验显示,吗啡血浆水平的个体差异较大,其需求量范围很广[53]。然而,新生儿尤其是出生 7 天以内的新生儿[49],吗啡需求量明显减少,与年长的儿童相比,他们的吗啡、M3G 和 M6G 的血浆浓度显著增高,并且 M6G/吗啡比例显著降低[54]。此外,在机械通气期间,吗啡代谢可能会延迟[49]。

吗啡可用于术后连续输注或间歇性推注[55,56]。然而,任何一种方法的相对安全性和有效性都存在争议。在新生儿重症监护病房中使用吗啡治疗术后疼痛并非没有不良结局。在自主呼吸的新生儿中,显然呼吸抑制就是最重要的不良反应[57],但外科大手术后大多数新生儿都有机械通气。在吗啡血浆浓度达到 15 ng/ml 时,可能出现呼吸抑制。当通过二氧化碳(CO_2)反应曲线或测量动脉氧分压时,在 2~570 日龄儿童中相同吗啡血浆浓度也可获得相似的结果[58]。

在机械通气的新生儿中,重要的不良反应是低血压[59]、通气需求延长、尿潴留、胃肠(GI)运动减少和坏死性小肠结肠炎的风险[60]及某些动物研究资料揭示的远期神经行为学异常。有时,吗啡可能无法为短暂的疼痛性操作提供足够的镇痛[61]。然而,连续输注吗啡不会增加通气治疗的早产儿对早期不良神经事件的易感性,除非新生儿在吗啡治疗前存在低血压或接受吗啡输注剂量高于 10 μg/(kg·h)[62]。在早产儿中应谨慎使用静脉推注吗啡。不推荐常规输注吗啡作为已行通气支持早产儿的标准治疗,它不能改善神经系统结局[63]。也不推荐在通气支持的新生儿中常规输注吗啡[64]。然而,除了口服喂养延迟外,死亡率、机械通气持续时间、近远期神经行为异常没有任何差异。阿片类药物治疗新生儿疼痛争论的焦点是其不良反应的不确定性[65]。

关于新生儿阿片类药物使用的远期影响,动物研究没有提供足够的见解,人类研究的数据甚至更为稀少。2009 年,一项[66]评估了手术累积疼痛和吗啡暴露对后续生长发育影响的研究发现,静脉注射吗啡总量越大,8 个月时运动发育越差,而与 18 个月矫正实际年龄运动发育无关。最近,一项先导研究[67]显示,手术疼痛早产儿接受吗啡镇痛可能与生长发育迟缓有关。相反地,2005 年 Grunau 等[68]发现早产儿重复暴露于新生儿期手术疼痛与下丘脑-垂体-肾上腺轴的下调相关,而这无法被吗啡抵消。最近,另一项前瞻性观察研究[69]发现,在生理不成熟期间重复暴露于手术疼痛似乎会影响早产儿出生后的生长发育。

14.6.6 曲马多

新生儿和婴儿全身使用曲马多是有限的,因为缺乏年幼婴儿的佐证数据。它主要通过 CYP2D6 代谢成 O-去甲基曲马多(M1)。活性 M1 代谢物的 μ 阿片受体亲和力约为曲马多的 200 倍。早产儿的曲马多清除率降低,但在纠正胎龄 44 周后迅速达到成熟儿的 84%。在纠正胎龄 25 周时以 0.09 mg/(kg·h)输注盐酸曲马多,在 30 周时输注速度为 0.14 mg/(kg·h),在 40 周时输注速度为 0.18 mg/(kg·h),可以达到推注盐酸曲马多 1 mg/kg 后 300 μg/L 的目标浓度[70]。CYP2D6 多态性对曲马多的药代动力学、代谢和药效学变异性的影响仍有待确定。值得注意的是,目前曲马多的许可使用年龄是 12 岁,除非与疼痛部门讨论,否则不提倡用于 1 岁以内的儿童。

14.6.7 可待因

可待因是吗啡的口服前药,常用于新生儿剂量为 0.5 mg/(kg·6h),但绝大部分新生儿不能将可待因代谢为其活性代谢产物吗啡[71]。相反,极少部分新生儿有超快速代谢酶(CYP2D6),这可能增加吗啡产量和不良反应。

对扁桃体切除术后年长儿童服用可待因的呼吸抑制和死亡的担忧,导致可待因的使用量减少[72],并且将扁桃体切除术后患儿许可使用可待因的年龄更改为 12~18 岁。因此,不主张将可待因用于新生儿。

非通气新生儿疼痛管理中最常用镇痛药总结在表 14-1。

表 14-1 非通气新生儿疼痛管理中最常用镇痛药

药物	途径	孕龄剂量			间隔/最大剂量
扑热息痛	口服/灌肠	28~32 周	负荷量	15 mg/kg	12 h[30 mg/(kg·d)]
			维持量	15 mg/kg	
		32~53 周	负荷量	口服 20 mg/kg 灌肠 30 mg/kg	8 h[60 mg/(kg·d)]
			维持量	20 mg/kg	
	静脉注射	<10 kg 或 1 年		7.5 mg/kg	8 h[30 mg/(kg·d)]

(续表)

药物	途径	孕龄剂量		间隔/最大剂量
布洛芬	口服	40~44周	5 mg/kg	12~24 h
吗啡	静脉注射	足44周	0.025~0.05 mg/(kg·h)	持续给药24~48 h

14.7 局部镇痛技术

14.7.1 局部镇痛药膏

局部麻醉药膏可减少静脉穿刺引起的急性疼痛,减轻对包皮环切术的生理反应。EMLA(丙胺卡因和利多卡因的低共熔混合物)可导致高铁血红蛋白血症(由于表皮薄而增加皮肤吸收和对丙胺卡因具有更高敏感性的胎儿血红蛋白增多)和血管收缩,而AMETOP(丁卡因凝胶)不会引起血管收缩并且效果持续更久。

14.7.2 局部麻醉药浸润、外周神经阻滞和中枢神经阻滞

局部麻醉药浸润、周围神经阻滞和中枢神经阻滞在新生儿急性术后疼痛或手术治疗中具有重要作用。术中伤害性阻滞可以减少麻醉药需求和术后麻醉药残余效应,可以避免或减少术后镇痛对阿片类药物的需求,减少呼吸抑制和过度镇静的风险。硬膜外镇痛可能会增加新生儿的风险,特别是对每年硬膜外麻醉少于200次的机构来说。然而,大规模审计已经表明,中枢阻滞和外周局部麻醉技术的安全性是令人印象深刻的[73]。常见的神经阻滞是用于包皮环切术的阴茎阻滞,用于疝气修补术的髂腹股沟/髂腹下神经阻滞,以及用于胸腔引流术的肋间阻滞。单次尾侧硬膜外阻滞对于脐以下手术非常有效,可以缓解疼痛6~8小时。新生儿尾侧硬膜外阻滞不推荐使用,如可乐定、氯胺酮或阿片类药物等局部麻醉剂溶液的添加剂。对于连续硬膜外输注,由于酰胺局部麻醉剂的肝清除率降低,新生儿局部麻

醉毒性的风险增加,其输液率应该是年长儿的一半。在许多中心,左旋布比卡因或罗哌卡因取代了布比卡因,因为这些药物在过量或血管内注射后产生心血管抑制和惊厥发作的可能性较低。硬膜外阻滞最重要先决条件是硬膜外导管尖端应位于外科手术皮区中心对应的脊柱内水平。在临床上,尾部硬膜外推注 3 mg/kg 罗哌卡因或连续硬膜外输注 0.2 mg/(kg·h) 和 0.4 mg/(kg·h) 罗哌卡因是有效的,并且不会导致血药浓度过高[74]。结果发现,儿童输注左旋布比卡因速度超过 0.5 mg/(kg·h) 时会产生全身毒性[75]。最近,一篇综述建议最大推注剂量为 1.5~2.0 mg/kg,随之以 0.2 mg/(kg·h) 速率输注。此外,当有明显益处时,持续输注应超过 48 小时[74]。

14.7.3　区域麻醉/镇痛

尽管单次蛛网膜下腔阻滞(SAB)是成人常用的区域性技术,通常产生即刻术后镇痛,但由于 SAB 在新生儿中作用持续时间有限,所以很少用于新生儿术后镇痛。

14.8　新生儿硬膜外镇痛:风险与收益

硬膜外镇痛作为一种大手术后缓解疼痛的主要方式被进行研究。只有一项随机对照试验(RCT)[76]直接比较了新生儿大手术后硬膜外镇痛与全身使用阿片类药物的安全性和有效性。研究者报道,接受硬膜外镇痛的新生儿肠功能恢复较快,肺炎发病率较低。在一项小型 RCT[77]中,比较了腰硬联合麻醉与全身麻醉对接受胃肠外科手术的新生儿的益处。研究发现,术后期间区域麻醉组肺部并发症更少见和心血管更稳定。Somri 等[78]报道,当小儿麻醉医师谨慎使用腰硬联合麻醉时,在高危新生儿和接受上消化道手术的婴儿中可有效替代全身麻醉。在新生儿腹部大手术中使用腰/胸硬膜外镇痛有以下优势:较低并发症发生风险,减少术中肌肉松弛剂和阿片类镇痛药使用量以及术后通气支持需求[79]。此外,在接受大手术的小婴儿(1 400~4 300 g)中使用连续硬膜外镇痛是安全的[80]。即使在患有先天性心脏病的新生儿中,也未发现椎管内阻滞与低血压或血流动力学不稳定有关[81]。

局部镇痛也可能有呼吸兴奋作用[82],并且和减少机械通气需求相关。与全身阿片类药物相比,区域麻醉可以更有效地缓解手术应激反应,并且不产生阿片类药物免疫抑制作用[83,84]。新生儿中枢神经阻滞要考虑的最重要因素是发育期脊髓发生意外伤害的安全性和可能性。有研究报道了新生儿发生包括神经损伤在内的严重并发症的病例[85],因此,只有经验丰富的儿科麻醉医师才能对新生儿实施中枢神经阻滞。

硬膜外置管:经尾部路径置入胸段硬膜外导管

虽然已有文献描述了新生儿胸段硬膜外置管[86],但目前尚不提倡常规使用。然而,新生儿和幼儿硬膜外脂肪的相对流动性允许从尾部或腰部入路(L3-L4间隙)置入胸段硬膜外导管并推进。有文献[87]描述了18-G硬膜外导管成功置入胸段硬膜外腔的案例。较粗的导管更容易推进,但神经损伤的可能性也更高[88,89]。确认硬膜外导管位置有多种方法,包括X线[90]、心电图[91]、超声检查[92],甚至经食道超声心动图[93]。腰椎硬膜外入路在新生儿中是次优选择[94],在腰椎硬膜外阻滞期间由于脊柱内血肿引起的截瘫,也有报道[95]。因为新生儿脊柱的骨化能力减少,脊髓结构能更好地可视化[96],所以超声对新生儿特别有用。

14.9 最常见的新生儿外科手术

14.9.1 气管食管瘘/食管闭锁

气管食道闭锁/食道闭锁(TEF/EA)是一种相对常见的先天性畸形,活产发生率为1:3 000~4 500[97]。通常TEF有5种类型(A~E),C型最常见。当抽吸导管不能从口到胃时,通常在产房即可诊断。患有TEF的婴儿,其中20%~30%是早产儿,并且先天性心脏病和其他畸形的发病率较高。静脉注射、气管插管和 TEF 修复的麻醉可以通过静脉麻醉药、吸入麻醉药或静吸复合额外使用局部麻醉药和阿片类药物来诱导。芬太尼可以在术中使用,也可以连续输注用于术后镇痛。对乙酰氨基酚可以直肠或静脉注射用于术后镇痛。经骶尾部置入导管可推进到 $T_6 \sim T_7$,是全身麻醉(异氟醚/七氟醚/地氟醚/空气/氧气)良好补充,不使用阿片类药物也能提供优良的术后镇痛,促进早拔管。新生儿的局部麻醉药清除率降低[98],应减少局部麻醉药的最大使用剂量,并且术后最长输注持续时间在 48 小时内[99]。可以考虑局部浸润、肋间神经阻滞、椎旁阻滞或胸腔内输注局部麻醉药[97]。

14.9.2 脐膨出/腹裂

脐膨出和腹裂看起来相似,但由于腹壁缺陷而不同。活产儿脐膨出的发生率为 1∶6 000,而腹裂的发生率为 1∶15 000[100]。脐膨出时腹白线缺陷,并合并其他畸形,而腹裂则没有。在术前、术中和术后,这两种病都需要进行大量液体复苏。由于腹内压升高和膈膨升会降低呼吸顺应性和并导致拔管困难[101],麻醉维持采用吸入麻醉药复合芬太尼。应避免使用氧化亚氮。保持体温至关重要。持续硬膜外输注可产生镇痛和运动阻滞,无呼吸抑制,可减少术后通气[102]。

14.9.3 幽门狭窄

活产儿幽门狭窄(PS)的发病率为 3∶1 000[102]。症状在出生后第 2~6 周最为明显。新生儿有严重的非胆汁性呕吐伴低氯血症脱水。术前应检查电解质、纠正血容量不足和碱中毒。避免使用氧化亚氮。麻醉维持使用瑞芬太尼复合吸入麻醉药[101]。局部浸润技术也可以用于手术操作[102]。术后伤口浸润、对乙酰氨基酚和酮咯酸直肠灌肠非常有用[101]。清醒插管更安全。

14.9.4 坏死性小肠结肠炎/肠梗阻

坏死性小肠结肠炎(NEC)主要见于早产儿[早产(少于 32 周)和

低出生体重（低于 2 kg）〕儿,而肠梗阻在出生后第 2~6 周出现,发病率为 1∶2 000[102]。NEC 是由于低心输出量、感染等引起肠缺血和低血压而导致的,而肠梗阻是由先天性畸形引起的,如十二指肠／jejuna闭锁、Ladd 带、肠扭转等。这些急症与腹胀、低血压、凝血功能障碍、败血症、脱水和电解质紊乱具有相同的临床表现[101]。

氯胺酮 4 mg／（kg·h）与芬太尼 10~30 μg／kg 和肌肉松弛剂可以使用[102]。谨慎使用吸入麻醉药,避免使用氧化亚氮。由于 NEC存在败血症和凝血障碍,避免使用浅全身麻醉和硬膜外镇痛。然而,在肠梗阻中可考虑使用这两种方法,以避免术后通气。

术后管理包括精细液体管理、使用正性肌力药物和呼吸机支持以及使用抗生素。有时在新生儿重症监护病房经皮置入腹腔引流管时需要进行静脉镇痛和镇静[101]。

14.9.5　先天性膈疝

活产儿先天性膈疝（CDH）的发病率为 1∶2 500[100]。腹腔内脏突出到胸腔,导致肺发育不全,这是由于发育中的肺部受到突出的内脏压迫。为了改善通气,高频通气、体外膜肺氧合（ECMO）、氧化亚氮和肺血管扩张剂是可以使用的,但氧化亚氮是有争议的[103]。在到达手术室之前,新生儿通常在清醒时或经快速序贯诱导后插管。可以给予镇痛。避免高压力面罩通气。可以使用硫喷妥钠和芬太尼。避免缺氧、酸中毒和体温过低。异氟醚可以通过 ECMO 回路给药。药物也可以直接或经 ECMO 回路给予患者。使用 ECMO 的患儿必须肝素化[104]。

14.9.6　新生儿包皮环切术

在生命的最初几个小时或几天内,许多新生儿包皮环切术在清醒中进行,这反映在文献中,因为研究通常评估术中疼痛。然而,对于新生儿包皮环切术而言,没有一种技术能够可靠地减轻清醒患儿的疼痛,这是临床一大挑战。新生儿包皮环切术应考虑全身麻醉。多模式镇痛方法应包括在手术时与蔗糖和扑热息痛组合的局部麻醉技术。新生儿包皮环切术的术后疼痛尚未得到很好的研究,现有的研究都只评估清醒新生儿手术过程中的疼痛。有研究表明,只有在出生后的第一周内才能在清醒的新生儿中进行手术,因为随着新生儿年龄的增加,手术过程中的疼痛评分会增加到令人不可接受的水平[105]。对于所有研究的技术,都存在显著的失败率[106,107]。使用局麻药镇痛优于安慰剂或简单镇痛药和蔗糖[106]。背侧神经阻滞优于皮下环阻滞或局部麻醉(骶尾硬膜外镇痛尚未研究),这与较低的皮质醇水平相关,但是依赖于操作者水平,且并不总是可靠。局部麻醉药的效果非常依赖于应用技术和允许的时间[12,108]。与另一种技术相比,一种技术并发症的发生率未见增加。手术时间以及术中疼痛的持续时间取决于使用能加快手术的"Mogen 钳"外科技术[106]。

14.10 新生儿戒断综合征(NAS)

新生儿戒断综合征(NAS)是一种临床诊断,是长期使用阿片类药物突然停用导致的后果。阿片类药物戒断是一种复杂的生物现象。即使在成人中,这个过程的细胞和分子机制也知之甚少。由于神经发育不成熟和神经系统受损,新生儿阿片类药物戒断的病理生理学更为复杂。阿片类药物主要通过阿片受体起作用(G 蛋白耦联受体 μ、受体 κ 和受体 δ),广泛分布于中枢神经系统,也位于周围神经系统、胃肠系统及其他各个系统[109]。新生儿 μ 受体的密度和亲和力与成人一样,然而,未有证据显示新生儿大脑中 κ 受体和 δ 受体以及其他受体的类似发育[110]。在阿片类药物慢性刺激状态下缺乏阿片类药物会提高阿片受体的活性,进而激活腺苷酸环化酶活性和导致细胞内离子失衡。最终,通过一系列酶激活级联反应产生更多各种神经递质[111]。阿片类药物戒断中最重要的作用中心是脑桥蓝斑。这是大脑的主要去甲肾上腺素核,对阿片类药物的状态极为敏感[112]。缺乏阿片类药物导致产生更多去甲肾上腺素[113],这是 NAS 常见症状的原因。中脑腹侧被盖区是多巴胺的储存中心,在阿片类药物戒断期间减少多巴胺的释放[114,115]。阿片类药物戒断也会使中缝背核中

5-羟色胺的表达下降[116,117],导致阿片类药物戒断的新生儿睡眠不安。阿片类药物的缺失还会影响自主神经系统和周围神经系统以及胃肠系统的功能,增加戒断期间多种神经递质如乙酰胆碱[118]。阿片类药物戒断可能会激活下丘脑-垂体-肾上腺皮质轴,导致促肾上腺皮质激素释放增加[119]。此外,阿片类药物戒断可能与痛觉过敏有关[120]。

发作时,NAS症状通常包括震颤、烦躁、过度哭泣和腹泻。偶尔也见癫痫发作。中枢神经系统的症状通常为首发症状,包括烦躁、抖动、震颤和过度哭泣。超敏感性是这种综合征的标志,可导致易激惹、入睡困难和无法安慰的哭泣。震颤、夸张的莫罗反射、高血压和肌阵挛更为常见。这些与癫痫发作相类似,可能需要脑电图进行确认。2%~11%的NAS新生儿可见癫痫发作,这是NAS严重表现,应立即治疗[121]。由于自主神经系统的失调和不稳定,导致这些NAS新生儿的心率、呼吸频率、肌张力和对刺激的其他生理反应受损[122]。其他自主神经系统症状包括体温不稳定、出汗、打喷嚏和斑点。呼吸急促、流鼻涕和鼻窦炎可能被误解为新生儿的呼吸窘迫。发热虽然很少高于39℃,但可能导致误诊为脓毒症。喂养困难、多动、反流、呕吐和腹泻可能导致这些婴儿体重增加不佳,严重腹泻可导致脱水和电解质紊乱。继发于过度稀便的肛周皮肤脱落进一步增加了烦躁和易激惹。同样,面部和身体皮肤脱落未得到护理也可能会增加烦躁和易激惹,这是继发于运动过度。人们普遍认识到NAS的婴儿摄入过多,每千克体重每日需要摄入超过627.6 kJ(150 kcal)的热量[123]。

管理

临床医师可使用许多评分系统评估NAS的严重程度,但没有一个评分系统是完美的,所有系统都严重依赖于观察者变异性。目前,改良的Finnegan评分仍然是最常用的工具[124]。量化NAS的严重程度有助于判定是否以及何时需要药物干预。评分还有助于监测、调整和终止治疗[125]。当婴儿清醒时,应在喂食后间隔3~4个小时进行评分。分数应代表婴儿在评估时和评估前一时间内的状态。这些评分系统通常可用于足月新生儿,但不适用于早产儿。如果过快停止阿片类药物治疗后,Finnegan 评分≥8,临床医师必须恢复最后一次使用阿片类药物的剂量并逐渐加量。在婴儿 48 小时的稳定期之后,可能会逐渐减少药量。用于管理 NAS 的药物补充算法如图 14-1所示。

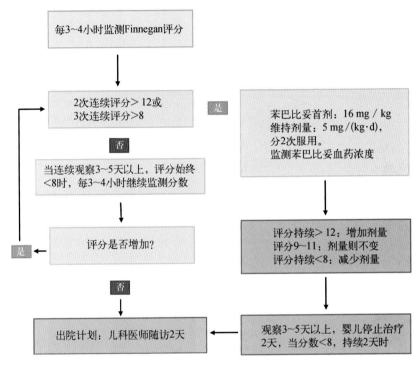

图 14-1　新生儿戒断综合征管理计划

吗啡是最受青睐的药物[124]。吗啡可降低癫痫发作的发生率,改善喂养,消除腹泻,减少躁动,并可控制严重症状[126]。然而,吗啡治疗也延长了住院时间。因为吗啡的半衰期很短,所以必须每 3~4 个小时用药 1 次。当吗啡用到最大剂量仍达不到最佳药效时,可考虑使用其他的药物。

苯巴比妥是治疗 NAS 的另一种药物选择[127]。它可用作阿片类药物 NAS 的单一治疗药物,但更常见的用法是苯巴比妥更常用作吗啡或美沙酮的佐剂[125,128]。苯巴比妥既不能预防戒断所致的癫痫发作也不能改善胃肠道症状。美沙酮也用于治疗 NAS。美沙酮每日只能给药2次,但是,由于美沙酮的半衰期很长,因此可能很难调整美沙酮的剂量。也可以根据严重程度评分来增加或减少美沙酮剂量。美沙酮与其他药物如苯巴比妥一起使用时必须谨慎[129]。

丁丙诺啡是治疗NAS的新选择,必须舌下给药,然而,目前缺乏大规模的研究支持可以使用丁丙诺啡[130]。

可乐定是一种中枢∂-肾上腺素能受体激动剂,尽管理论上存在低血压和心动过缓的风险,需要禁止增加其剂量,但已在研究将它作为单一替代疗法或辅助疗法的可能性。目前没有大规模的研究证明可乐定对NAS有效[131]。可以监测可乐定和苯巴比妥水平,这两种药物都有利于减少疗程以及减少使用更高剂量的吗啡或甲基苯丙胺[132]。

(李海燕　卢国林　译)

参考文献

[1] Anand KJ, Hickey PR (1987) Pain and its effects in the human neonate and fetus. N Engl J Med 317(21): 1321 - 1329. doi: 10.1056/NEJM198711193172105.

[2] Humphrey T (1969) The relation between human fetal mouth opening reflexes and closure of the palate. Am J Anat 125(3): 317 - 344. doi: 10.1002/aja.1001250305.

[3] Valman HB, Pearson JF (1980) What the fetus feels. Br Med J 280(6209): 233 - 234.

[4] Okado N (1981) Onset of synapse formation in the human spinal cord. J Comp Neurol 201(2): 211 - 219. doi: 10.1002/cne.902010206.

[5] Konstantinidou AD, Silos-Santiago I, Flaris N, et al. (1995) Development of the primary afferent projection in human spinal cord. J Comp Neurol 354(1): 11 - 12.

[6] Kostovic I, Rakic P (1990) Developmental history of the transient subplate zone in the visual and somatosensory cortex of the macaque monkey and human brain. J Comp Neurol 297(3): 441 - 470. doi: 10.1002/cne.902970309.

[7] Kostovic I, Goldman-Rakic PS (1983) Transient cholinesterase staining in the mediodorsal nucleus of the thalamus and its connections in the developing human and monkey brain. J Comp Neurol 219(4): 431 - 447. doi: 10.1002/cne.902190405.

[8] Lagercrantz H, Changeux JP (2009) The emergence of human consciousness: from fetal to neonatal life. Pediatr Res 65(3): 255 - 260. doi: 10.1203/PDR.0b013e3181973b0d.

[9] Kostovic I, Jovanov-Milosevic N (2006) The development of cerebral connections during the first 20 - 45 weeks' gestation. Semin Fetal Neonatal

Med 11(6): 415 – 422. doi: 10.1016/j. siny.2006.07.001.

[10] Anand KJ, Sippell WG, Aynsley-Green A (1987) Randomised trial of fentanyl anaesthesia in preterm babies undergoing surgery: effects on the stress response. Lancet 1(8527): 243 – 248.

[11] Taddio A, Katz J, Ilersich AL, et al. (1997) Effect of neonatal circumcision on pain response during subsequent routine vaccination. Lancet 349(9052): 599 – 603. doi: 10.1016/S0140 – 6736(96)10316 – 0.

[12] Taddio A, Ohlsson A, Einarson TR, et al. (1998) A systematic review of lidocaine-prilocaine cream (EMLA) in the treatment of acute pain in neonates. Pediatrics 101(2): E1.

[13] Arana A, Morton NS, Hansen TG (2001) Treatment with paracetamol in infants. Acta Anaesthesiol Scand 45(1): 20 – 29.

[14] Ceelie I, de Wildt SN, van Dijk M, et al. (2013) Effect of intravenous paracetamol on postoperative morphine requirements in neonates and infants undergoing major noncardiac surgery: a randomized controlled trial. JAMA 309(2): 149 – 154. doi: 10.1001/jama.2012.148050.

[15] Bjorkman R, Hallman KM, Hedner J, et al. (1994) Acetaminophen blocks spinal hyperalgesia induced by NMDA and substance P. Pain 57(3): 259 – 264.

[16] Miller RP, Roberts RJ, Fischer LJ (1976) Acetaminophen elimination kinetics in neonates, children, and adults. Clin Pharmacol Ther 19(3): 284 – 294.

[17] van Lingen RA, Deinum JT, Quak JM, et al. (1999) Pharmacokinetics and metabolism of rectally administered paracetamol in preterm neonates. Arch Dis Child Fetal Neonatal Ed 80(1): F59 – F63.

[18] De Lima J, Carmo KB (2010) Practical pain management in the neonate. Best Pract Res Clin Anaesthesiol 24(3): 291 – 307.

[19] Roberts I, Robinson MJ, Mughal MZ, et al. (1984) Paracetamol metabolites in the neonate following maternal overdose. Br J Clin Pharmacol 18(2): 201 – 206.

[20] van den Anker JN, Tibboel D (2011) Pain relief in neonates: when to use intravenous paracetamol. Arch Dis Child 96(6): 573 – 574. doi: 10.1136/ adc.2011.211060.

[21] Michelet D, Andreu-Gallien J, Bensalah T, et al. (2012) A meta-analysis of the use of nonsteroidal antiinflammatory drugs for pediatric postoperative pain. Anesth Analg 114(2): 393 – 406. doi: 10.1213/ANE.0b013e31823d0b45.

[22] Papacci P, De Francisci G, Iacobucci T, et al. (2004) Use of intravenous ketorolac in the neonate and premature babies. Paediatr Anaesth 14(6): 487 – 492. doi: 10.1111/j.1460 – 9592.2004.01250.x.

[23] Moffett BS, Wann TI, Carberry KE, et al. (2006) Safety of ketorolac in neonates and infants after cardiac surgery. Paediatr Anaesth 16(4): 424 – 428. doi: 10.1111/j.1460 – 9592.2005.01806.x.

[24] Dawkins TN, Barclay CA, Gardiner RL, et al. (2009) Safety of intravenous use of ketorolac in infants following cardiothoracic surgery. Cardiol Young 19(1): 105 – 108. doi: 10.1017/S1047951109003527.

[25] Aldrink JH, Ma M, Wang W, et al. (2011) Safety of ketorolac in surgical neonates and infants 0 to 3 months old. J Pediatr Surg 46(6): 1081 – 1085. doi: 10.1016/j. jpedsurg.2011.03.031.

［26］ Suresh S, Anand KJ（1998）Opioid tolerance in neonates: mechanisms, diagnosis, assessment, and management. Semin Perinatol 22(5): 425 - 433.

［27］ Stein C, Machelska H, Binder W, et al.（2001）Peripheral opioid analgesia. Curr Opin Pharmacol 1(1): 62 - 65.

［28］ Berde CB, Sethna NF（2002）Analgesics for the treatment of pain in children. N Engl J Med 347(14): 1094 - 1103. doi: 10.1056/NEJMra012626.

［29］ Handelmann GE, Dow-Edwards D（1985）Modulation of brain development by morphine: effects on central motor systems and behavior. Peptides 6(Suppl 2): 29 - 34.

［30］ Sargeant TJ, Day DJ, Miller JH, et al.（2008）Acute in utero morphine expo-sure slows G2/M phase transition in radial glial and basal progenitor cells in the dorsal telencephalon of the E15. 5 embryonic mouse. Eur J Neurosci 28(6): 1060 - 1067. doi: 10.1111/j.1460 - 9568.2008.06412.x.

［31］ Hu S, Sheng WS, Lokensgard JR, et al.（2002）Morphine induces apoptosis of human microglia and neurons. Neuropharmacology 42(6): 829 - 836.

［32］ Mess B, Ruzsas C, Hayashi S（1989）Impaired thyroid function provoked by neonatal treatment with drugs affecting the maturation of monoaminergic and opioidergic neurons. Exp Clin Endocrinol 94(1 - 2): 73 - 81. doi: 10.1055/s-0029 - 1210882.

［33］ MacGregor R, Evans D, Sugden D, et al.（1998）Outcome at 5 - 6 years of prematurely born children who received morphine as neonates. Arch Dis Child Fetal Neonatal Ed 79(1): F40 - F43.

［34］ de Graaf J, van Lingen RA, Simons SH, et al.（2011）Long-term effects of routine morphine infusion in mechanically ventilated neonates on children's functioning: five-year follow-up of a randomized controlled trial. Pain 152(6): 1391 - 1397. doi: 10.1016/j.pain.2011.02.017.

［35］ Sanders RD, Sun P, Patel S, et al.（2010）Dexmedetomidine provides cortical neuroprotection: impact on anaesthetic-induced neuroapoptosis in the rat developing brain. Acta Anaesthesiol Scand 54(6): 710 - 716. doi: 10.1111/j.1399 - 6576.2009.02177.x.

［36］ Tan JA, Ho KM（2010）Use of dexmedetomidine as a sedative and analgesic agent in critically ill adult patients: a meta-analysis. Intensive Care Med 36(6): 926 - 939. doi: 10.1007/s00134 - 010 - 1877 - 6.

［37］ Yaster M, Koehler RC, Traystman RJ（1987）Effects of fentanyl on peripheral and cerebral hemodynamics in neonatal lambs. Anesthesiology 66(4): 524 - 530.

［38］ Tibboel D, Anand KJ, van den Anker JN（2005）The pharmacological treatment of neonatal pain. Semin Fetal Neonatal Med 10(2): 195 - 205. doi: 10.1016/j.siny.2004.11.002.

［39］ Arnold JH, Truog RD, Scavone JM, et al.（1991）Changes in the pharmacodynamic response to fentanyl in neonates during continuous infusion. J Pediatr 119(4): 639 - 643.

［40］ Franck LS, Vilardi J, Durand D, et al.（1998）Opioid withdrawal in neonates after continuous infusions of morphine or fentanyl during extracorporeal membrane oxygenation. Am J Crit Care 7(5): 364 - 369.

［41］ Fahnenstich H, Steffan J, Kau N, et al.（2000）Fentanyl-induced chest wall rigidity and laryngospasm in preterm and term infants. Crit Care Med 28(3): 836 - 839.

[42] Gauntlett IS, Fisher DM, Hertzka RE, et al. (1988) Pharmacokinetics of fentanyl in neonatal humans and lambs: effects of age. Anesthesiology 69(5): 683 - 687.

[43] van Lingen RA, Simons SH, Anderson BJ, et al. (2002) The effects of analgesia in the vulnerable infant during the perinatal period. Clin Perinatol 29(3): 511 - 534.

[44] Anand KJ, Hickey PR (1992) Halothane-morphine compared with high-dose sufentanil for anesthesia and postoperative analgesia in neonatal cardiac surgery. N Engl J Med 326(1): 1 - 9. doi: 10.1056/NEJM199201023260101.

[45] Saarenmaa E, Huttunen P, Leppaluoto J, et al. (1999) Advantages of fentanyl over morphine in analgesia for ventilated newborn infants after birth: a randomized trial. J Pediatr 134(2): 144 - 150.

[46] Simons SH, Anand KJ (2006) Pain control: opioid dosing, population kinetics and side-effects. Semin Fetal Neonatal Med 11(4): 260 - 267. doi: 10.1016/j.siny.2006.02.008.

[47] Rahman W, Dashwood MR, Fitzgerald M, et al. (1998) Postnatal development of multiple opioid receptors in the spinal cord and development of spinal morphine analgesia. Brain Res Dev Brain Res 108(1 - 2): 239 - 254.

[48] van Dijk M, Bouwmeester NJ, Duivenvoorden HJ, et al. (2002) Efficacy of continuous versus intermittent morphine administration after major surgery in 0 - 3 - year- old infants: a double-blind randomized controlled trial. Pain 98(3): 305 - 313.

[49] Bouwmeester NJ, Hop WC, van Dijk M, et al. (2003) Postoperative pain in the neonate: age-related differences in morphine requirements and metabolism. Intensive Care Med 29(11): 2009 - 2015. doi: 10.1007/s00134 - 003 - 1899 - 4.

[50] Dyke MP, Kohan R, Evans S (1995) Morphine increases synchronous ventilation in preterm infants. J Paediatr Child Health 31(3): 176 - 179.

[51] Moustogiannis AN, Raju TN, Roohey T, et al. (1996) Intravenous morphine attenuates pain induced changes in skin blood flow in newborn infants. Neurol Res 18(5): 440 - 444.

[52] Coffman BL, Rios GR, King CD, et al. (1997) Human UGT2B7 catalyzes morphine glucuronidation. Drug Metab Dispos 25(1): 1 - 4.

[53] Lynn AM, Nespeca MK, Bratton SL, et al. (2000) Intravenous morphine in postoperative infants: intermittent bolus dosing versus targeted continuous infusions. Pain 88(1): 89 - 95.

[54] Bouwmeester NJ, van den Anker JN, Hop WC, et al. (2003) Age-and therapyrelated effects on morphine requirements and plasma concentrations of morphine and its metabolites in postoperative infants. Br J Anaesth 90(5): 642 - 652.

[55] Bouwmeester NJ, Anand KJ, van Dijk M, et al. (2001) Hormonal and metabolic stress responses after major surgery in children aged 0 - 3 years: a double-blind, randomized trial comparing the effects of continuous versus intermittent morphine. Br J Anaesth 87(3): 390 - 399.

[56] Kart T, Christrup LL, Rasmussen M (1997) Recommended use of morphine in neonates, infants and children based on a literature review: part 1— Pharmacokinetics. Paediatr Anaesth 7(1): 5 - 11.

[57] Gill AM, Cousins A, Nunn AJ, et al. (1996) Opiate-induced respiratory depression in pediatric patients. Ann Pharmacother 30(2): 125 - 129.

[58] Lynn AM, Nespeca MK, Opheim KE, et al. (1993) Respiratory effects of intravenous morphine infusions in neonates, infants, and children after cardiac surgery. Anesth Analg 77(4): 695 – 701.

[59] Wood CM, Rushforth JA, Hartley R, et al. (1998) Randomised double blind trial of morphine versus diamorphine for sedation of preterm neonates. Arch Dis Child Fetal Neonatal Ed 79(1): F34 – F39.

[60] Hallstrom M, Koivisto AM, Janas M, et al. (2003) Frequency of and risk factors for necrotizing enterocolitis in infants born before 33 weeks of gestation. Acta Paediatr 92(1): 111 – 113.

[61] Carbajal R, Lenclen R, Jugie M, et al. (2005) Morphine does not provide adequate analgesia for acute procedural pain among preterm neonates. Pediatrics 115(6): 1494 – 1500. doi: 10.1542/peds.2004 – 1425.

[62] Anand KJ, Hall RW, Desai N, et al. (2004) Effects of morphine analgesia in ventilated preterm neonates: primary outcomes from the NEOPAIN randomised trial. Lancet 363 (9422): 1673 – 1682. doi: 10.1016/S0140 – 6736(04)16251 – X.

[63] Simons SH, van Dijk M, van Lingen RA, et al. (2003) Routine morphine infusion in preterm newborns who received ventilatory support: a randomized controlled trial. JAMA 290 (18): 2419 – 2427. doi: 10.1001/jama.290.18.2419.

[64] Bellu R, de Waal KA, Zanini R (2008) Opioids for neonates receiving mechanical ventilation. Cochrane Database Syst Rev 1: CD004212. doi: 10.1002/14651858.CD004212.pub3.

[65] Perlman JM (2005) Morphine, hypotension, and intraventricular hemorrhage in the ventilated premature infant. Pediatrics 115(5): 1416 – 1418. doi: 10.1542/peds.2005 – 0501.

[66] Grunau RE, Whitfield MF, Petrie-Thomas J, et al. Cepeda IL, Keidar A et al. (2009) Neonatal pain, parenting stress and interaction, in relation to cognitive and motor development at 8 and 18 months in preterm infants. Pain 143(1 – 2): 138 – 146. doi: 10.1016/j.pain.2009.02.014.

[67] Ferguson SA, Ward WL, Paule MG, et al. (2012) A pilot study of preemptive morphine analgesia in preterm neonates: effects on head circumference, social behavior, and response latencies in early childhood. Neurotoxicol Teratol 34(1): 47 – 55. doi: 10.1016/j.ntt.2011.10.008.

[68] Grunau RE, Holsti L, Haley DW, et al. (2005) Neonatal procedural pain exposure predicts lower cortisol and behavioral reactivity in preterm infants in the NICU. Pain 113(3): 293 – 300. doi: 10.1016/j.pain.2004.10.020.

[69] Vinall J, Miller SP, Chau V, et al. (2012) Neonatal pain in relation to postnatal growth in infants born very preterm. Pain 153 (7): 1374 – 1381. doi: 10.1016/j.pain.2012.02.007.

[70] Allegaert K, Anderson BJ, Verbesselt R, et al. (2005) Tramadol disposition in the very young: an attempt to assess in vivo cytochrome P-450 2D6 activity. Br J Anaesth 95(2): 231 – 239. doi: 10.1093/bja/aei170.

[71] Williams DG, Hatch DJ, Howard RF (2001) Codeine phosphate in paediatric medicine. Br J Anaesth 86(3): 413 – 421.

[72] Anderson BJ (2013) Is it farewell to codeine? Arch Dis Child 98(12): 986 – 988. doi: 10.1136/archdischild-2013 – 304974.

[73] Llewellyn N, Moriarty A (2007) The national pediatric epidural audit.

Paediatr Anaesth 17 (6): 520 - 533. doi: 10. 1111 /j. 1460 - 9592. 2007. 02230.x.

[74] Lonnqvist PA (2010) Regional anaesthesia and analgesia in the neonate. Best Pract Res Clin Anaesthesiol 24(3): 309 - 321.

[75] Berde CB (1993) Toxicity of local anesthetics in infants and children. J Pediatr 122(5 Pt 2): S14 - S20.

[76] Somri M, Matter I, Parisinos CA, et al. (2012) The effect of combined spinal-epidural anesthesia versus general anesthesia on the recovery time of intestinal function in young infants undergoing intestinal surgery: a randomized, prospective, controlled trial. J Clin Anesth 24(6): 439 - 445. doi: 10.1016/j.jclinane.2012.02.004.

[77] Somri M, Coran AG, Mattar I, et al. (2011) The postoperative occurrence of cardio-respiratory adverse events in small infants undergoing gastrointestinal surgery: a prospective comparison of general anesthesia and combined spinal-epidural anesthesia. Pediatr Surg Int 27(11): 1173 - 1178. doi: 10.1007 / s00383 - 011 - 2939 - 8.

[78] Somri M, Tome R, Yanovski B, et al. (2007) Combined spinal-epidural anesthesia in major abdominal surgery in high-risk neonates and infants. Paediatr Anaesth 17(11): 1059 - 1065. doi: 10.1111 /j. 1460 - 9592.2007. 02278.x.

[79] Bosenberg AT (1998) Epidural analgesia for major neonatal surgery. Paediatr Anaesth 8(6): 479 - 483.

[80] Shenkman Z, Hoppenstein D, Erez I, et al. (2009) Continuous lumbar / thoracic epidural analgesia in low-weight paediatric surgical patients: practical aspects and pitfalls. Pediatr Surg Int 25(7): 623 - 634. doi: 10.1007/s00383 - 009 - 2386 - y .

[81] BosenbergAT, JohrM, WolfAR (2011) Procondebate: the use of regional vs systemic analgesia for neonatal surgery. Paediatr Anaesth 21 (12): 1247 - 1258. doi: 10.1111/j.1460 - 9592.2011.03638.x.

[82] von Ungern-Sternberg BS, Regli A, Frei FJ, et al. (2006) The effect of caudal block on functional residual capacity and ventilation homogeneity in healthy children. Anaesthesia 61(8): 758 - 763. doi: 10.1111/j.1365 - 2044. 2006.04720.x.

[83] Hollmann MW, Durieux ME (2000) Local anesthetics and the inflammatory response: a new therapeutic indication? Anesthesiology 93(3): 858 - 875.

[84] Wolf AR, Doyle E, Thomas E (1998) Modifying infant stress responses to major surgery: spinal vs extradural vs opioid analgesia. Paediatr Anaesth 8(4): 305 - 311.

[85] Flandin-Blety C, Barrier G (1995) Accidents following extradural analgesia in children. The results of a retrospective study. Paediatr Anaesth 5 (1): 41 - 46.

[86] Ecoffey C, Lacroix F, Giaufre E, et al. (2010) Epidemiology and mor-bidity of regional anesthesia in children: a follow-up one-year prospective survey of the French-language Society of Paediatric Anaesthesiologists (ADARPEF). Paediatr Anaesth 20(12): 1061 - 1069. doi: 10.1111 /j. 1460 - 9592.2010. 03448.x.

[87] Bosenberg AT, Bland BA, Schulte-Steinberg O, et al. (1988) Thoracic epidural anesthesia via caudal route in infants. Anesthesiology 69 (2):

265 - 269.

[88] Baidya DK, Pawar DK, Dehran M, et al. (2012) Advancement of epidural catheter from lumbar to thoracic space in children: comparison between 18G and 23G catheters. J Anaesthesiol Clin Pharmacol 28(1): 21 - 27. doi: 10. 4103/0970 - 9185.92429.

[89] van Niekerk J, Bax-Vermeire BM, Geurts JW, et al. (1990) Epidurography in premature infants. Anaesthesia 45(9): 722 - 725.

[90] Valairucha S, Seefelder C, Houck CS (2002) Thoracic epidural catheters placed by the caudal route in infants: the importance of radiographic confirmation. Paediatr Anaesth 12(5): 424 - 428.

[91] Tsui BC, Seal R, Koller J (2002) Thoracic epidural catheter placement via the caudal approach in infants by using electrocardiographic guidance. Anesth Analg 95(2): 326 - 330.

[92] Schwartz D, King A (2009) Caudally threaded thoracic epidural catheter as the sole anesthetic in a premature infant and ultrasound confirmation of the catheter tip. Paediatr Anaesth 19(8): 808 - 810. doi: 10.1111/j.1460 - 9592. 2009.03062.x.

[93] Ueda K, Shields BE, Brennan TJ (2013) Transesophageal echocardiography: a novel technique for guidance and placement of an epidural catheter in infants. Anesthesiology 118(1): 219 - 222. doi: 10.1097/ALN.0b013e318277a554.

[94] Vas L, Naregal P, Sanzgiri S, et al. (1999) Some vagaries of neonatal lumbar epidural anaesthesia. Paediatr Anaesth 9(3): 217 - 223.

[95] Breschan C, Krumpholz R, Jost R, et al. (2001) Intraspinal haematoma following lumbar epidural anaesthesia in a neonate. Paediatr Anaesth 11(1): 105 - 108.

[96] Willschke H, Bosenberg A, Marhofer P, et al. (2007) Epidural catheter placement in neonates: sonoanatomy and feasibility of ultrasonographic guidance in term and preterm neonates. Reg Anesth Pain Med 32(1): 34 - 40. doi: 10.1016/j. rapm.2006.10.008.

[97] Kinottenbelt G, Skinner A, Seefelder C (2010) Tracheooesophageal fistula (TOF) and oesophageal atresia (OA). Best Pract Res Clin Anaesthesiol 24(3): 387 - 401.

[98] Chalkiadis GA, Anderson BJ (2006) Age and size are the major covariates for prediction of levobupivacaine clearance in children. Paediatr Anaesth 16(3): 275 - 282. doi: 10.1111/j.1460 - 9592.2005.01778.x.

[99] Bricker SR, Telford RJ, Booker PD (1989) Pharmacokinetics of bupivacaine following intraoperative intercostal nerve block in neonates and in infants aged less than 6 months. Anesthesiology 70(6): 942 - 947.

[100] Liu LM, Pang LM (2001) Neonatal surgical emergencies. Anesthesiol Clin North America 19(2): 265 - 286.

[101] Dierdorf SF, Krishna G (1981) Anesthetic management of neonatal surgical emergencies. Anesth Analg 60(4): 204 - 215.

[102] Haselby KA, Dierdorf SF, Krishna G, et al. (1982) Anaesthetic implications of neonatal necrotizing enterocolitis. Can Anaesth Soc J 29(3): 255 - 259.

[103] Betremieux P, Gaillot T, de la Pintiere A, et al. (2004) Congenital diaphragmatic hernia: prenatal diagnosis permits immediate intensive care with high survival rate in isolated cases. A population-based study. Prenat

Diagn 24(7): 487 - 493. doi: 10.1002/pd.909.

[104] Truog RD, Schena JA, Hershenson MB, et al. (1990) Repair of congenital diaphragmatic hernia during extracorporeal membrane oxygenation. Anesthesiology 72(4): 750 - 753.

[105] Banieghbal B (2009) Optimal time for neonatal circumcision: an observation-based study. J Pediatr Urol 5(5): 359 - 362. doi: 10.1016/j. jpurol.2009.01.002.

[106] Brady-Fryer B, Wiebe N, Lander JA (2004) Pain relief for neonatal circumcision. Cochrane Database Syst Rev 4: CD004217. doi: 10.1002/14651858.CD004217.pub2.

[107] Taeusch HW, Martinez AM, Partridge JC, et al. (2002) Pain during Mogen or PlastiBell circumcision. J Perinatol 22(3): 214 - 218. doi: 10.1038/sj. jp.7210653.

[108] Lehr VT, Cepeda E, Frattarelli DA, et al. (2005) Lidocaine 4% cream compared with lidocaine 2.5% and prilocaine 2.5% or dorsal penile block for circumcision. Am J Perinatol 22(5): 231 - 237. doi: 10.1055/s-2005 - 871655.

[109] Feng Y, He X, Yang Y, et al. (2012) Current research on opioid receptor function. Curr Drug Targets 13(2): 230 - 246.

[110] Barr GA, McPhie-Lalmansingh A, Perez J, et al. (2011) Changing mechanisms of opiate tolerance and withdrawal during early development: animal models of the human experience. ILAR J 52(3): 329 - 341. doi: 10.1093/ilar.52.3.329.

[111] Rehni AK, Jaggi AS, Singh N (2013) Opioid withdrawal syndrome: emerging concepts and novel therapeutic targets. CNS Neurol Disord Drug Targets 12(1): 112 - 125.

[112] Scavone JL, Sterling RC, Van Bockstaele EJ (2013) Cannabinoid and opioid interactions: implications for opiate dependence and withdrawal. Neuroscience 248: 637 - 654. doi: 10.1016/j.neuroscience.2013.04.034.

[113] Little PJ, Price RR, Hinton RK, et al. (1996) Role of noradrenergic hyperactivity in neonatal opiate abstinence. Drug Alcohol Depend 41(1): 47 - 54.

[114] Spiga S, Puddu MC, Pisano M, et al. (2005) Morphine withdrawal-induced morphological changes in the nucleus accumbens. Eur J Neurosci 22(9): 2332 - 2340. doi: 10.1111/j.1460 - 9568.2005.04416.x.

[115] Radke AK, Rothwell PE, Gewirtz JC (2011) An anatomical basis for opponent process mechanisms of opiate withdrawal. J Neurosci 31(20): 7533 - 7539. doi: 10.1523/JNEUROSCI.0172 - 11.2011.

[116] Lutz PE, Kieffer BL (2013) Opioid receptors: distinct roles in mood disorders. Trends Neurosci 36(3): 195 - 206. doi: 10.1016/j.tins.2012. 11.002.

[117] Lunden JW, Kirby LG (2013) Opiate exposure and withdrawal dynamically regulate mRNA expression in the serotonergic dorsal raphe nucleus. Neuroscience 254: 160 - 172. doi: 10.1016/j.neuroscience.2013.08.071.

[118] Capasso A, Gallo C (2009) Molecules acting on CB1 receptor and their effects on morphine withdrawal in vitro. Open Biochem J 3: 78 - 84. doi: 10.2174/1874091X00903010078.

[119] Nunez C, Foldes A, Laorden ML, et al. (2007) Activation of stress-related

hypothalamic neuropeptide gene expression during morphine withdrawal. J Neurochem 101 (4) : 1060 - 1071. doi: 10. 1111 /j. 1471 - 4159. 2006. 04421.x.

[120] Pasero C, McCaffery M (2012) Opioid-induced hyperalgesia. J Perianesth Nurs 27(1) : 46 - 50. doi: 10.1016/j.jopan.2011.11.002.

[121] Herzlinger RA, Kandall SR, Vaughan HG Jr (1977) Neonatal seizures associated with narcotic withdrawal. J Pediatr 91(4) : 638 - 641.

[122] Jansson LM, Dipietro JA, Elko A, et al. (2010) Infant autonomic functioning and neonatal abstinence syndrome. Drug Alcohol Depend 109(1 - 3) : 198 - 204. doi: 10.1016/j. drugalcdep.2010.01.004.

[123] Hudak ML, Tan RC (2012) Neonatal drug withdrawal. Pediatrics 129(2) : e540 - e560. doi: 10.1542/peds.2011 - 3212.

[124] Mehta A, Forbes KD, Kuppala VS (2013) Neonatal abstinence syndrome management from prenatal counseling to Postdischarge follow-up care: results of a National Survey. Hosp Pediatr 3(4) : 317 - 323. doi: 10.1542/ hpeds.2012 - 0079.

[125] Sarkar S, Donn SM (2006) Management of neonatal abstinence syndrome in neonatal intensive care units: a national survey. J Perinatol 26(1) : 15 - 17. doi: 10.1038/sj.jp.7211427.

[126] Jansson LM, Velez M, Harrow C (2009) The opioid-exposed newborn: assessment and pharmacologic management. J Opioid Manag 5(1) : 47 - 55.

[127] Bio LL, Siu A, Poon CY (2011) Update on the pharmacologic management of neonatal abstinence syndrome. J Perinatol 31 (11) : 692 - 701. doi: 10. 1038/jp.2011.116.

[128] Osborn DA, Jeffery HE, Cole MJ (2010) Sedatives for opiate withdrawal in newborn infants. Cochrane Database Syst Rev 10: CD002053. doi: 10.1002/ 14651858.CD002053.pub3.

[129] Kapur BM, Hutson JR, Chibber T, et al. (2011) Methadone: a review of drug-drug and pathophysiological interactions. Crit Rev Clin Lab Sci 48(4) : 171 - 195. doi: 10.3109/104 08363.2011.620601.

[130] Kraft WK, Dysart K, Greenspan JS, et al. (2011) Revised dose schema of sublingual buprenorphine in the treatment of the neonatal opioid abstinence syndrome. Addiction 106(3) : 574 - 580. doi: 10.1111/j.1360 - 0443.2010. 03170.x.

[131] Esmaeili A, Keinhorst AK, Schuster T, et al. (2010) Treatment of neonatal abstinence syndrome with clonidine and chloral hydrate. Acta Paediatr 99(2) : 209 - 214. doi: 10.1111/j.1651 - 2227.2009.01547.x.

[132] Agthe AG, Kim GR, Mathias KB, et al. (2009) Clonidine as an adjunct therapy to opioids for neonatal abstinence syndrome: a randomized, controlled trial. Pediatrics 123 (5) : e849 - e856. doi: 10. 1542 /peds. 2008 - 0978.

暖箱中的物理风险

Renata Sisto

15.1 噪声暴露

根据相关声信号的客观物理特性或听众报告的主观响度和令人恼怒程度,可以量化噪声暴露。这两个方面都与了解噪声暴露对人类的影响有关。因此,简要介绍这两个互补的观点,似乎很有用。

15.1.1 噪声的物理特点和心理特点

15.1.1.1 物理

任何以惯性和弹性为特征的介质都可以传播振荡波。声波是一种压力和速度场的扰动,与发声体在介质(流体,如空气或水、固体、等离子体)中的空间相干振荡运动有关。

在空气中,声波传播的压力扰动是平衡大气压值的微小波动(例如,与拥挤的餐厅相等的声级压力波动大约等于大气压的百万分之一)。

频率在听力范围内(20 Hz ~ 20 kHz)的声波会引起人类的声音感知。次声波和超声波不会引起听觉感知。可能认为,次声是令人讨厌的振动,而超声可能对人体有害。

噪声是一种随机信号,其时间演化的特征在于没有相位相干性,而其频谱也可能根据环境的几何形状表现出共振形状。在数学上,由于完全缺乏相位相干性,一个随机信号完全可以用它的自相关函数来表征,或者用它的功率谱来表征,也就是自相关函数的傅里叶变换。

声压级以 dB SPL 表示,并定义为

$$L(dB) = 10\log_{10}\left(\frac{p^2}{p_0^2}\right),\tag{1}$$

其中 p 是声压,以 Pa 表示,p_0 是标准参考压力 $p_0 = 20\ \mu\text{Pa}$。 等效声级是指在时间间隔 T 上计算出的声平均值平方的声级:

$$L_{eq}(dB) = 10\log_{10} \frac{1}{T} \int_0^T \frac{p(t)^2}{p_0^2} dt. \tag{2}$$

等效水平 L_{eq} 是在时间间隔 T 内会产生假设恒定噪声的水平,这声能与所考虑现象相同。

15.1.1.2 心理声学

在心理声学中,"噪声"是一种声音,其特征在于缺乏语义内容,并在听众中产生烦人的声音。

声音信号的物理强度和语义内容都会引起恼怒的主观感觉。

声音强度的主观评价在心理声学中定义为响度。等张曲线表示心理听觉灵敏度与频率的关系。对于每个频率,这些曲线将相同响度感觉的声音级别连接起来,这些声音对应于 1 kHz 给定级别的音调。

通常用于评估与噪声相关风险的参数是 A 加权等效声级:$L_{A,\,eq}$。

在 40 dB 的声级时,A 加权曲线 $A(f)$ 接近耳朵的灵敏度,即根据耳朵在 40 dB 的不同频率下的不同灵敏度来均衡声谱。对于与噪声暴露问题相关的较高声级,已经计算了其他加权曲线,但是作为标准做法,通常独立于噪声级使用 A 加权。

A 加权声压水平为

$$L_{A,\,eq}(dBA) = 10\log_{10}\left[\sum_k 10^{0.1L_{f(k)} + A_{f(k)}}\right]. \tag{3}$$

15.1.2 噪声暴露效应

15.1.2.1 听觉效应

高水平的噪声是造成听力下降的原因。噪声水平、暴露时间和听力下降之间的相关性已得到很好的评估[1]。国际标准曲线还考虑了与衰老相关的生理性听力下降,这显然不存在于婴儿。

听觉系统受损的风险始于 78~80 dB 的声级。内耳是听觉系统中最敏感的部分。它是一个复杂的主动反馈系统,涉及外毛细胞(OHC)电动力,由周围神经系统(在脑干水平)调节,基底膜(BM)横向振动呈主动非线性放大,在感知阈值和区分频率方面具有惊人的听力。OHC 有源滤波器通过缩小检测器的带宽来放大耳蜗响应。这导致低阈值和良好的频率分辨率间彼此密切相关。

遗憾的是,OHC 对噪声暴露特别敏感。超过 100~110 dB 的噪声,急性 OHC 损害可能会导致永久性听力损害,但是如果有足够的时间,在急性暴露后 OHC 通常显示出恢复其功能的良好能力。长期暴露于更低分贝的噪声(低至 80 dB)会带来更微妙的风险,如果在下一次噪声暴露之前无法完全恢复,则可能导致 OHC 永久损害。

15.1.2.2　非听觉效应

噪声对人体健康的影响表明,即使是低分贝的噪声,也以复杂的方式与生物体产生相互作用,从而引起非听觉的影响[2]。噪声的非听觉影响(例如恼怒)会引起心理和躯体障碍,从而干扰个人的感觉和健康、人际关系等即使引起烦人的声音水平可能会很低。最重要的非听觉影响是心血管疾病、睡眠障碍和工作表现,而对心理病理学的直接影响,仍存在争议。

15.1.3　暖箱里的噪声来源

15.1.3.1　暖箱里典型的噪声水平

Bellieni 等评估了在不同条件下暖箱中不同来源的噪声水平[3](2003)。在下文中,总结了这项研究的一些主要结果:

噪声主要来源有:

- 暖箱引擎(连续)
- 打开和关闭暖箱舷窗(瞬态)
- 温度警报(偶发、持续时间短)
- 婴儿哭泣(可能是频繁的、无法预测的持续时间)

当暖箱开启时,典型的背景噪声为 50 dB。与关闭暖箱时测得的背景噪声相比,这些噪声水平非常高:34~36 dB。为防止恼怒,ISO 建议卧室或医院的噪声标准水平在 25~35 dB。噪声水平在 45~50 dB 时,超过了为防止烦扰睡眠而建立的容忍度标准。

15.1.3.2 暖箱的共振和回响特征

如表 15-1 所示,暖箱中最高的噪声源是新生儿本身的哭声(噪声水平高于 80 dB)。暖箱是一个高度可重现的声学环境,可放大暖箱本身内部产生的声音。在新生儿耳朵处,暖箱内部产生的声音通常比同一领域的自由场所产生的噪声水平高出约 3 dB。

表 15-1 在不同条件下各种来源的噪声水平[3]

测 量 条 件	噪声水平 L_{eq} (dBA)		
	敞篷	无声音吸收器封罩	带声音吸收器封罩
关闭暖箱背景噪声	36~37	34~36	33~35
打开暖箱背景噪声	46~47	48~50	48~50
暖箱舷窗开和关	70~71	73~74	70~71
温度报警	58~59	56~57	50~51
婴儿啼哭	81~83	84~87	82~85

此外,暖箱的几何形状和尺寸使其充当听力范围内多个频率声波的谐振腔图 15-1。这会导致持续性驻波的演化,这种驻波会导致听力受损和恼怒。

15.1.3.3 哭泣失真

暖箱的回声和共振特性是造成声音失真现象的原因。特别是当婴儿哭泣时,他们的声音会在新生儿耳朵位置被放大和变形。Bellieni 等分析了这些现象[3](2003)。在他们的研究中,使用以下表达式计算了每个频带(八度音阶的 1/3)中的声音失真指数:

$$Df = L_c - L_a, \tag{4}$$

其中 L_c 是频率为 f 时的声级,在封闭的有机玻璃墙内测得,而 L_a 是在无有机玻璃墙的情况下测得的相应声级。

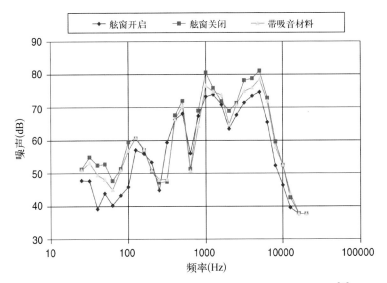

图 15-1　在三种不同条件下,暖箱器内部新生儿哭声光谱[3]

空腔共振频率的峰值是可见的。

15.1.4　测试新生儿听觉系统

15.1.4.1　客观诊断工具

由于心理声学技术不适用于非协作对象(例如新生儿),因此新生儿声频谱灵敏度曲线还未得到很好的建立。但是,存在客观的技术,从中可以获得有关新生儿听觉功能的信息。客观技术包括脑电图、脑干听觉响应(ABR)、稳态 ABR 和耳声发射(OAE)测量。耳蜗电描记术是一种敏感但颇具侵入性的技术,需要通过针头直接进入耳蜗电极。由于信号较弱,ABR 技术需要相当长的平均时间才能达到良好的信噪比,并受对象运动的干扰。近年来,稳态 ABR 技术已得到明显的改进,但仍受相当大的不确定性因素影响。

OAE 是一种声音信号,可以通过 OHC 的反馈系统激活,在存在(诱发的 OAE)或不存在(自发 OAE 或 SOAE)的情况下,在耳道中进行测量。新生儿的 SOAE 频谱通常显示出几条强发射线,强度高达20 dB SPL,如图 15-2 所示。

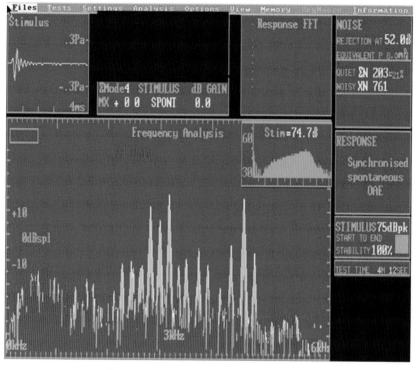

图 15 - 2　新生儿自发性耳声发射频谱

根据诱发的刺激，对诱发的 OAE 进行分类。当前有几种不同的技术，对瞬态诱发的 OAE（TEOAE）和纯音（刺激频率 OAE，SFOAE）或两个音（失真乘积 OAE，DPOAE）诱发的 OAE 进行了区分[4]。

15.1.4.2　听力功能和 OAEs

如上所述，高灵敏度和清晰分辨率的听觉系统是由非线性放大主动反馈机制所产生，该机制位于耳蜗特别是外毛细胞（OHC）中，而 OHC 是耳蜗的第一部分。高噪声暴露会损害听觉系统。耳蜗有源滤波器的功能也是产生耳声发射的必要条件，因此其特性对耳蜗参数的微小变化非常敏感。实际上，根据 OAE 产生的耳蜗模型，通过主动反馈机制强烈放大的 BM 激发水平与 OAE 水平直接相关。因此，听力的敏感性与 OAE 水平相关。

15.1.4.3 耳蜗调音与 OAEs

听力的另一个心理声学特性是频率辨别能力,它与可测量的 OAE 参数有关,即 OAE 特征性延迟时间,通常将其定义为延迟。

在心理声学中,耳蜗调音具有区分不同频率声音的能力,它是采用掩蔽技术测量。这些技术测量给定的音调感知阈值变化,因为掩蔽噪声信号的频带接近该频率,从而确定了一个关键频带,该频带定义了听力的频率分辨率。

在物理学中,耳蜗的调节与声调式耳蜗过滤器的清晰度有关,后者在 BM 的激活模式中得到反映。在动物实验中[5],对 BM 频率响应的直接测量表明,基底膜的激发模式具有典型的共振形状。对于每个耳蜗位置 x,最大 BM 位移由其特征频率 CF(x) 给出,其中 CF(x) 是指数函数[6]。围绕 CF(x) 的频率响应曲线的宽度,或等效于,围绕其同位点 x 的单个频率 CF(x) 的激发模式的宽度,是刺激水平的递增函数,能够直接测量听力频率分辨率。

Moleti 和 Sisto(2003)证明[7],基于 OAE 的时频分析,使用一种新技术也可以估计非合作主体(例如新生儿)的耳蜗调谐。实际上,行进波到达其异位点的每个频率分量的减慢是相应耳蜗过滤器清晰度的函数,因此,可以从 TEOAE 潜伏期的时频测量或从中估计耳蜗调谐 SFOAE 的相位梯度延迟测量[8]。最近,Moleti 和 Sisto(2016)利用非线性耳蜗建模的最新进展改进了方法[9]。

OAE 测量结果表明,新生儿的平均耳蜗调谐比成人的敏锐,如图 15-3 所示,表明新生儿的噪声易感性更高。实际上,耳蜗过滤器对强信号的高效率可能与保护耳朵免受强噪声影响的自卫传出反馈机制的低效率有关[7]。其他作者使用 DPOAE 调谐曲线得出的结论是,传出系统的不成熟会降低对听力系统的保护,使其免受婴儿的强烈噪声的影响[10]。关于早产儿的其他研究表明,早产儿的 OAE 潜伏期比足月儿的高,这与上述解释是一致的。

由于上述原因,新生儿可能特别容易受到噪声的影响,其中,早产儿(通常在相当长的时间内暴露于暖箱嘈杂的环境中)可能是最脆弱的。

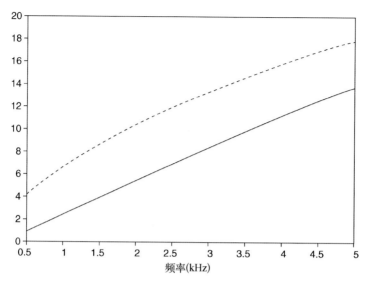

图 15-3　成人（实线）和新生儿（虚线）耳声发射
潜伏期平均调谐曲线的比较

15.2　电磁场暴露

15.2.1　电磁场波的物理特性

电磁场（e.m.）由可变的电场和磁场组成，它们通过时间变化相互激发。这种可变磁场是由加速电荷和可变电流产生的。对于振荡源，振荡周期 $T = 1/f$ 与波长 λ 相关，关系为 $\lambda = cT$（或 $\lambda = c/f$）。

来自偶极子源的电磁辐射由几部分组成，它们对与源距离的依赖性不同，项为 λ/r、$(\lambda/r)^2$、$(\lambda/r)^3$。只有具有 λ/r 依赖性的项才能传播从源辐射的能量；至于其他，在闭合表面上 Poynting 向量的时间平均通量为零。λ/r 项与 e.m. 相关。辐射传播在远大于波长（远场）的距离处占主导地位。距光源很远（$r \gg \lambda$），e.m. 电场以光速传播，例如 e.m. 波。

对于宏观距离的可见辐射，远场近似显然是正确的，但是对于微波和无线电波，其他条件不能忽略而成为主导。

在距源极短距离处（$r << \lambda$），近场条件占主导地位,它们是静态偶极场的时间调制版本,不会传输整个封闭表面上的任何能量。对于低频 e.m. 领域,近场条件通常成立;例如,$f = 1\,000$ Hz, $\lambda = 300$ km。

15.2.2　电磁场与生物系统互作

15.2.2.1　非电离辐射与频率作用

非电离辐射（NIR）的特征在于单光子能量不足以电离单个原子或分子是不充分的,该光子能量与频率之间的关系为 $E = hf$。辐射与物质之间相互作用的量子性质意味着,单个光子能量必须超过一个明确的阈值才能激发或电离原子。

频率是影响电磁场与生物系统之间相互作用的主要物理参数。通常要区分极低频（ELF,介于 $0 \sim 300$ Hz 之间）,低频（VLF - LF,介于 300 Hz ~ 300 kHz 之间）,射频（RF,介于 300 kHz ~ 300 MHz 之间）和微波之间（MW,介于 300 MHz ~ 300 GHz 之间）的辐射。

在低频下,交互作用的主效应与组织中感应的电流密度（A/m^2）有关。感应电流密度是用于描述急性效应和暴露极限二者阈值的物理量。

在高于 100 kHz 的频率下,交互作用的主效应是组织的局部加热。在这种情况下,用于描述效应阈值的物理参数是 SAR（比吸收率）,即每单位吸收的电磁功率。单位质量为（W/kg）。

从受孕到成年,人类的发育是连续的,但是在短期内发生重要变化的阶段是产前期和新生儿发育的早期。因此,与其他危险因素一样,非电离辐射暴露可能对儿童尤其是新生儿有害。应当特别注意中枢神经系统以及造血和免疫系统,这些系统在新生儿时期仍处于发育阶段,特别脆弱。

15.2.2.2　电磁场急性效应

急性效应是确定性的,具有典型的诱导阈值。安全标准既按照诸如感应电流密度或 SAR 之类的剂量,也针对磁场和电场的最大允许幅度（参考限值）来规定暴露限值。

国际非电离辐射防护委员会（ICNIRP）为防止普通人群在 50 Hz 下的急性效应而规定的暴露极限为

$$E_{th} = 5\,000\,\frac{V}{m},\ B_{th} = 100\,\mu T. \qquad (5)$$

15.2.2.3　电磁场：远期影响

长期暴露于低强度电磁场而可能产生的远期影响是一个非常复杂的问题[11]。近年来，流行病学和实验研究通常不支持长期暴露于低强度领域的远期影响这一假设。然而，一些流行病学研究[12]证明了居民暴露于 ELF 领域与儿童白血病风险增加之间的关联，并假设可能对脑癌有影响。在这些研究的基础上，国际癌症研究机构（IARC）于 2001 年 6 月决定将 ELF 领域归类为可能对人类具有致癌性的人群（2B 组）。

IARC 分类：

1 该药物对人类具有致癌性。

2A 该药物可能对人类致癌。

2B 该药物可能对人类具有致癌性。

15.2.3　暖箱里的电磁场

一些作者[13]报道了转运暖箱中 ELF 电磁场的暴露水平，并将其与医院暖箱中的典型电磁场进行了比较。由于其较小的尺寸，便携式单元的特征在于电子部件与新生儿床之间的距离较短。发现转运暖箱的暴露水平显著性增高（表 15 - 2）。

表 15 - 2　运输和标准培养箱中的 ELF 暴露水平[13]

	极低频电磁场暴露极限值（μT）
转运暖箱	35.7
标准暖箱	8.8

如果与国内 ELF 来源的暴露相比，这些值相当高，并且也接近 ICNIRP 参考水平，以防止急性影响（50 Hz 时 100 μT）。作者表明，仅

将床垫高度增加 10 cm 即可显著性减少暴露,这轻而易举。

结　论

由于诸如噪声和 ELF 电磁场等物理因素,暖箱中的新生儿面临健康风险。无论是在噪声情况下还是在 EMF 情况下,暴露水平都接近急性影响的阈值。应该特别注意这个问题,因为新生儿是发育中的不成熟生物,因此他们比一般人群对危险因素更敏感。耳声发射研究表明,这实际上可能适用于噪声。简单地说,低成本的预防措施可以显著降低暴露水平。

(缪丽艳　卢国林　译)

参考文献

［ 1 ］ International Standard ISO 1999（1990）Acoustics — determination of occupational noise exposure and estimation of noise-induced hearing impairment. International Organization for Standardization, Geneva.

［ 2 ］ Butler MP.（1999）Non-auditory effects of noise at work: a critical review of the literature post 1988. HSE Books, Sudbury.

［ 3 ］ Bellieni CV.（2003）Use of sound-absorbing panel to reduce noisy incubator reverberating effects. Biol Neonate 84: 293 – 296.

［ 4 ］ Probst R, Lonsbury-Martin BL, Martin GK（1991）A review of otoacoustic emissions. J Acoust Soc Am 89: 2027 – 2067.

［ 5 ］ Robles L, Ruggero MA（2001）Mechanics of the mammalian cochlea. Physiol Rev 81: 1305 – 1352.

［ 6 ］ Greenwood DD（1990）A cochlear frequency-position function for several species—29 years later. J Acoust Soc Am 87: 2592 – 2605.

［ 7 ］ Moleti A, Sisto R（2003）Objective estimates of cochlear tuning by otoacoustic emission analysis. J Acoust Soc Am 113: 423 – 429.

［ 8 ］ Shera CA, Guinan JJ, Oxenham AJ（2002）Revised estimates of human cochlear tuning from otoacoustic and behavioral measurements. Proc Natl Acad Sci U S A 99: 3318 – 3323.

［ 9 ］ Moleti A, Sisto R（2016）Estimating cochlear tuning dependence on stimulus level and frequency from the delay of otoacoustic emissions. J Acoust Soc Am 140: 945 – 959.

［10］ Abdala C（2000）Distortion product otoacoustic emission（2f1 – f2）amplitude growth in human adults and neonates. J Acoust Soc Am 107: 446 – 456.

［11］ Kheifets L, Repacholi M, Saunders R, et al.（2005）The sensitivity of children to electromagnetic fields. Pediatrics 116: e303 – e313.

［12］ Wertheimer N, Leeper E（1979）Electrical wiring configurations and childhood cancer. Am J Epidemiol 109: 273 - 284.

[13] Bellieni CV. (2003) Increasing the engine mattress distance in neonatal incubators: a way to decrease exposure of infants to electromagnetic fields. Ital J Pediatr 29: 74 - 80.

第 IV 部分
疼痛：一个脑损伤的危险因素

新生儿应激源 16

M. Delivoria-Papadopoulos、P. Kratimenos

大约 22 亿年前,随着地球氧气浓度的上升,一种新的生命形式出现了,它是由线粒体和细胞其余部分的不稳定结合而成。线粒体前体为后续反应带来呼吸作用,并通过这种能力产生的活性氧可以杀死每一个新生细胞,这种细胞死亡机制现仍存在于真核生物中。

然而,大约 15 亿年后,随着多细胞生物的出现,我们的故事才真正开始。凋亡已经发展为一种细胞对环境和发育信号作出反应的生理性死亡机制。细胞凋亡在动物界随处可见。最近的一些研究进展有助于形成一种新的观点,即细胞凋亡一旦开始是如何进行的,可以据此推测这一过程的经典途径。

对于新生儿,人们试图找出细胞死亡和脑损伤发生的机制。对于临床医师而言最重要的是了解细胞死亡的机制,不是在缺氧之前,而是在缺氧发生之后。因此,本章讨论的目的是分享实验数据,以说明是如何思考、提出并解决一些与脑卒中后损伤相关的问题,以及如何学习并理解其机制的方法。

16.1 缺氧后大脑高能磷酸盐、细胞膜 Na^+-K^+-ATP 酶、核 DNA 片段的时相概况

笔者研究的主要目标之一是评估新生缺氧豚鼠大脑皮质的生化改变和相关的 DNA 片段化。实验方案得到了动物护理和使用委员会的批准。使用妊娠豚鼠,以控制小白鼠出生的时间。

研究团队将新生豚鼠分为两组:常氧对照组和低氧组。低氧组的豚鼠吸入 5%~7% 的氧气 1 小时。1 小时后,豚鼠立即用于实验研

究或于 1 天、3 天、7 天开始实验研究,以解决延迟大脑细胞死亡这个最为关键的问题。测量高能磷酸盐水平,以评估组织缺氧水平。实际上不测量氧分压,因为当动物的缺氧反应在适应方面不同时我们不可能比较氧分压。准确测量组织中 ATP 和磷酸肌酸的水平能够比较不同组动物和不同研究中的组织缺氧。

研究团队首先测量神经元的细胞膜功能,而 Na^+-K^+-ATP 酶活性是基本测量之一。目的是确定 DNA 片段的发展。随后首先检查了三组动物的结果,特别是那些在缺氧后 7 天的结果。缺氧 1 小时后,ATP 水平明显下降,7 天后,虽然 ATP 有上升趋势,但仍低于正常对照组,差异有统计学意义。磷酸肌酸的反应也类似。缺氧 1 小时后,磷酸肌酸立即大量减少,并持续 7 天。在第 7 天,尽管有轻微的增加,但仍然明显低于正常对照组。

缺氧时 Na^+-K^+-ATP 酶活性下降,7 天后仍下降,尽管以研究的动物数量来看,差异无统计学意义。

DNA 片段模式非常清晰。在常氧样品中,存在着大的 DNA 片段,没有小的 DNA 碎片。在缺氧样品中,低分子量片段在缺氧 7 天后出现,说明缺氧 7 天后 DNA 出现了明显而剧烈的片段化。

本研究可总结如下:缺氧导致大脑高能磷酸盐水平下降,细胞膜 Na^+-K^+-ATP 酶活性降低,脑皮质核 DNA 碎裂增加,缺氧后 24～72 小时,高能磷酸盐水平和 DNA 碎裂略有改善,但在第 7 天时高能磷酸盐水平下降,Na^+-K^+-ATP 酶活性降低,DNA 断裂明显增加。从这些研究中得出结论,尽管在缺氧后出现了明显的初步恢复,但新生豚鼠的大脑能量代谢、脑膜功能和大脑皮质核 DNA 结构仍受到干扰。推测,缺氧后大脑功能障碍的双相时间模式可能代表细胞损伤后细胞修复机制的失败,从而导致进一步和延迟的脑损伤。

16.2 缺氧后神经元核 Ca^{2+} 内流的时间分布及促凋亡和抗凋亡蛋白的表达

许多事件发生在细胞核内,包括导致凋亡细胞死亡的信号转导。

在接下来的几项研究中,目的是评估缺氧后新生豚鼠神经元核 Ca^{2+} 内流、Bax 和 Bcl－2 蛋白表达随时间的变化。

Bcl－2 家族蛋白是细胞程序性死亡的关键调控因子,在中枢和外周神经系统的神经元中均有表达[1, 2]。Bcl－2 蛋白是一种天然的抗凋亡蛋白,与滤泡性淋巴瘤相关,在多种凋亡刺激下调节细胞凋亡,提高细胞存活率[3-6]。电子显微镜显示,Bcl－2 家族蛋白存在于核膜、内质网、细胞质和线粒体外膜[7-9]。相反,过度表达促凋亡蛋白如 Bax 已被证明可通过活化的半胱氨酸蛋白酶促进细胞死亡[10-12]。Bcl－2 的活性形式与 Bax 产生异二聚,其相对比例似乎决定了细胞对凋亡刺激的敏感性[12-15]。Bax 和 Bcl－2 被认为在缺氧和缺血的细胞死亡中发挥作用。研究表明,脑缺氧和缺血改变了这些蛋白的表达[1,3,7,14,16,17]。研究还表明,Bcl－2 可能通过调节胞质和内腔清除 Ca^{2+} 浓度来抑制细胞凋亡[18]。核 Ca^{2+} 信号控制许多关键的核功能,包括转录、DNA 复制和核膜破坏[19-22]。

Ca^{2+} 内流进入神经元核和 ATP 依赖的 Ca^{2+} 内流将是分子功能障碍最重要的信号。此外,还重点研究了凋亡蛋白 Bax 和 Bcl－2。缺氧组 ATP 和磷酸肌酸水平下降。然而,研究团队关注的是神经元核 Ca^{2+} 内流。之前已经证明,在低氧状态下,Ca^{2+} 流入细胞核的数量增加,并且存在促进细胞核内 Ca^{2+} 流入的机制。缺氧 1 天后,Ca^{2+} 内流进一步增加。3 天后,它仍然很高,但 7 天后,Ca^{2+} 内流达到了其最高峰,这值得注意。

缺氧 24 小时后促凋亡蛋白 Bax 升高,72 h 时它进一步增加,7 天后,它比对照组增加 66%。相反,Bcl－2 是一种维持细胞生命的抗凋亡蛋白,它在正常和低氧状态下没有发生变化。

综上所述,这些研究表明,神经元核 Ca^{2+} 内流在出生后 7 天内增加;缺氧导致钙离子流入增加,而钙离子水平持续升高;缺氧后细胞核 Bax 蛋白表达立即增加,并持续升高 7 天,而 Bcl－2 蛋白表达则保持不变。

结论是,缺氧后神经元核 Ca^{2+} 内流和 Bax 蛋白表达的改变在新生豚鼠大脑中持续存在。推测,核 Ca^{2+} 内流的改变,以及 Bax 与 Bcl－

2 蛋白比值的增加,在缺氧后促进了延迟的程序性神经元死亡。

16.3 别嘌呤醇对凋亡蛋白表达及半胱氨酸蛋白酶活化的影响

永远无法推断出一个概念,除非能够消除、阻止或截断早期步骤。为此,研究团队使用了别嘌呤醇,一种黄嘌呤氧化酶抑制剂。研究表明,别嘌呤醇、镁和其他物质的治疗干预可以抑制凋亡通路的各个步骤。研究团队用这个抑制剂来证明他们的观点,因为如果别嘌呤醇抑制级联反应,这将证实研究团队提出的细胞死亡机制的序列。

对新生豚鼠给予别嘌呤醇,观察 Bax 和 Bcl - 2 低氧变化后别嘌呤醇给药的效果,并测定新生豚鼠半胱氨酸蛋白酶-3 蛋白的表达。

半胱氨酸蛋白酶是中枢神经系统正常发育所必需的酶。Caspases 是半胱氨酸蛋白酶,其活性位点中含有半胱氨酸残基,并切割肽键,将底物从 C 端到天冬氨酸为止游离下来[23-26]。和许多其他蛋白质一样,半胱氨酸蛋白酶以酶原的形式产生(无活性的酶原形式),在蛋白水解切割后转化为活性酶,降低蛋白水解的裂解。从结构上看,所有半胱氨酸蛋白酶原都含有一个高度同源的蛋白酶结构域,这是该蛋白酶家族的特征基序。蛋白酶结构域分为两个亚基,一个大的亚基约为 20 kDa(p20),一个小的亚基约为 10 kDa(p10)。此外,在两个亚基之间经常有一个小的连接区域(大约 10 个氨基酸长)。除了大的和小的亚单位,每个半胱氨酸蛋白酶原含有一个长度不等的前域或 NH2 末端肽。这个前域包含半胱氨酸蛋白酶招募域(CARD)。电荷-电荷相互作用控制 CARD - CARD 相互作用研究表明,活化的半胱氨酸蛋白酶,如半胱氨酸蛋白酶-1 和半胱氨酸蛋白酶-3,都含有大的和小的亚基,这些亚基通过蛋白水解裂解从它们各自的半胱氨酸蛋白酶原中释放出来,而这两个亚基都是半胱氨酸蛋白酶活性所必需的[27,28]。研究还表明,活化的半胱氨酸蛋白酶是一种四聚体(p20 和 p10 异质二聚体的同二聚体排列成双重旋转对称),相邻的两个小亚基被两个大亚基包围[29]。这两种异质二聚体通过

p10 亚基的作用相互结合。

半胱氨酸蛋白酶四聚体具有两个独立的空腔状活性位点。在活性位点,半胱氨酸(p20 中的 Cys - 285)靠近组氨酸的异吡唑(His - 237, p20),从半胱氨酸中吸引质子,增强其亲核性。半胱氨酸蛋白酶 9 被合成为 46 kDa 的前驱蛋白。与其他半胱氨酸蛋白酶一样,它由三个结构域组成:一个 n 端前域、一个大亚基(20 kDa/p20)和一个小亚基(10 kDa/p10)。半胱氨酸蛋白酶 9 与秀丽隐杆线虫细胞死亡蛋白 Ced - 3 的序列同源性为 31%,与半胱氨酸蛋白酶 3 的序列同源性为 29%。它含有一个活性位点 QACGG,而不是在其他半胱氨酸蛋白酶成员中保守的 QACRG 五肽。

Caspases 是一组半胱氨酸蛋白酶,是启动和执行程序性细胞死亡所必需的[30-35]。半胱氨酸蛋白酶的活性在经历程序性细胞死亡的细胞中检测到,而与它们的来源或死亡刺激无关。在秀丽隐杆线虫中进行的研究表明,天冬氨酸特异性半胱氨酸蛋白酶在发育过程中对所有体细胞的程序性死亡至关重要[36-38]。缺乏半胱氨酸蛋白酶-3 或半胱氨酸蛋白酶-9 的小鼠大脑神经元数量增加,它们的淋巴细胞对凋亡刺激有抵抗力[39-42]。此外,一种已知半胱氨酸蛋白酶的有效抑制剂杆状病毒蛋白的表达,阻止了秀丽隐杆线虫和许多细胞系的发育程序性细胞死亡[43-47]。因此,半胱氨酸蛋白酶的有效抑制剂是细胞死亡起始的关键调控因子,也是程序性细胞死亡的执行者,这一点已经得到了很好的证实。

在实验研究中,研究团队再次使用高能磷酸盐来评估缺氧。测定了 Bax、Bcl - 2 的表达以及半胱氨酸蛋白酶的活性。研究人员再次记录了 ATP 和磷酸肌酸的缺氧水平以及半胱氨酸蛋白酶-3 的活性,一种死亡执行半胱氨酸蛋白酶。缺氧时半胱氨酸蛋白酶-3 活性显著增加,缺氧后仍保持较高水平。

Bax 在常氧状态下几乎不可见;如前所示,它在缺氧和缺氧 24 小时后增加。但是,低氧后给予别嘌呤醇后,Bax 低于缺氧后 Bax 水平,24 小时后肯定降低,Bcl - 2 无变化。活性 caspase - 3 在缺氧后增加,此后没有变化,并且始终保持不变。Bax 在缺氧后的 24 小时升高,而别嘌呤醇处理的缺氧组 Bax 降低。

综上所述,这些研究的结果如下:

- 缺氧后核 Bax 蛋白表达立即增加,缺氧 24 小时后仍保持升高;
- 别嘌呤醇可减弱缺氧后即刻和缺氧后 24 小时观察到的核 Bax 蛋白表达的增加;
- 缺氧后 Bcl‐2 蛋白表达不变,caspase‐3 表达在缺氧后升高,此后保持不变;
- 别嘌呤醇不影响 caspase‐3 表达的增加。

推测别嘌呤醇预处理可防止缺氧后 Bax 与 Bcl‐2 蛋白比值的改变,并可能通过一种独立于半胱氨酸蛋白酶‐3 的机制来减弱延迟性神经元死亡。

16.4 别嘌呤醇对神经元核 Ca^{2+}/钙调蛋白依赖激酶 IV 和核 DNA 断裂的影响

研究团队检测了神经元核蛋白激酶 IV,这是一种 Ca^{2+}/钙调蛋白依赖(CaM 激酶 IV)酶。这是凋亡蛋白转录的关键酶。确定了别嘌呤醇预处理是否会减弱神经元 Ca^{2+} 和 CaM 激酶 IV 活性的低氧后改变。缺氧后,核酶 CaM 激酶 IV 显著升高。24 小时后出现降低,但缺氧后给予别嘌呤醇表现出显著差异。

低剂量别嘌呤醇(20 mg/kg 体重)治疗显示没有效果。高剂量别嘌呤醇(100 mg/ kg 体重)治疗后 Bax 明显降低,但不影响 Bcl‐2。24 小时后涂片,24 小时缺氧和别嘌呤醇显示仍有片段存在,72 小时后,在别嘌呤醇后处理后仍然存在较少数 DNA 片段。第 7 天显示,碎片非常少,在别嘌呤醇处理缺氧 7 天后,最后的 2 个样品看起来几乎和前 2 个常氧的样品差不多。DNA 片段显示得非常清楚,这些区域是低氧的,在别嘌呤醇处理后碎片减少,而在低氧条件下,碎片增加。

综上所述:在新生豚鼠的大脑皮质中,缺氧后核 Bax 蛋白表达立即增加,并在 24 小时内保持升高,在 7 天时进一步升高。缺氧后别嘌呤醇治疗可防止缺氧后 7 天观察到的核 Bax 蛋白表达增加。Bcl‑2 蛋白表达不变。DNA 片段在缺氧后出现,并在 72 小时时下降,但在缺氧后 7 天再次出现片段增加。低氧处理后别嘌呤醇降低了低氧处理后 7 天 DNA 断裂的增加。

研究人员推测,缺氧后使用别嘌呤醇治疗可防止 Bax 与 Bcl‑2 比值的改变,并可能减轻迟发性垂体后叶神经元凋亡。所提出的事件序列是:随着 Ca^{2+} 流入细胞内,黄嘌呤脱氢酶在细胞内转化为黄嘌呤氧化酶,而黄嘌呤氧化酶被别嘌呤醇灭活或抑制。因此,自由基会促进核膜脂质过氧化,从而增强核内 Ca^{2+} 流出,激活 CaM 激酶 IV,从而磷酸化 cAMP 反应元件结合蛋白分子,继而转录 Bax 和 Bcl‑2 基因。

16.5　缺氧后豚鼠大脑皮质线粒体凋亡蛋白漏入胞质

Smac/DIABLO 是一种位于线粒体的小型蛋白(27 kDa),随后与细胞色素 C 一起作为较大的成熟蛋白释放到细胞质中,维持着蛋白质间的动态相互作用[48, 49]。在细胞凋亡过程中 Smac 与细胞色素 C 同时从线粒体释放到细胞质中,通过去活化凋亡蛋白抑制剂(IAP)介导的抑制,重新激活启动子和效应子半胱氨酸蛋白酶[49-51]。已经证明 IAPs 的这种抑制会导致半胱氨酸蛋白酶的活性增加,介导细胞死亡。在生理条件下,IAP 与半胱氨酸蛋白酶结合并使其失活[48-50]。

众所周知,线粒体紊乱会导致细胞色素 C、Smac 和其他凋亡因子的释放[50]。之前报道过,与 Smac 相似,胎儿缺氧导致细胞色素 C 从线粒体释放到胞质中,因此线粒体是程序性细胞死亡的一个关键调控因子。在局灶性粘连区域,细胞膜下有一个酶的分散性网络调控着细胞的迁移和凋亡,包括线粒体,可能通过增加线粒体膜通透性或通过调节线粒体膜通道孔(mPTP)[51-54]。

实验目的是研究缺氧导致豚鼠的足月胎鼠大脑皮质线粒体向细胞质表达和转运 Smac 增加的假说。

将妊娠 60 天的豚鼠分为常氧(Nx, $n=6$)和低氧(Hx, $n=6$)两组。将怀孕的母豚鼠置于于 0.07 的 FiO_2 中 60 分钟诱导胎儿缺氧。用 ATP 和 PCr 水平记录胎儿缺氧情况。从大脑皮质组织中分离出线粒体和胞质组分。使用特异性抗 Smac 抗体通过 Western 印迹法测定线粒体和胞质组分中的 Smac 表达,并表示为吸光度($ODxmm^2$)。

Nx 组线粒体 Smac 表达为 62.35±4.56,Hx 组为 76.65±8.3 ($P=$ NS)。然而,胞质部分中的 Smac 表达在 Nx 中为 81.23±7.3,在 Hx 中增加至 172.34±6.3($p<0.05$ vs. Nx)。数据表明,缺氧导致胞浆内 Smac 蛋白含量升高。

由于 Smac 主要存在于线粒体中,结论是,缺氧导致线粒体 Smac 蛋白向胞质释放增加。推测 Smac 易位是缺氧诱导胎儿大脑神经元细胞死亡的一种新机制。缺氧时胞浆内 Smac 蛋白的增加表明胎儿脑缺氧性神经元死亡是由半胱氨酸蛋白酶依赖机制介导的。

在最后,想要指出这些只是冰山一角,在研究人员找到抑制凋亡的有效治疗方法之前,还需要做大量的工作来了解凋亡通路的确切过程。这些抑制作用仅能证明凋亡通路序列的科学价值。

(林周金　郑官林　译)

参考文献

[1] Chen J, Graham SH, Nakayama M, et al. (1997) Apoptosis repressor genes Bcl-2 and Bcl-x-long are expressed in the rat brain following global ischemia. J Cereb Blood Flow Metab 17: 2 – 10.

[2] Merry DE, Veis EDJ, Hickey WF, et al. (1994) Bcl-2 protein expression is widespread in the developing nervous system and retained in the adult PNS. Development 120: 301 – 311.

[3] Chen J, Graham SH, Chan PH, et al. (1995) Bcl-2 is expressed in neurons that survive focal ischemia in rat. Neuroreport 6: 394 – 398.

[4] Jacobson MD, Raff MC (1995) Programmed cell death and Bcl-2 protection in very low oxygen. Nature 374: 814 – 816.

[5] Martinou JC, Dubois-Dauphin M, Staple JR et al. (1994) Overexpression of Bcl-2 in transgenic mice protects neurons from naturally occurring cell death and experimental ischemia. Neuron 13: 1017 – 1030.

[6] Zhong LT, Sarafian T, Kane DJ, et al. (1993) Bcl-2 inhibits death of central neural cells induced by multiple agents. Proc Natl AcadSci 90: 4533 – 4537.

[7] Hara A, Iwai T, Niwa M, et al. (1996) Immunohistochemical detection of

Bax and Bcl-2 proteins in gerbil hippocampus following transient forebrain ischemia. Brain Res 711: 249 – 253.

[8] Reed JC （1994） Bcl-2 and the regulation of programmed cell death. J Cell Biol 124: 1 – 6.

[9] Rosenbaum DM, Michaelson M, Batter DK et al. （1994） Evidence for hypoxia-induced, programmed cell death of culture neurons. Ann Neurol 36: 864 – 870.

[10] Chinnaiyan AM, O'Rourke K, Lane BR, et al. （1997） Interaction of CED-4 with CED-3 and CED-9: a molecular framework for cell death. Science 275: 1122 – 1126.

[11] Golstein P （1997） Controlling cell death. Science 275: 1081 – 1082.

[12] Krajewski S, Mal JK, Krajewska M, et al. （1995） Upregulation of Bax protein levels in neurons following cerebral ischemia. J Neurosci 15: 6364 – 6376.

[13] Gillardon F, Wickert H, Zimmerman M （1995） Up-regulation of Bax and down-regulation of Bcl-2 is associated with kainite-induced apoptosis in mouse brain. Neurosci Lett 192: 85 – 88.

[14] Gillardon F, Lenz C, Waschke KF, et al. （1996） Altered expression of Bcl-2, Bcl-X, Bax, and c-Fos colocalizes with DNA fragmentation and ischemic cell damage following middle cerebral artery occlusion in rats. Mol Brain Res 40: 254 – 260.

[15] Oltvai ZN, Milliman CL, Korsmeyer SJ （1993） Bcl-2 heterodimerizes in vivo with a conserved homolog, Bax, that accelerates programmed cell death. Cell 74: 609 – 619.

[16] Bossenmeyer C, Chihab R, Muller S, et al. （1997） Differential expression of specific proteins associated with apoptosis （Bax） or cell survival （Bcl-2, HSP70, HSP105） after short and longterm hypoxia in cultured central neurons. Pediatr Res 41: 41A.

[17] Ravishankar S, Ashraf QM, Fritz K, et al. （2001） Expression of Bax and Bcl-2 proteins during hypoxia in cerebral cortical neuronal nuclei of newborn piglets: effect of administration of magnesium sulfate. Brain Res 901: 23 – 29.

[18] Marin MC, Fernandez A, Bick RJ, et al. （1996） Apoptosis suppression by Bcl-2 is correlated with regulation of nuclear and cytosolic Ca^{2+}. Oncogene 12: 2259 – 2266.

[19] Al-Mohanna FA, Caddy KWT, Boisover SR （1994） The nucleus is isolated from large cytosolic calcium ion changes. Nature 367: 745 – 750.

[20] Santella L, Carafoli E （1997） Calcium signaling in cell nucleus. FASEB J 11: 1091 – 1109.

[21] Steinhardt RA, Alderton J （1988） Intracellular free calcium rise triggers nuclear envelope breakdown in the sea urchin embryo. Nature 332: 364 – 366.

[22] Tombes RM, Simerly C, Borisy GG, et al. （1992） Meiosis, egg activation, and nuclear envelope breakdown are differentially reliant on Ca^{2+}, whereas germinal vesicle breakdown is Ca^{2+} independent in the mouse oocyte. J Cell Biol 117: 799 – 811.

[23] Mishra OP, Delivoria-Papadopoulos M （2002） Nitric oxide-mediated Ca^{2+}-influx in neuronal nuclei and cortical synaptosomes of normoxic and hypoxic newborn piglets. Neurosci Lett 318: 93 – 97.

[24] Alnemri ES, Livingston DJ, Nicholson DW, et al. （1996） Human ICE /

CED-3 protease nomemclature. Cell 87: 171.

[25] Donepudi M, Grutter MG (2002) Structure and zymogen activation of caspases. Biophys Chem 101 - 102: 145 - 154.

[26] Salvesen GS (2002) Caspases: opening the boxes and interpreting the arrows. Cell Death Differ 9: 3 - 5.

[27] Nicholson DW, Ali A, Thornberry NA, et al. (1995) Identification and inhibition of the ICE/CED-3 protease necessary for mammalian apoptosis. Nature 376: 37 - 43.

[28] Thornberry NA, Bull HG, Calaycay JR, et al. (1992) A novel heterodimeric cysteine protease is required for interleukin-1 beta processing in monocytes. Nature 356: 768 - 774.

[29] Rotonda J, Nicholson DW, Fazil KM, et al. (1996) The three-dimensional structure of apopain/CPP32, a key mediator of apoptosis. Nat StructBiol 3: 619 - 625.

[30] Thornberry NA, Lazebnik Y (1998) Caspases: enemies within. Science 281: 1312 - 1316.

[31] Kumar S, Lavin MF (1996) The ICE family of cysteine proteases as effectors of cell death. Cell Death Differ 3: 255 - 267.

[32] Nicholson DW, Thornberry NA (1997) Caspases: killer proteases. Trends BiochemSci 22: 299 - 306.

[33] Grutter MG (2000) Caspases: key players in programmed cell death. Curr Opin Struct Biol 10: 649 - 655.

[34] Cohen GM (1997) Caspases: the executioners of apoptosis. Biochem J 326: 1 - 16.

[35] Strasser A, O'Connor L, Dixit VM (2000) Apoptosis signaling. Annu Rev Biochem 69: 217 - 245.

[36] Ellis RE, Yuan J, Horvitz HR (1991) Mechanisms and functions of cell death. Annu Rev Cell Biol 7: 663 - 698.

[37] Xue D, Shaham S, Horvitz HR (1996) The Caenorhabditis elegans cell-death protein CED-3 is a cysteine protease with substrate specificities similar to those of the human CPP32 protease. Genes Dev 10: 1073 - 1083.

[38] Yuan J, Shaham S, Ledoux S, et al. (1993) The C. elegans cell death gene ced-3 encodes a protein similar to mammalian interleukin-1 beta-converting enzyme. Cell 75: 641 - 652.

[39] Kuida K, Zheng TS, Na S, et al. (1996) Decreased apoptosis in the brain and premature lethality in CPP32 - deficient mice. Nature 384: 368 - 372.

[40] Woo M, Hakem R, Soengas MS, et al. (1998) Essential contribution of caspase-3/CPP32 to apoptosis and its associated nuclear changes. Genes Dev 12: 806 - 819.

[41] Hakem R, HakemA DGS (1998) Differential requirement for caspase-9 in apoptotic pathways in vivo. Cell 94: 339 - 352.

[42] Kuida K, Haydar TF, Kuan C-Y, et al. (1998) Reduced apoptosis and cytochrome c-mediated caspase activation in mice lacking caspase-9. Cell 94: 325 - 337.

[43] Bump NJ, Hackett M, Hugunin M, et al. (1995) Inhibition of ICE family proteases by baculovirus antiapoptotic protein. Science 269: 1885 - 1888.

[44] Sugimoto A, Friesen PD, Rothman JH (1994) Baculovirus p35 prevents developmentally programmed cell death and rescues a ced-9 mutant in the

nematode Caenorhabditis elegans. EMBO J 13: 2023 - 2028.

[45] Hay BA, Wolff T, Rubin GM (1994) Expression of baculovirus P35 prevents cell death in drosophila. Development 120: 2121 - 2129.

[46] Beidler DR, Tewari M, Friesen PD, et al. (1995) The baculovirus p35 protein inhibits Fasand tumor necrosis factor-induced apoptosis. J Biol Chem 270: 16426 - 16528.

[47] Datta R, Kojima H, Banach D, et al. (1997) Activation of a CrmA-insensitive, p35 - sensitive pathway in ionizing radiation-induced apoptosis. J Biol Chem 272: 1965 - 1919.

[48] Mudduluru M, Zubrow AB, Ashraf QM, et al. (2010) Tyrosine phosphorylation of apoptotic proteins during hyperoxia in mitochondria of the cerebral cortex of newborn piglets. Neurochem Res 35: 1003 - 1009.

[49] Verhagen AM, Ekert PG, Pakusch M, et al. (2000) Identification of DIABLO, a mammalian protein that promotes apoptosis by binding to and antagonizing IAP proteins. Cell 102: 43 - 53.

[50] Verhagen AM, Vaux DL (2002) Cell death regulation by the mammalian IAP antagonist diablo/Smac. Apoptosis 7: 163 - 166.

[51] Du C, Fang M, Li Y, et al. (2000) Smac, a mitochondrial protein that promotes cytochrome c-dependent caspase activation by eliminating IAP inhibition. Cell 102: 33 - 42.

[52] Westphal D, Dewson G, Menard M, et al. (2014) Apoptotic pore formation is associated with in-plane insertion of Bak or Bax central helices into the mitochondrial outer membrane. Proc Natl AcadSci U S A 111: E4076 - E4085.

[53] Kratimenos P, Koutroulis I, Marconi D, et al. (2014) Multi-targeted molecular therapeutic approach in aggressive neuroblastoma: the effect of focal adhesion kinase-Src-Paxillin system. Expert Opin Ther Targets 18: 1395 - 1406.

[54] Lam CK, Zhao W, Liu GS, et al. (2015) HAX-1 regulates cyclophilin-D levels and mitochon-dria permeability transition pore in the heart. Proc Natl AcadSci U S A 112: E6466 - E6475.

新生期超敏反应的新见解 17

C. J. Woodbury

17.1 前言

皮肤是人体最大的感觉器官,在维持生物体的稳态中起着至关重要的作用,并且被多种保护其完整性的感觉神经元密集地支配着。新生儿的免疫系统尚未发育成熟,皮肤损伤可能对皮肤的感觉功能甚至新生儿的生存能力产生严重的即时和长期影响,因此保持皮肤的完整性尤为重要。所有的新生哺乳类动物,包括人类,在出生后很长一段时间对触觉刺激均表现出明显的超敏反应,这证实了新生期皮肤的脆弱性。在皮肤的超敏反应过程中,保护性撤退反射激活阈值异常低,可由非伤害性的阈下刺激触发。在个体发育的早期,表皮非常重要又极其脆弱,且具有保护/免疫功能,因而皮肤的超敏反应无疑是具备高度适应性的,而非相互矛盾的,适应不良的行为反应。

目前对这种新生期皮肤超敏反应的机制知之甚少。长期以来,这种超敏反应被认为是由触觉传入的激活引起的,这是因为撤退反射的激活阈值较低,而且由于伤害感受器的发育迟缓,疼痛系统尚未起作用[1]。的确,新生期痛觉感受器尚未成熟,人们认为触觉传入纤维可将信号传导至中枢神经系统的痛觉特异性区域并调控痛觉回路,发挥痛觉感受器的功能。然而,最近的研究结果并不支持以上观点,这使人们对感觉神经元在新生期超敏反应的作用有了新的认识。

17.2 皮肤感觉神经元的多样性

皮肤感觉神经元的细胞体位于三叉神经节和背根神经节

（DRGs），是皮肤抵御潜在的有害环境入侵的第一道防线。这些初级传入纤维构成了一组极其多样的功能表型群，选择性对不同强度的非伤害性和伤害性机械、热或化学刺激产生反应，继而将这些信息传递到中枢神经系统[2]。皮肤感觉神经元不仅存在功能多样性，其解剖学、生理学和分子表型也同样表现为惊人的多样性。感觉生物学的主要挑战之一是要理解这些特性之间的关系以及这些多样性在发育过程中是如何出现以及何时出现。

对成年期的研究发现，虽然许多不同的特性被证明与感觉神经元的离散功能属性有不同程度的关联，但这些多方面相互关系的高度复杂性，使这种泛泛的概括显得牵强附会。例如，皮肤传入纤维根据轴突直径，分为大直径厚髓鞘的神经纤维（Aβ），小直径薄髓鞘的神经纤维（Aδ）和无髓神经纤维（C）。Aβ 被认为是低阈值机械性感受器传入纤维，而 Aδ 和 C 伤害性感受器传入纤维[2]。然而，这一经典描述过于简单化，因为许多伤害性感受器传入纤维为 Aβ，而最敏感的触觉传入通常由 Aδ 和 C 传导。如下文所示，由于未能认识到这些重要的特例，导致主要对疼痛系统发育和可塑性的许多误解。另一个概括作用有限的领域是感觉神经元生物物理性质的研究。细胞内记录方法揭示感觉神经元胞体动作电位形状存在多样性，从宽的特征性驼峰（即长时程）或下降支有拐点，到缺乏拐点的窄峰（即短时程）。动作电位峰形的定量和定性属性被认为是传入神经纤维功能同一性的强预测指标，缺乏拐点的窄峰与触觉传入（LTMRs）相关，有拐点的宽峰与伤害性传入[3]相关。然而，根据实验室最近对正常生理温度下的伤害性感受器特性进行的研究，对仅基于生物物理特性[4]试图推断传入纤维的性质提出了质疑。

脊髓背角是感觉信号由传入纤维传输到中枢环路的部位，其感觉神经元的形态和板层终止模式之间有显著的功能性关联。虽然也有例外，但总的来说，不同功能亚类的皮肤感觉神经元的中枢分布高度特异，并与传入方式[5]相关。伤害性传入纤维主要终止于脊髓背角表层的板层 Ⅰ 和 Ⅱ，而触觉传入纤维终止于脊髓背角板层 Ⅲ-Ⅴ，两者没有重叠。

目前尚不清楚这些高度特异的皮肤感觉神经元板层终止模式在发育过程中是如何以及何时形成的。神经解剖学上的示踪法是通过应用示踪剂来标记未识别的神经元的一种研究方法,研究表明,大直径的传入纤维最先进入胚胎的脊髓灰质,数天后,小直径的传入纤维[6]紧随其后。基于该研究基础,有学者提出,这些先到的、大直径的传入纤维在早期[7]绕过其正常合适的靶区,侵入浅表"疼痛特异性"或伤害性板层。根据轴突直径和中枢分布,目前普遍认为这些纤维是低阈值机械感受器(LTMRs)。LTMRs 对痛觉特异性区域的侵占会持续很长的时间,在啮齿动物可持续至出生后的 3 周[1,7]。成年的团块标记模式要到生命的第 3 周才能看到,此时那些旺盛的中枢分支会从浅表的痛觉特异性区域缩回。故而普遍认为触觉传入极具可塑性,能够在个体发育的不同时期直接入侵和激活疼痛回路。

因此,在出生前后的发育过程中,触觉传入纤维对疼痛回路的入侵被认为是新生期对触觉刺激超敏的原因。有趣的是,皮肤撤退反射的低激活阈值持续到生命的第 3 周左右,反映了这些触觉传入纤维旺盛的中枢入侵的时相。触觉传入纤维的可塑性被认为持续终生,在神经损伤和/或外周炎症后,成年的浅表疼痛中心再次发生旺盛的入侵[9,10]。低阈值机械感受器激活疼痛回路被认为是各种慢性疼痛综合征的基础,最显著的是触觉超敏和触诱发痛(机械性痛觉超敏),这是神经损伤和炎症的常见后遗症。

17.3　个体的、生理上被识别的传入纤维的研究

考虑到先前的结论都是基于对未识别的传入纤维进行的形态学研究,即这些假说所依据的感觉神经元的种类不明,为了更好地了解出生后早期皮肤感觉神经元的解剖和生理发育,创建了体外躯体感觉系统模型,该模型先自然刺激皮肤完整的末端,记录并功能性识别单个感觉神经元的活动,之后细胞内标志相同的传入纤维细胞进行中枢终结模式的解剖学分析[11,12]。在这新鲜的小鼠组织中,脊髓、背根神经节和皮肤神经及其在皮肤中的支配区域被连续分离,然后用

微管将神经生物素注入单个皮肤感觉神经元脊髓背根神经节的细胞体中。电刺激神经纤维,记录胞体动作电位,根据动作电位的潜伏期,笔者团队分析神经纤维的粗细及传导速度等生物物理性质。将不同的自然刺激(如机械、热和化学刺激)作用于皮肤神经元的末梢,用于明确神经元的外周反应性和整体功能特性。用离子渗透法将神经生物素导入细胞,待其扩散到整个细胞质后,使用标准的 ABC/DAB 技术对组织进行固定、切片和处理,使整个神经元(包括胞体、脊髓的分支和皮肤的神经末梢)可视化。除解剖和生理表型外,还可以利用荧光免疫细胞化学技术检测细胞的分子表型,以确定生理特性(如热敏感性)是否与分子表达模式具有相关性[13,14]。因此,该模型可有效解决新生期及成年期传入纤维的识别和因各种干预产生的可塑性的问题。

17.3.1　新生期触觉传入纤维

在新生小鼠的研究中,得到的结果惊人的一致。低阈值机械感受器(即触觉传入纤维)在新生期出生后第一天(最早检测的时间点)就显示出成年样的中枢投射模式,也就是说,在出生后早期,它们不会入侵浅表疼痛特异性的板层。该特征同样见于多种不同的低阈值机械感受器,包括将会分化为的厚髓鞘 Aβ,薄髓 Aδ 以及那些对机械刺激表现出不同反应(即阶段或强直的)的神经纤维。所有触觉传入纤维的中枢投射都位于背角浅层的深处,与最外层即边缘层(板层 I)之间有明显的间隙隔开,这一间隙为无髓鞘(C)痛觉传入纤维的中央末端所占据。除了成年样的板层终止模式,新生期低阈值机械感受器的生理特性也与成年期相似,包括形成成年样的没有拐点的胞体窄峰,以及对各种皮肤自然刺激产生显著成年样的反应。因此,新生期动物模型这种类成年的中枢投射,与普遍认为的新生期超敏是LTMRs 不适当中枢投射的结果相矛盾。

如果低阈值机械感受器在物理上不能直接激活浅表疼痛回路,那么新生期是哪些感觉神经元群体负责具有保护作用的伤害性撤退反射的超敏反应? 另外一个需要注意的点是,有髓痛觉受器在以往的所有研究中都被忽略了。以往的研究用霍乱毒素神经纤维标记来证明有髓纤维投射到脊髓背角浅表疼痛特定区域，然而，团块标记模式中被同样标记的有髓痛觉感受器的作用却被忽略了。再次应用半完整的体外模型来研究个体有髓痛觉感受器在出生后早期的发育，为新生期疼痛提供了许多重要见解[15]。

17.3.2　新生期有髓痛觉感受器

研究人员在新生期发现了两种基本的有髓伤害感受器，如图17-1所示。一类是传导最慢的轴突（即未来的 Aδ 纤维），表现出与有髓伤害感受器相关的经典中枢形态，其末端主要局限于背角浅表层（边缘层或板层Ⅰ）。然而，除了终止于第一层外，这些传入纤维也投射到胶状质中（板层Ⅱ；图17-1a），该区域被普遍认为仅含有伤害感受器-无髓 C 纤维投射。

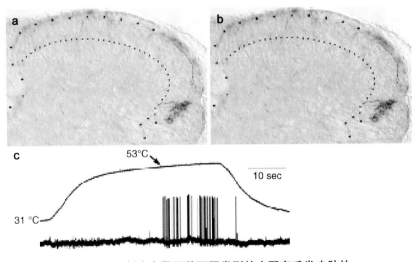

图 17-1　新生小鼠两种不同类型的支配有毛发皮肤的有髓痛觉感受器中枢树状末梢示意图

（a）P2 新生鼠慢传导（即未来的 Aδ）Ⅰ-/Ⅱ型特异性有髓伤害感受器。（b）快传导（即未来的 Aβ）板层 I/V 特异性的有髓伤害感受器。大的，宽间距的虚线为脊髓背角的灰质/白质的界限；狭小的虚线为胶状质的腹缘（即第二层）。（c）P2 新生鼠有害热刺激有髓伤害性感受器感受野的反应实例。热阈值为53℃，与成年有髓伤害性感受器的平均热阈值（52℃）基本相同。对机械刺激的反应阈值未显示；举例参见[11]。μm 比例尺（显微照片）= 100 μm。

另一类是传导速度相对较快的有髓伤害感受器亚类,其基本形态见图 17 - 1b,这类目前为止基本上被忽视了,其中许多轴突传导速度类似于 LTMRs 的 Aβ。新生期伤害感受器的 Aβ 纤维会产生背侧弯曲的末梢,许多方面类似于支配毛囊的 LTMRs 所呈现的经典"火焰状"末梢。与后者相似的是,这些伤害性感受器中的轴突末梢终止于更深的背角层(板层Ⅲ-Ⅴ)。然而,与 LTMRs 不同的是,这些痛觉感受器的轴突并非骤然终止于胶状质的腹侧边界,而是不间断地进入并广泛投射到更浅表的疼痛特异性区域(Ⅰ和Ⅱ)。有趣的是,体外和体内研究(未发表)都表明这种独特的形态贯穿于成年期。因此,该机制并非仅短暂的发育表型,而预计可能在整个生命的过程都会影响皮肤的感觉。

与其他伤害性感受器一样,这些传入神经在持续刺激的整个期间均反应强烈,且反应随刺激强度而增强[15]。有趣的是,许多感受器机械激活阈值很低,无害性刺激亦可引起紧张性放电。该结论不仅局限于机械痛阈,最近研究发现,新生期对有害刺激也很敏感,如图17 - 1c 所示。研究结果显示,从阈值和诱发放电来看,这些感受器对热的反应方式与成年期相同。不仅触觉感受器,研究表明,新生期有髓伤害感受器的主要特征也与成年相似。再者,由于新生期的机械激活阈值相对较低,并向脊髓背角的浅表疼痛特异性板层投射,这可能是新生期超敏反应的潜在原因。

特别需要注意的是正常成年人这种新的中枢分布形态。团块标记技术未能显示投射到胶质层的传入纤维,说明该方法不够敏感。然而,有髓痛感受器的中枢末梢呈背侧弯曲火焰状的,与早期神经损伤研究中未识别被解释为的"LTMRs 出芽"的纤维无区别[9,10]。曾经有假说认为,新生期触觉传入入侵到脊髓背角痛觉特异性区域可以解释新生期的超敏反应,成年受伤后观察到同样的结果被用以解释类似的触诱发痛。现在知道这是不正确的。

17.3.3 新生期炎症

虽然已被识别的传入神经的研究结果并不支持早期触觉传入可塑性,但鉴于最近新生期皮肤损伤和/或炎症的研究结果,伤害性传

入神经可塑性仍然很有可能[16]。目前正就这一问题研究小鼠新生期
炎症模型,目前研究结果表明,某些伤害感受器确实是高度可塑性,
并可能对早期组织损伤异常敏感,如图 17 - 2。出生时的炎症显著扩
大了经典髓鞘痛觉感受器(即特异性的板层Ⅰ/Ⅱ)的感受域;在某些
情况下,神经支配区域可扩展到整个背侧皮肤神经支配区域。与人
相比,动物传入神经的感受域普遍呈小点状(图 17 - 2a)。传入神经

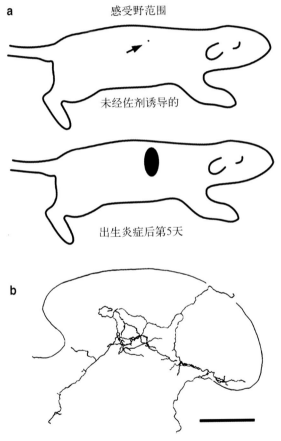

图 17 - 2　新生期炎症后有髓伤害性感受器的变化

(a)新生小鼠有髓伤害性感受器感受域的示意图(出生后第 6 天),分别为正
常对照组(小点、顶部)与出生时经历佐剂诱导的炎症组(大卵圆形、底部)。
(b)出生时接触佐剂诱导炎症,有髓伤害感受器(出生后 5 天)中枢投射改变的示
意图(与正常伤害感受器相比,图 17 - 1)。内侧在左边。注意中枢末梢大量增生
并扩张至背角的不适当部位;背皮神经的所有正常传入纤维均终止于背角外侧第
三节。标尺 = 100 μm。

的中枢末梢同样具有可塑性,末梢变得高度杂乱并伸入新的区域(图
17-2b)。目前为止,研究人员的发现仅限于生命的第一周;新生期
组织损伤是否导致疼痛系统的永久性改变具有重要的临床意义,正
使用该模型进行长期研究。

结 论

最近对皮肤感觉神经元的生理学和解剖学研究表明,皮肤感觉
系统在出生时就已经成年化。新生期的触觉传入本质上是成年对应
部分的小型化版本,并不像之前认为的那样能够激活疼痛回路。相
比之下,髓鞘伤害性感受器在新生期已经发育好,对机械和有害热刺
激的阈值也与成年本质上没有区别。然而,与触觉传入纤维不同,这
些痛觉传入纤维广泛投射于浅表痛觉特异性的板层,被原先团块标
记模式的研究误认为是触觉传入纤维。某些有髓鞘痛觉感受器亚类
呈现相对较低的机械阈值是新生期超敏反应的原因。然而,新生期
的机械阈值与成年基本上相同,成年不发生超敏反应可能是由于中
枢处理加工的过程产生改变所致,中央抑制的研究在未来前景广阔。
研究还表明,痛觉系统可能特别容易受到早期炎症和/或身体创伤的
影响。今后的研究将重点评估该现象的长期影响以及其所涉及的分
子基础。

(林周金　郑官林　译)

参考文献

[1] Fitzgerald M, Jennings E (1999) The postnatal development of spinal sensory processing. Proc Natl Acad Sci U S A 96:7719-7722.

[2] Willis WD, Coggeshall RE (2004) Sensory mechanisms of the spinal cord. Plenum, New York.

[3] Koerber HR, Mendell LM (1992) Functional heterogeneity of dorsal root ganglion cells. In: Scott SA (ed) Sensory neurons. Oxford University Press, New York, pp 77-96.

[4] Boada MD, Woodbury CJ (2007) Physiological properties of mouse skin sensory neurons recorded intracellularly in vivo: temperature effects on somal membrane properties. J Neurophysiol 98:668-680.

[5] Fyffe REW (1992) Laminar organization of primary afferent terminations in

the mammalian spinal cord. In: Scott SA (ed) Sensory neurons. Oxford University Press, New York, pp.131 - 139.

[6] Smith CL (1983) The development and postnatal organization of primary afferent projections to the rat thoracic spinal cord. J Comp Neurol 220: 29 - 43.

[7] Fitzgerald M, Butcher T, Shortland P (1994) Developmental changes in the laminar termination of A fiber cutaneous sensory afferents in the rat spinal cord dorsal horn. J Comp Neurol 348: 225 - 233.

[8] Woodbury CJ, Ritter AM, Koerber HR (2000) On the problem of lamination in the superficial dorsal horn of mammals: a reappraisal of the substantia gelatinosa in postnatal life. J Comp Neurol 417: 88 - 102.

[9] Woolf CJ, Shortland P, Coggeshall RE (1992) Peripheral nerve injury triggers central sprouting of myelinated afferents. Nature 355: 71 - 77.

[10] Koerber HR, Mirnics K, Brown PB, et al. (1994) Central sprouting and functional plasticity of regenerated primary afferents. J Neurosci 14: 3655 - 3671.

[11] Woodbury CJ, Ritter AM, Koerber HR (2001) Central anatomy of individual rapidly adapting low-threshold mechanoreceptors innervating the "hairy" skin of newborn mice: early maturation of hair follicle afferents. J Comp Neurol 436: 304 - 323.

[12] Koerber HR, Woodbury CJ (2002) Comprehensive phenotyping of skin sensory neurons using a novel ex vivo somatosensory system preparation. Physiol Behav 77: 589 - 594.

[13] Woodbury CJ, Zwick M, Wang S, et al. (2004) Nociceptors lacking TRPV1 and TRPV2 have normal heat responses. J Neurosci 24: 6410 - 6415.

[14] Albers KM, Woodbury CJ, Ritter AM, et al. (2006) Glial cell line-derived neurotrophic factor expression in skin alters the mechanical sensitivity of cutaneous nociceptors. J Neurosci 26: 2981 - 2990.

[15] Woodbury CJ, Koerber HR (2003) Widespread projections from myelinated nociceptors throughout the substantia gelatinosa provide novel insights into neonatal hypersensitivity. J Neurosci 23: 601 - 610.

[16] Ruda MA, Ling QD, Hohmann AG, et al. (2000) Altered nociceptive neuronal circuits after neonatal peripheral inflammation. Science 289: 628 - 631.

新生儿疼痛：从门控理论到脑编程 18

Kanwaljeet J. S. Anand

每年在发达和发展中国家都有大量的低体重儿和早产儿出生，其中有许多极度发育不足（<1 500 g）。这些婴儿可能需要在新生儿重症监护病房反复或者长时间承受应激、疼痛以及母婴分离。在这个时期，大脑的结构和血管系统非常不成熟，只有通过改善产科和新生儿护理才能使这些新生儿存活[1]。尽管存活率不断提高，但早产儿在幼儿期和小学阶段的认知缺陷、学习困难和异常行为的发生率仍较高。多项随访研究报告了早产儿神经发育缺陷[2-4]，需要特殊的援助[5]以及增加医疗保健和社会负担的情况[6]。

笔者团队对学龄早产儿（病例组）与足月儿（对照组）的认知和行为结果进行了荟萃分析，发现早产儿的平均智商得分比足月儿低11分。而且胎龄和出生体重越低，病例组和对照组之间的平均智商得分差异越大[7]。Hack等指出，8岁时早产儿和足月儿的智商得分差异为5分，随访到20岁这种认知差异一直持续存在[8]。尽管有着巨大的社会意义，神经发育缺陷的生物学机制仍不清楚而且研究不足。

18.1 疼痛和应激的长期影响机制

未发育成熟的大脑中神经元细胞的死亡和突触发生改变，此可能为人类和啮齿类动物研究中发现的皮质和皮质下大脑区域的变化提供合理的解释。为了探讨新生儿期疼痛、应激或其他不良经历的长期影响，笔者团队研究了导致这些变化的机制。理论框架[9]表明，未发育成熟的神经元和神经胶质细胞容易发生凋亡或兴奋性毒性，反复疼痛或应激可能对神经元的存活有重要影响。

18.1.1　未发育成熟的神经元脆弱性增强

大脑发育在人类出生前后都是至关重要的,它与 0~14 天大鼠幼仔的神经系统成熟程度相对应,其特征是大脑生长达到峰值[10],突触生成旺盛[11],以及特定受体群体的表达。神经元受体包括兴奋性 N -甲基- D -天冬氨酸(NMDA)受体、α -氨基- 3 -羟基- 5 -甲基- 4 -异恶唑丙酸/红藻氨酸(AMPA/kainate)受体、代谢型谷氨酸受体,它们在大脑中广泛分布,在未发育成熟的大脑中对神经元增殖、分化[12]、迁移[13]、突触发生[14]和突触可塑性等方面发挥重要作用[15]。NMDA 受体允许 Ca^{2+} 进入细胞,导致第二信使的磷酸化和基因调控的改变。NMDA 受体在大鼠出生时达到峰值密度[16,17],从而增强新生大鼠配体门控性 Ca^{2+} 电流的幅度[18]。它们在人类胎儿大脑中也有丰富的表达[19]。未发育成熟的神经元似乎更容易受到兴奋性毒性损伤[20],这可能是由于 Ca^{2+} 信号介导的分子机制发生了改变[21]。这种未发育成熟的神经系统脆弱性增强,在病理性应激刺激增加的情况下,可能导致过量 Ca^{2+} 进入细胞,从而引发兴奋性毒性细胞死亡[22]。长时间阻断 NMDA 受体或激活神经元细胞因子受体(如 TNF - α 受体)也可能通过启动子(例如半胱氨酸蛋白酶- 8、半胱氨酸蛋白酶- 9)和半胱氨酸蛋白酶效应子(例如半胱氨酸蛋白酶- 3)的顺序激活[23-25],直接或间接地引发发育中神经元凋亡。这一关键时期的特征还包括通过凋亡机制自然发生的神经元死亡(或生理性细胞死亡)程度的增强[26,27]。这种神经元细胞死亡遵循一种发育模式,在特定的发育阶段影响特定的大脑区域,如围生期的脑干[28]、出生后不久的丘脑和其他皮质下区域[29,30],以及出生后前 2 周的皮质区域[30-32]。Bcl - 2 和半胱氨酸蛋白酶- 3 的区域表达似乎介导了这种神经元凋亡的敏感性,并且这一时期随着半胱氨酸蛋白酶- 3 细胞表达的减少而终止[33]。原位杂交显示半胱氨酸蛋白酶- 3 的发育调控是神经元凋亡的主要效应酶,在胎儿和新生儿神经元中半胱氨酸蛋白酶- 3 mRNA 含量较高,而成年神经元表达降低[34]。拉比诺维奇等估算,在人类妊娠 28 周后,大量皮质神经元发生凋亡,神经元数量减少 50% 以上,以达到出生时稳定的神经元数量[26]。这种脆弱性不仅限于神经元,还扩展到神经系统的神经胶质成分。Volpe 和他的同事证明,早产儿脑内的少突胶质细胞对自由基损伤非常敏感[35]。少突胶质细胞死亡的主要机制是凋亡。这种对自由基损伤的敏感性为成熟依赖性,成熟的少突胶质细胞在暴露于自由基时存活的数量要多得多[36]。

18.1.2 早期不良经历的影响

兴奋性毒性和凋亡机制的发育调控增加了未成熟神经系统对早产儿不良经历的易感性。因此,新生大鼠缺血缺氧性损伤模型显示大脑皮质、纹状体、丘脑和海马神经元坏死增加[37]。新生小鼠大脑病毒感染可引起皮质和海马细胞凋亡增加[38],而新生儿腹膜炎等远端应激源也可导致神经元和星形细胞损伤,与额叶皮质血脑屏障完整性受损有关[39]。存活实验进一步报道了下丘脑-垂体-肾上腺轴(HPA轴)的高反应性,与暴露于新生儿内毒素血症后成年大鼠正中隆起和海马的永久性变化有关[40]。新生儿重症监护积极治疗缺氧、低血糖或败血症,但其他导致神经元损伤的因素,如重复性疼痛或母婴分离,直到最近才得到很少的治疗关注[41]。彼得森等研究的 8 岁儿童在接受新生儿重症监护时,习惯性地忽略了侵入性操作(如足跟穿刺、静脉置管、胸管放置等)或不良的环境刺激(如大噪声、亮光)的影响。最近的临床和实验观察表明,侵入性操作引起的反复性疼痛,以及母婴分离导致缺乏社交(触觉、动觉和语言)刺激,可能对未成熟神经元的发育脆弱性具有独立的甚至可能是相互关联的影响[42]。

反复的或长期的疼痛可能会不知不觉地阻碍认知发展,这一点基本上被忽视了。例如,出生后第一周暴露于重复性急性疼痛的成年大鼠也被发现了类似的长期行为变化模式。暴露于新生期疼痛的大鼠在婴儿期的疼痛阈值较低,在成年期酒精偏好、防御性撤退行为和高度警惕性增加[43]。新生期遭受炎症性疼痛[包括注射甲醛、完全弗氏佐剂(CFA)或卡拉胶]的大鼠在成年期间也表现出强烈的行为变化。在新生期注射 CFA 后,成年大鼠对随后的疼痛刺激(捏痛、注射甲醛)产生痛觉过敏[44]。反复注射甲醛后,成年大鼠对热板刺激的潜伏期延长,酒精偏好降低,运动能力降低[45]。

这些长期的行为变化很可能是由于未成熟的疼痛系统在外周、脊柱和脊髓水平的发育改变造成的[41]。在外周和脊髓水平,这些改变包括与组织损伤区域相对应的外周皮神经的末梢分支增加,以及初级传入纤维与脊髓背角神经元的连接增强[44,46]。体表相关的背角神经元在静息和伤害性刺激时都表现出明显的超兴奋性,其感受域也有所减小[44,47]。在与疼痛处理相关的大脑皮质区域,新生期遭受反复炎症性疼痛的大鼠自然发生的神经元细胞死亡显著加重[48]。在特定区域,特别是梨状叶、颞叶和枕叶皮质,遭受炎症性疼痛的 1 天和 7 天大鼠神经元细胞死亡数量是同龄对照组的 2 倍,但这种脆弱性在 14 天大鼠幼崽中并不明显[48]。导致这些长期变化的机制可能包括神经元兴奋性毒性(通过激活 NMDA 或其他兴奋性受体介导)或凋亡(通过炎症细胞因子受体或线粒体损伤介导)。NMDA 依赖的机制不仅调节疼痛的脊髓传递,还介导痛觉过敏、异常性疼痛、痛觉终止和中枢敏化等疼痛的长期效应[49],涉及慢性疼痛的发病机理[50,51]。

越来越多的数据表明,暴露于新生儿疼痛环境中会增加对 NMDA 依赖的神经可塑性介导的慢性疼痛状态的易感性[52,53]。如果新生儿疼痛或局部炎症确实产生这些长期变化,那么镇痛或抗炎治疗应该能阻止或改善所报道的细胞和行为的变化。然而,由于缺乏已发表的数据,因此无法在这方面得出任何确切的结论。最近的一项实验表明,在暴露于炎症性疼痛的新生大鼠中,预先使用吗啡进行预防性镇痛,在成年期可以减少一些,但不是全部的长期行为变化[45]。一项盲法、安慰剂对照的随机临床试验初步证明了吗啡预先镇痛对早产儿的有益作用,这表明吗啡治疗的新生儿早期神经损伤的发生率降低了[54]。一项更大的临床试验(目前正在进行中)的认知和神经行为结果可能会回答彼得森等报告的结果是否因阿片类镇痛而改变的问题,从而支持这些改变可能是由疼痛引起的神经元或白质损伤造成的[55]。

18.2 总结与结论

早产儿的神经发育结果仍然是一个值得关注的问题。笔者认为 NMDA 介导的重复或长时间疼痛引起的兴奋性毒性和母婴分离导致的细胞凋亡增强是导致未发育成熟的大脑神经元细胞死亡的两种主要机制。因此，神经发育异常将取决于遗传变异以及遭受这些不良环境经历的时间、强度和持续时间。婴儿期发育的改变可能导致海马体积的减少、行为和神经内分泌调节的异常，以及在以后的生活中出现认知不良。改善这些机制造成的轻微脑损伤可能具有巨大的公共卫生和经济意义。因此，神经科学家和临床医师共同致力于研究早期神经应激的机制，努力将新生儿期不良经历的影响降到最低，以及制定合理的改善神经发育结果的新策略。

（肖培汉　吴希珠　译）

参考文献

［1］ Hoyert DL, Freedman MA, Strobino DM, et al. (2001) Annual summary of vital statistics: 2000. Pediatrics 108: 1241 - 1255.

［2］ McCormick MC, Gortmaker SL, Sobol AM (1990) Very low birth weight children: behavior problems and school difficulty in a national sample. J Pediatr 117: 687 - 693.

［3］ Breslau N, Chilcoat H, Del Dotto J, et al. (1996) Low birth weight and neurocognitive status at six years of age. Biol Psychiatr 40: 389 - 397.

［4］ Achenbach TM, Howell CT, Aoki MF, et al. (1993) Nine-year outcome of the Vermont intervention program for low birth weight infants. Pediatrics 91: 45 - 55.

［5］ McCormick MC, Brooks-Gunn J, Workman-Daniels K, et al. (1992) The health and developmental status of very low-birth-weight children at school age. JAMA 267: 2204 - 2208.

［6］ Slonim AD, Patel KM, Ruttimann UE, et al. (2000) The impact of prematurity: a perspective of pediatric intensive care units. Crit Care Med 28: 848 - 853.

［7］ Bhutta AT, Cleves MA, Casey PH, et al. (2002) Cognitive and behavioral outcomes of schoolaged children who were born preterm: a meta-analysis. JAMA 288: 728 - 737.

［8］ Hack M, Flannery DJ, Schluchter M, et al. (2002) Outcomes in young adulthood for very-low-birthweight infants. N Engl J Med 346: 149 - 157.

[9] Anand KJS（2000）Effects of perinatal pain. In：Mayer EA, Saper CB（eds）The biological basis for mind-body interactions. Elsevier Science, New York, pp 117 - 129.

[10] Rakic P（1998）Images in neuroscience. Brain development, VI：radial migration and cortical evolution. Am J Psychiatr 155：1150 - 1151.

[11] Rakic P, Bourgeois J-P, Eckenhoff MF, et al.（1986）Concurrent overproduction of synapses in diverse regions of the primate cerebral cortex. Science 232：232 - 235.

[12] Gould E, Cameron HA（1997）Early NMDA receptor blockade impairs defensive behavior and increases cell proliferation in the dentate gyrus of developing rats. Behav Neurosci 111：49 - 56.

[13] Komuro H, Rakic P（1998）Orchestration of neuronal migration by activity of ion channels, neurotransmitter receptors, and intracellular Ca^{2+} fluctuations. J Neurobiol 37：110 - 130.

[14] Yen L, Sibley JT, Constantine-Paton M（1995）Analysis of synaptic distribution within single retinal axonal arbors after chronic NMDA treatment. J Neurosci 15：4712 - 4725.

[15] Komuro H, Rakic P（1993）Modulation of neuronal migration by NMDA receptors. Science 260：95 - 97.

[16] Rao H, Jean A, Kessler JP（1997）Postnatal ontogeny of glutamate receptors in the rat nucleus tractus solitarii and ventrolateral medulla. J Auton Nerv Syst 65：25 - 32.

[17] Chahal H, D'Souza SW, Barson AJ, et al.（1998）Modulation by magnesium of N-methyl-D-aspartate receptors in developing human brain. Arch Dis Child Fetal Neonatal Ed 78：F116 - F120.

[18] Mitani A, Watanabe M, Kataoka K（1998）Functional change of NMDA receptors related to enhancement of susceptibility to neurotoxicity in the developing pontine nucleus. J Neurosci 18：7941 - 7952.

[19] Ritter LM, Unis AS, Meador-Woodruff JH（2001）Ontogeny of ionotropic glutamate receptor expression in human fetal brain. Brain Res Dev Brain Res 127：123 - 133.

[20] McDonald JW, Silverstein FS, Johnston MV（1988）Neurotoxicity of N-methyl-D-aspartate is markedly enhanced in developing rat central nervous system. Brain Res 459：200 - 203.

[21] Ghosh A, Greenberg ME（1995）Calcium signaling in neurons：molecular mechanisms and cellular consequences. Science 268：239 - 247.

[22] Tsumoto T, Kimura F, Nishigori A（1990）A role of NMDA receptors and Ca^{2+} influx in synaptic plasticity in the developing visual cortex. Adv Exp Med Biol 268：173 - 180.

[23] Ikonomidou C, Bosch F, Miksa M, et al.（1999）Blockade of NMDA receptors and apoptotic neurodegeneration in the developing brain. Science 283：70 - 74.

[24] Du Y, Bales KR, Dodel RC, et al.（1997）Activation of a caspase 3 - related cysteine protease is required for glutamate-mediated apoptosis of cultured cerebellar granule neurons. Proc Natl Acad Sci U S A 94：11657 - 11662.

[25] Bonfoco E, Krainc D, Ankarcrona M, et al.（1995）Apoptosis and necrosis：two distinct events induced, respectively, by mild and intense insults with N-methyl-D-aspartate or nitric oxide／superoxide in cortical cell cultures. Proc

Natl Acad Sci U S A 92: 7162 – 7166.

[26] Rabinowicz T, de Courten-Myers GM, Petetot JM, et al. (1996) Human cortex development: estimates of neuronal numbers indicate major loss late during gestation. J Neuropathol Exp Neurol 55: 320 – 332.

[27] Dikranian K, Ishimaru MJ, Tenkova T, et al. (2001) Apoptosis in the in vivo mammalian forebrain. Neurobiol Dis 8: 359 – 379.

[28] Miller MW, al-Ghoul WM (1993) Numbers of neurons in the developing principal sensory nucleus of the trigeminal nerve: enhanced survival of early-generated neurons over lategenerated neurons. J Comp Neurol 330: 491 – 501.

[29] Waite PM, Li L, Ashwell KW (1992) Developmental and lesion induced cell death in the rat ventrobasal complex. Neuroreport 3: 485 – 488.

[30] Spreafico R, Frassoni C, Arcelli P, et al. (1995) In situ labeling of apoptotic cell death in the cerebral cortex and thalamus of rats during development. J Comp Neurol 363: 281 – 295.

[31] Ferrer I, Bernet E, Soriano E, et al. (1990) Naturally occurring cell death in the cerebral cortex of the rat and removal of dead cells by transitory phagocytes. Neuroscience 39: 451 – 458.

[32] Finlay BL, Slattery M (1983) Local differences in the amount of early cell death in neocortex predict adult local specializations. Science 219: 1349 – 1351.

[33] Mooney S, Miller M (2000) Expression of bcl-2, bax, and caspase-3 in the brain of the developing rat. Dev Brain Res 123: 103 – 117.

[34] Namura S, Zhu J, Fink K, et al. (1998) Activation and cleavage of caspase-3 in apoptosis induced by experimental cerebral ischemia. J Neurosci 18: 3659 – 3668.

[35] Back SA, Gan X, Li Y, et al. (1998) Maturation dependent vulnerability of oligodendrocytes to oxidative stress-induced death caused by glutathione depletion. J Neurosci 18: 6241 – 6253.

[36] Volpe JJ (2001) Neurobiology of periventricular leukomalacia in the premature infant. Pediatr Res 50: 553 – 562.

[37] Nagata N, Saji M, Ito T, et al. (2000) Repetitive intermittent hypoxia-ischemia and brain damage in neonatal rats. Brain and Development 22: 315 – 320.

[38] Despres P, Frenkiel MP, Ceccaldi PE, et al. (1998) Apoptosis in the mouse central nervous system in response to infection with mouse-neurovirulent dengue viruses. J Virol 72: 823 – 829.

[39] Papadopoulos MC, Lamb FJ, Moss RF, et al. (1999) Faecal peritonitis causes oedema and neuronal injury in pig cerebral cortex. Clin Sci 96: 461 – 466.

[40] Shanks N, Larocque S, Meaney MJ (1995) Neonatal endotoxin exposure alters the development of the hypothalamic-pituitary adrenal axis: early illness and later responsivity to stress. J Neurosci 15: 376 – 384.

[41] Anand KJS (2000) Pain, plasticity, and premature birth: a prescription for permanent suffering? Nature Med 6: 971 – 973.

[42] Gray L, Watt L, Blass EM (2000) Skin-to-skin contact is analgesic in healthy newborns. Pediatrics 105: e14.

[43] Anand KJS, Coskun V, Thrivikraman KV, et al. (1999) Long-term behavioral effects of repetitive pain in neonatal rat pups. Physiol Behav 66:

627 - 637.

[44] Ruda MA, Ling Q-D, Hohmann AG, et al. (2000) Altered nociceptive neuronal circuits after neonatal peripheral inflammation. Science 289: 628 - 631.

[45] Bhutta AT, Rovnaghi CR, Simpson PM, et al. (2001) Interactions of inflammatory pain and morphine treatment in infant rats: long-term behavioral effects. Physiol Behav 73: 51 - 58.

[46] Reynolds ML, Fitzgerald M (1995) Long-term sensory hyperinnervation following neonatal skin wounds. J Comp Neurol 358: 487 - 498.

[47] Rahman W, Fitzgerald M, Aynsley-Green A, et al. (1997) The effects of neonatal exposure to inflammation and/or morphine on neuronal responses and morphine analgesia in adult rats. In: Jensen TS, Turner JA, Wiesenfeld-Hallin Z (eds) Proceedings of the 8th World Congress on Pain. IASP Press, Seattle, pp.783 - 794.

[48] Newton BW, Rovnaghi CR, Narsinghani U, et al. (2000) Supraspinal fos expression may have neuroprotective effects in inflammation-induced neuronal cell death: a FluoroJade-B and C-fos study. Soc Neurosci Abstr 26 (Pt 1): 435.

[49] Kim YI, Na HS, Yoon YW, et al. (1997) NMDA receptors are important for both mechanical and thermal allodynia from peripheral nerve injury in rats. Neuroreport 8: 2149 - 2153.

[50] Zhuo M (1998) NMDA receptor-dependent long term hyperalgesia after tail amputation in mice. Eur J Pharmacol 349: 211 - 220.

[51] Baranauskas G, Nistri A (1998) Sensitization of pain pathways in the spinal cord: cellular mechanisms. Prog Neurobiol 54: 349 - 365.

[52] Chiang CY, Hu JW, Sessle BJ (1997) NMDA receptor involvement in neuroplastic changes induced by neonatal capsaicin treatment in trigeminal nociceptive neurons. J Neurophysiol 78: 2799 - 2803.

[53] McCormack K, Prather P, Chapleo C (1998) Some new insights into the effects of opioids in phasic and tonic nociceptive tests. Pain 78: 79 - 98.

[54] Anand KJS, McIntosh N, Lagercrantz H, et al. (1999) Analgesia and sedation in ventilated preterm neonates: results from the pilot N.O.P.A.I.N. Trial. Arch Pediatr Adolesc Med 153: 331 - 338.

[55] Peterson BS, Vohr B, Staib LH, et al. (2000) Regional brain volume abnormalities and longterm cognitive outcome in preterm infants. JAMA 284: 1939 - 1947.

新生儿疼痛和应激的长期影响 19

Kim Kopenhaver Doheny

19.1 前言

历史上,研究人员认为新生儿不能完全感知局部疼痛。这是基于神经系统不成熟的假设,更具体地说,是基于丘脑皮层投射纤维的皮层突触发育不完全和髓鞘形成不完全限制了伤害性感觉的处理。过去 30 年进行的动物和人体研究中,许多调查提供了强烈反驳这一观点的证据[1-4]。此外,利用近红外光谱(NIRS)的研究表明,早产儿在疼痛刺激(静脉穿刺)过程中,躯体感觉皮层血流动力学发生了特异性的变化,提示存在有意识的疼痛感知[5]。有证据表明,即使是最早产的婴儿,例如,仅有停经后 24 周的发育,疼痛的伤害感受处理所必需的神经回路和神经化学能力也是完整的[6]。

众所周知,新生儿经常经历导致中度至重度疼痛的、不必要的操作,其中最常见的是破皮操作,即足底采血和静脉穿刺[7]。在生命的头 2 周,这些操作的频率可能高达每日 16~134 次[8-10]。虽然新生儿疼痛的生理和行为反应已经被很好地描述(见前面的讨论,第 9 章和第 10 章),但反复暴露于疼痛和应激的长期效应尚未得到很好的研究。本章的目的是:第一,介绍早产和应激相关性疼痛事件背景下应激调节异常的综述;第二,研究疼痛/应激暴露、大脑结构和神经行为发展之间的潜在联系;第三,阐明疼痛/应激暴露对家庭和卫生保健提供者潜在长期的影响。

19.2 早产与应激调节

Selye 将人类的应激系统描述为一个高度复杂的系统,它通过对内外应激源的反应来保护机体,从而实现机体的稳定性。引起应激或"应激源"的因素或经历来自机体的外部、内部和社会心理环境[11]。因此,机体表现出抵抗应激的系统性反应,这在早期阶段增强了系统功能。随着时间的推移,重复暴露于相同的应激源,发生与系统调节所需的适应能力或"调节因子"相关的独特反应。发育和神经功能决定了对应激源的反应有效或失调的程度,从而产生非稳态负荷[12]。在环境需求超过应对调节能力的情况下,可能会导致毒性应激和神经生物学功能障碍[13]。

与婴儿早产而离开的宫内环境的保护相比,新生儿重症监护病房(NICU)是恶劣的。尽管 NICU 的设计考虑了发育敏感性[14],但是早产儿仍会经历亮光、噪声、频繁的操作过程和多种侵入性操作对睡眠的干扰[15]。早产儿未发育成熟的系统对环境有高要求,然而 NICU 这些经历会反复激活其自主神经和下丘脑-垂体-肾上腺轴(HPA 轴),这与新生儿期的失调和较高的发病率有关[16-18]。此外,对于易受伤害的早产儿来说,对噪声和操作过程(例如换尿布)的敏感性提高可能被感知为疼痛[16,19,20]。人们已经知道,在这个出生后发育的关键时期,早期生活经历和长期应激刺激的影响会改变神经内分泌和神经行为的发育和功能[21-23],然而,其长期影响尚不清楚。

一些观察性研究已经证明,那些早产但没有神经功能缺陷的儿童在学龄期间会有微妙的神经行为变化,包括较低的认知分数和较高的行为问题发生率[24-26]。轻度至中度缺陷的发生率在这一人群中很高。事实上,更准确地说,报告显示,对于胎龄不足 30 周的早产儿,多达 40%会出现轻度运动障碍[27],而在学龄阶段,30%~60%的早产儿会出现认知障碍和情感/社会问题[28]。

在一项精心设计的荟萃分析中,使用了 1980—2001 年进行的 31 项研究的汇总数据,将 1 556 例早产儿病例组与 1 720 例足月出生的对照组进行了对比,了解学龄期的认知和行为结果。研究的质量评估是通过选择仅使用病例-对照研究设计(同时评估对照)和流失率低于 30%的研究来确定的[29]。研究人员发现,足月出生的对照组在学龄期的认知测试得分明显高于早产儿组,平均认知得分与出生体重和孕龄（GA）成正比（两者均 $p < 0.001$）。此外，早产儿表现出更高的外化和内化行为，并且注意缺陷多动障碍（ADHD）[29]的发生率增加了 2 倍以上。然而，在这些研究中没有评估反复的应激、疼痛性的操作和/或母婴分离对学龄儿童行为的特定影响。

19.3 应激/疼痛暴露对大脑发育和行为的影响

动物模型的脑行为研究有助于阐明出生后早期环境对内分泌应答和后期社会发展的作用。Meaney 及其同事（1988）研究了出生后早期环境干预对新生雄性长埃文斯大鼠的行为和内分泌反应的影响。实验组新生大鼠幼仔在出生后 3 周内，每天承受 15 分钟的操作和与母鼠分离的应激，随后，母鼠和幼鼠都被送回笼子里，没有进一步的环境干预。对照组的幼崽被放在笼子里不受干扰。本研究的结果表明，与未操作过的幼鼠相比，操作过的幼鼠在所有年龄段应激时分泌的糖皮质激素较少，且基础糖皮质激素水平较低。糖皮质激素反应降低的生理机制是操作过的幼鼠海马内糖皮质激素受体（GR）表达的永久性增加[30]。

海马是大脑中糖皮质激素反馈抑制下丘脑促肾上腺皮质激素释放激素（CRH）合成的关键区域。糖皮质激素通过干扰能量代谢间接损害神经元，从而损害神经元对抗代谢变化的能力。糖皮质激素分泌过多会导致海马神经元细胞死亡，从而导致认知功能退化。与操作过的老龄大鼠相比，新生期未操作过的大鼠幼崽成年后表现出更高的空间记忆缺陷和神经元细胞缺失。在新生期操作过的成年大鼠海马神经元缺失率的降低是由于糖皮质激素的终生累积暴露量降低[30]。

Francis 等（1999 年）、Ladd 等（2000 年）和 Liu 等（2000 年）的研究进一步阐明了影响新生大鼠应激的生理机制。在这些研究中，证明了操作大鼠幼崽会导致母亲与幼鼠之间相互作用的变化。经过操作的母亲筑巢回合更短但更频繁，并且在哺乳期间舔舐和梳理幼崽的次数较多，而被动姿势较少。此外，高舔舐-梳理母亲的后代表现出糖皮质激素反馈敏感性的增加,糖皮质激素受体(GR)表达增加所致的下丘脑促肾上腺皮质激素释放激素(CRH)表达的减少,表明个体差异在大鼠跨代之间的非基因组行为传递[31-33]。

高舔舐-梳理母亲的后代海马糖皮质激素受体(GR)mRNA 表达增加,杏仁核中央核和基底外侧核中苯二氮䓬类受体水平升高,下丘脑室旁核中促肾上腺皮质激素释放因子(CRF)mRNA 表达降低[31,32]。母亲舔舐和梳理毛发的触觉刺激调节幼崽的生理机能并影响中枢神经系统的发育。更具体地说,母亲照顾对应激系统发育的影响被认为是通过大脑特定基因表达水平的变化来调节的,该特定基因调控应激反应。

在 Francis、Dioric、Plotsky 和 Meaney(2002 年)的一项实验中,研究人员着手探究长埃文斯大鼠母婴分离对后代行为、激素和糖皮质激素受体(GR)表达的可逆性的影响。这些大鼠在出生后的前 2 周,每天接受处理(H)或母婴分离(MS)。MS 组对照大鼠下丘脑-垂体-肾上腺轴(HPA 轴)应激反应明显高于 H 组。在断奶时,围青春期的对照组大鼠被饲养在标准的笼子里,而环境丰富组的大鼠则在具有相互连通的洞穴和新奇玩具的较大的笼子里饲养。在环境丰富中饲养的动物下丘脑-垂体-肾上腺轴(HPA 轴)的应激应答没有组间差异。另外,母婴分离对照组大鼠比环境丰富组的大鼠更恐惧。因此,环境的丰富逆转了母婴分离对应激时 HPA 轴和行为反应的影响。作者认为母婴分离的早期生活逆境导致神经和行为效应发生了功能逆转,并且丰富的环境导致了下丘脑-垂体-肾上腺轴(HPA 轴)的激活。然而,下丘脑促肾上腺皮质激素释放因子(CRF)基因表达增加的永久性效应没有变化[34]。

自 2004 年以来,越来越多的研究报告支持了从这些早期动物研究中得出的理论。在最近对 40 项研究(13 项动物研究和 27 项人类研究)的系统回顾中,已经证实了早期不良生活经历的影响、甲基化介导的糖皮质激素受体基因表达的持续变化以及持续的行为变化[35]。

与幼鼠相似,早产儿特别容易受到应激的影响,因为他们会多次、反复地暴露于大量有害环境的刺激中(例如处理、光/噪声暴露、疼痛性操作),而此时他们在发育上未能成功适应子宫外环境,而且常常与母亲分离较长时间。然而,由于显示和设计的问题,研究人类新生儿重复应激的暴露更具挑战性。这是因为在某种程度上,难以获得长期(新生儿期到学龄期)的大数据资料。例如,最适合研究长期效应的前瞻性纵向研究需要大样本来控制许多混杂因素,即已知会影响长期神经行为发育的社会人口学、基因组学和环境因素。此外,这些类型的研究更加困难,因为往往有大量的研究对象无法随访。尽管存在这些挑战,研究者仍进行了大量高质量的调查,以评估新生儿应激/疼痛对新生儿期、婴儿期、学龄期和青春期发育的影响。

2011 年,Smith 和他的同事进行了一项早产儿(胎龄小于 30 周)的前瞻性队列研究,从出生 24 小时内登记到出院或等同足月,使用新生儿应激量表(NISS)记录了累积应激指数[36]。采用磁共振成像(脑测量、弥散和功能磁共振成像)和矫正胎龄足月时的神经行为测试评估脑结构和功能。重要的是,数据分析中控制了不成熟和疾病严重程度的协变量。研究人员发现,应激源累积暴露的增加与等同足月龄时大脑额叶和顶叶较低的宽度、颞叶内扩散和功能连接的改变以及运动行为异常(运动和反射)有关[37]。通过等同足月妊娠的方法,这项研究的发现非常重要地证实了新生儿重症监护病房(NICU)环境下的累积应激暴露与新生儿大脑结构和功能的区域改变有关。然而,有足够数量的受试者因后续随访或技术困难而丧失,因为 44 名受试者中只有 26 名有足够质量的磁共振成像用于弥散分析。虽然长期的结果尚未报道,但研究人员报告计划跟踪这群早产儿在学龄期进行神经认知、行为和运动测试。

在一项纵向研究中,Gunau 和同事(2009 年)对 211 名(137 名早产儿,平均胎龄 29 周;74 名足月儿,平均胎龄 40 周)婴儿从出生到足月妊娠进行了前瞻性研究,这两组婴儿同一时间段在加拿大不列颠哥伦比亚省的同一家大型三级中心医院出生。婴儿在矫正实足年龄(CCA)8 个月和 18 个月时接受了随访的神经发育测试,使用的是贝莉婴儿发育量表(Bayley scale of Infant Development),其中包括用于认知和语言发展的智力发育指数(MDI)和用于大肌肉运动发育的精神运动发育指数(PDI)。进行图表回顾以确定新生儿和其母亲的特征(即胎龄、出生体重、疾病严重程度、母亲的社会人口统计学),以及婴儿机械通气的天数,每日静脉注射吗啡的剂量,和所有破皮操作的总次数(包括失败的尝试)。父母使用育儿压力指数完成了关于育儿压力的调查,并通过在矫正实足年龄 8 个月和 18 个月时进行的亲子互动游戏录像进行评分。评分者通过盲法的、可靠的交叉编码方式在满足感、情感、敏感性和组织性等互动方面对父母们进行评分。数据分析采用 RMANOVA、Pearson 相关分析和分层回归分析,在 CCA 8 个月和 18 个月龄时检测新生儿和父母的预测因素对神经发育的独特关系。关键的发现是,新生儿破皮操作的频率较高与矫正实足年龄 8 个月和 18 个月大时认知和运动功能较差之间存在相关性。这种关联与早期疾病的严重程度、静脉注射吗啡的总量以及出生后暴露于类固醇度无关。此外,吗啡暴露仅与 CCA 8 个月龄时较差的运动发育相关,然而吗啡单独影响这一负面结果的程度尚不确定,因此无法得出结论。研究人员还发现,较低的育儿压力会调节新生儿疼痛的效应,但只影响 18 个月龄的认知结果[38]。这些发现首次证明,早期反复遭受的疼痛相关应激与婴儿期和学步期较差的神经发育结果之间存在直接联系。

在一项纳入 86 名极早产儿(胎龄 24~32 周)的前瞻性队列研究中,Brummelte 等在加拿大不列颠哥伦比亚省区域三级转诊中心,利用磁共振波谱成像(MRSI)和弥散张量成像(DTI)研究了 32 周和 40 周胎龄间的新生儿在新生儿重症监护病房(NICU)操作性疼痛暴露与早期大脑发育之间的联系[39]。在婴儿住院期间,床边护士仔细记录了每一次破皮操作的过程,随后研究小组将其量化为从出生到足月胎龄破皮项目的总数。研究护士还通过图表回顾收集的数据,包括婴儿人口统计学特征、疾病严重程度、机械通气天数、每日吗啡剂量、手术和发病率,例如感染和坏死性小肠结肠炎。对镇静剂和麻醉剂的累计接触量以每日剂量的平均值乘以用药天数进行计算。广义估计方程模型用于检查操作性疼痛和临床变量与脑白质和皮质下灰质扩散率的关系。研究人员发现,在校正多种临床因素(感染、疾病严重程度和镇痛药物)后,更大程度的操作性疼痛暴露与脑白质和皮质下灰质的减少有关。扫描序列分析表明,初级和早期的影响是脑皮质下结构有继发性白的质改变[39]。这些发现支持早期和频繁应激诱导的疼痛性操作改变发育中的大脑结构。

作为加拿大不列颠哥伦比亚省儿童与家庭研究所正在进行的极早产儿疼痛相关应激和大脑发育研究项目的一部分,研究人员对42个极早产儿(胎龄24~32周)研究新生儿疼痛相关应激(校正了早产儿临床混杂因素)对皮质厚度的影响,这些孩子已经7岁了。患有严重感觉/认知障碍和严重脑损伤的儿童不纳入研究[40]。结果显示,在矫正了新生儿混杂因素后,新生儿疼痛相关的应激高暴露与学龄期皮质厚度显著减少有关,减少主要在额叶和顶叶区域[40]。

Isaacs和他的同事对两组同年龄的青少年进行了比较研究,一组原先是11名低于30周出生的极低出生体重(VLBW)早产儿,另一组是正常足月出生[41]。这项研究的目的是使用认知测试,父母问卷调查和定量磁共振成像来探索记忆缺陷与神经病理学之间的关系。结果表明,极低出生体重儿的认知测试和父母报告均表现出明显的日常记忆缺陷,数学能力尤其是数字运算能力存在明显的缺陷。此外,在极低出生体重儿组,尽管颅内总体积和头围正常,但双侧海马体积明显降低($p = 0.002$)[41]。当然,这一发现的确切机制尚不清楚。然而,有理由假设该机制涉及早期不良生活经历对发育不成熟应激系统的影响,导致相关的大脑结构和神经行为功能的变化。

在一项纵向研究中,纳入9~14岁的儿童,他们原是新生儿重症监护病房早产儿(胎龄≤31周,$N = 19$)、新生儿重症监护病房足月儿(胎龄≥37周,$N = 20$)、和足月对照儿(胎龄≥37周,$N = 20$),测试他们对温热和反复机械刺激的敏感性,以及在鱼际和三叉神经区域的热痛和机械痛阈值[42]。使用小型16×16帕尔帖热电极进行热刺激,并指示受试者升高温度直至达到疼痛阈值,然后在受试者不知情的情况下保持恒定30秒。接下来要求受试者在疼痛阈值时降低、增加或不变来重新调节温度。时间点的差异被用人检测感知觉敏度。热痛阈值是通过以 1℃/s 的速度提高基线温度来确定的。受试者被要求在感到疼痛时按下按钮,然后由研究人员将温度恢复到基线水平。通过 5 次试验取平均值来确定阈值。

对于机械刺激,使用钝头适配器和 7 个标准点状探针。使用数字评定量表(NRS)评定机械感知敏感性,从"0=无痛"到"100=最痛"。数字评定量表在 3 次试验中取平均值。孩子们在试验中被蒙住眼睛。机械疼痛阈值从最低强度的针刺开始,并应用阈值上下 5 个强度进行针刺。机械痛阈值计算为阈下和阈上 5 个强度的平均值。通过方差分析和 Tukey 的事后测试分析组间差异。结果显示,暴露在新生儿重症监护病房的早产儿和足月儿在鱼际和三叉神经部位均有较强的热感知敏化和较高的热阈值。机械痛阈值和感知觉敏化在两组间无差异[42]。

这些发现表明,新生儿重症监护病房经历的反复疼痛应激暴露与长时间疼痛性刺激的感知觉敏感性增强和短暂疼痛性刺激的痛觉减退有关。因此,在新生儿期,即发育的关键时期,反复的疼痛暴露可能会改变持续到学龄期的疼痛通路的功能。虽然这一过程的确切性质尚不清楚,但啮齿动物的研究表明,经历了与母体分离和/或反复操作的幼崽成年后具有更高的躯体痛阈,吗啡镇痛效应增强,并且应激诱导的镇痛减弱[43]。综上所述,这些研究支持早期生活环境中疼痛应激暴露导致下丘脑-垂体-肾上腺轴(HPA 轴)应答的改变、中枢敏化痛觉处理过程的改变和疼痛调节的改变。这些确切的关系还需要更多的长期随访研究来探究。

19.4 疼痛/应激对家庭和医疗保健提供者的影响

早产儿的意外出生,其特点是产前准备不充分。与新生儿突然分离[44],入住新生儿重症监护病房会导致父母的压力、疲劳、经济担忧、分离,以及与家庭和家人隔离,并可能对亲子关系产生不利影响[45]。父母往往难以理解和处理早产儿的特殊发育需求,他们的预期想法和相关情绪可能会使他们对早产儿难以产生有效行为[46]。帮助父母理解他们的早产儿的"行为语言",包括对痛苦行为/疼痛信号的反应,可以加强父母的掌握力和自信心,从而产生可控、胜任和激励感[47]。然而,父母经常表达他们在新生儿重症监护病房环境中对疼痛管理的知识和参与有限。笔者的研究针对婴儿在新生儿重症监护病房住院期间父母的压力相关经历和父母倡导角色,对 20 对父母进行了一项单中心试点、观察性研究。研究结果显示,虽然父亲和母亲都对新生儿的护理感到有信心,觉得自己有足够的机会和时间陪伴婴儿,并且觉得自己作为父母的角色得到了支持,但是父母的一个主要问题是他们对缺乏参与为婴儿提供疼痛的缓解/安慰而感到担忧。母亲们报告称,她们因为缺乏参与提供疼痛的缓解而比父亲感到更加痛苦(未公开发表的数据,Veneman、Brelsford、Doheny,2013)。

与笔者的研究结果相似,英国和美国对在新生儿重症监护病房住院婴儿的父母进行的多点研究的结果表明,父母对与疼痛相关问题的担忧有以下几方面:疼痛对正在发育的器官系统的潜在影响,缺乏关于疼痛管理的一致信息,在疼痛性操作中他们参与陪伴和安慰婴儿的障碍,以及医疗保健提供者在疼痛认知和管理方面的不一致[48]。父母报告说与操作相关的疼痛是婴儿疼痛最常见的原因[38,48]。父母对婴儿的疼痛经历表达了情绪上的痛苦,并对这些他们自己的忧虑和痛苦经历对他们未来与婴儿的关系可能产生的潜在长期影响表示担忧[48]。这些担忧是有价值的,正如研究表明,较低的父母压力调节新生期操作性疼痛对 CCA 18 个月时认知功能有影响[38]。此外,从新生儿重症监护病房出院多年后,父母们仍然回忆并表达他们的担忧,担心他们的婴儿所经历的高科技环境和许多操作可能对他们孩子的发育产生长期影响[49]。

包括父母为婴儿提供护理和安慰在内的策略,如在操作过程中与婴儿待在一起并有皮肤接触,或者学习感官饱和与按摩,这些都是帮助父母感受到更多参与并且对婴儿康复更重要的机会[50-52]。此外,这些策略还为父母提供了重要的机会,让他们扮演父母的角色,成为最有能力为婴儿提供保护、养育和关爱的照料者。以家庭为中心的照料发展模式中支持父母,父母更有可能感到受欢迎并参与护理,从而更有信心提供护理,并成功地发挥其作为父母的作用。

　　未能缓解的疼痛/压力影响着新生儿和家庭也给医疗保健提供者带来了沉重的负担。虽然这不仅限于护士,但护士往往是受影响最大的,因为他们最直接和最频繁地观察婴儿和家庭的疼痛和痛苦。由维持生命的技术引起的医源性疼痛问题是新生儿和儿童重症监护病房护士最关注的问题。这种担忧可能上升到"道德困境"的程度,即个人的道德判断与行动的障碍或约束相竞争[53]。这种情况可能发生在护士照顾依赖呼吸机而疼痛没有得到充分控制的婴儿时[54],或者她们被要求给极早产的新生儿提供生命维持的护理而造成疼痛[55]。关于护士照顾极早产儿的护理困境经历,在一项对24名新生儿护士进行的定性研究中,出现的主要主题是"施加疼痛",护士常常把自己视为"施虐者",并表示"这对我们来说也是痛苦的"[55]。当疼痛和痛苦的缓解与护理学科密切相关时,这种困境是可以理解的,据报道疼痛评估记录是第五生命体征[56],然而,疼痛评估的复杂性和对极早产儿疼痛管理的不确定性是切实可见的[57]。当专业人员被期望减轻疼痛和痛苦,而他们又无法做到时,就会产生极大的冲突。未解决的冲突会导致无力感和绝望,或分离和疏远行为,以避免情绪倦怠[55]。处理无法缓和疼痛的相关道德困境的最佳解决方案,可能是通过与医疗团队的所有成员,包括家庭,进行公开对话来支持所有利益相关者观点的相互理解,以便就采取统一和合乎道德的方法减轻疼痛和痛苦达成共识。此外,未来新生儿护理的努力方向必须与先进技术相结合,以减轻疼痛性操作所致的疼痛和应激,严格评估疼痛操作是否真正有必要,并消除所有不必要的操作。

19.5　额外的伦理考虑

　　婴儿权益团体代表婴儿和父母发言,以确保对新生儿的人道治疗包括将有关疼痛的研究限制在那些仔细权衡利弊的精心设计的研究中[58-60]。事实上,伦理委员会和机构监管主体反对将新生儿暴露于额外风险的研究[61,62],例如研究方案包括任何可能引起不适的额外操作。在这种观点下,疼痛的研究应该围绕必要的操作精心设计,操作是作为临床护理的部分而安排的(不仅仅是为了研究目的),并始终提供标准化的疼痛治疗方法。

伦理方面的考虑还包括为家庭提供一个温馨的空间,让他们可以与新生儿一起待在重症监护环境中,并促进家庭为婴儿提供持续的护理[63]。这一点非常重要,包括提供舒适的护理和确保在疼痛性或引起应激的操作中提供充分的疼痛缓解。早产儿的护理应在个体化和发育支持的环境中进行,使家庭成为向婴儿提供情感支持和安慰的中心[64]。当有必要进行操作时,应采用适当的操作前镇痛和父母实施的发育支持的方法,如环抱和皮肤对皮肤的抱着[65],以减轻应激和疼痛。

总　结

如本章所述,在新生儿期反复暴露于由疼痛诱导的应激反应与长期的有害效应有关,包括疼痛敏感性和皮质醇调节的改变,导致潜在认知障碍的大脑结构和功能的改变,以及学龄期行为和情绪调节的问题。反复发生的疼痛/应激也被证明会对感觉的处理产生永久性改变(即注意缺陷多动障碍、行为问题),长期效应的严重程度取决于暴露发生的发育阶段。因为有强有力的证据表明新生儿有能力感知疼痛并遭受长期后果,所以预防疼痛是必要的,如果不减轻疼痛是不道德的。

（肖培汉　吴希珠　译）

参考文献

[1] Anand KJ, Hickey PR (1987) Pain and its effects in the human neonate and fetus. N Engl J Med 317(21): 1321 – 1329. Epub 1987/11/19.

[2] Anand KJ (2000) Pain, plasticity, and premature birth: a prescription for permanent suffering? Nat Med 6(9): 971 – 973. Epub 2000/09/06.

[3] Qiu J (2006) Infant pain: does it hurt? Nature 444(7116): 143 – 145.

[4] Anand KJ (2001) Consensus statement for the prevention and management of pain in the newborn. Arch Pediatr Adolesc Med 155(2): 173 – 180. Epub

2001/02/15.

[5] Bartocci M, Bergqvist LL, Lagercrantz H, et al. (2006) Pain activates cortical areas in the preterm newborn brain. Pain 122(1−2): 109−117. Epub 2006/03/15.

[6] van den Heuvel MP, Kersbergen KJ, de Reus MA, et al. (2015) The neonatal connectome during preterm brain development. Cereb Cortex (New York, NY: 1991) 25(9): 3000−3013. Epub 2014/05/17.

[7] Bellieni CV, Stazzoni G, Tei M, et al. (2016) How painful is a heelprick or a venipuncture in a newborn? J Matern Fetal Neonatal Med 29(2): 202−206. Epub 2014/12/24.

[8] Lin JC, Strauss RG, Kulhavy JC, et al. (2000) Phlebotomy overdraw in the neonatal intensive care nursery. Pediatrics 106(2): E19. Epub 2000/08/02.

[9] Barker DP, Rutter N (1995) Exposure to invasive procedures in neonatal intensive care unit admissions. Arch Dis Child Fetal Neonatal Ed 72 (1): F47−F48. Epub 1995/01/01.

[10] Stevens B, Johnston C, Franck L, et al. (1999) The efficacy of developmentally sensitive interventions and sucrose for relieving procedural pain in very low birth weight neonates. Nurs Res 48(1): 35−43. Epub 1999/02/24.

[11] Selye H (1956) The stress of life. McGraw-Hill Book Company, New York, NY.

[12] McEwen BS (2006) Protective and damaging effects of stress mediators: central role of the brain. Dialogues Clin Neurosci 8 (4): 367 − 381. Epub 2007/02/13.

[13] McEwen BS, Gray J, Nasca C (2015) Recognizing resilience: learning from the effects of stress on the brain. Neurobiol Stress 1: 1 − 11. Epub 2014/12/17.

[14] White RD, Smith JA, Shepley MM (2013) Recommended standards for newborn ICU design, eighth edition. J Perinatol 33(Suppl 1): S2−S16. Epub 2013/04/03.

[15] Browne JV, White RD (2011) Foundations of developmental care. Clin Perinatol 38(4): xv-xvii. Epub 2011/11/24.

[16] Zeiner V, Storm H, Doheny KK (2015) Preterm infants' behaviors and skin conductance responses to nurse handling in the NICU. J Matern Fetal Neonatal Med: 1−6. Epub 2015/10/07.

[17] Doheny KK, Palmer C, Browning KN, et al. (2014) Diminished vagal tone is a predictive biomarker of necrotizing enterocolitis-risk in preterm infants. Neurogastroenterol Motil 26(6): 832−840. Epub 2014/04/12.

[18] Haidet KK, Susman EJ, West SG, et al. (2005) Biohavioral responses to handling in preterm infants. J Pediatr Nurs 20(2): 128.

[19] Hellerud BC, Storm H (2002) Skin conductance and behaviour during sensory stimulation of preterm and term infants. Early Hum Dev 70(1−2): 35−46. Epub 2002/11/21.

[20] Salavitabar A, Haidet KK, Adkins CS, et al. (2010) Preterm infants' sympathetic arousal and associated behavioral responses to sound stimuli in the neonatal intensive care unit. Adv Neonatal Care 10 (3): 158 − 166. Epub 2010/05/28.

[21] Vinall J, Grunau RE, Brant R, et al. (2013) Slower postnatal growth is

associated with delayed cerebral cortical maturation in preterm newborns. Sci Transl Med 5(168): 168ra8. Epub 2013/01/18.

[22] McAnulty GB, Duffy FH, Butler SC, et al. (2010) Effects of the newborn individualized developmental care and assessment program (NIDCAP) at age 8 years: preliminary data. Clin Pediatr 49(3): 258 - 270. Epub 2009/05/19.

[23] Susman EJ (2006) Psychobiology of persistent antisocial behavior: stress, early vulnerabilities and the attenuation hypothesis. Neurosci Biobehav Rev 30(3): 376 - 389.

[24] Saigal S, Szatmari P, Rosenbaum P, et al. (1991) Cognitive abilities and school performance of extremely low birth weight children and matched term control children at age 8 years: a regional study. J Pediatr 118(5): 751 - 760. Epub 1991/05/01.

[25] Sommerfelt K, Ellertsen B, Markestad T (1993) Personality and behaviour in eight-year-old, non-handicapped children with birth weight under 1500 g. Acta Paediatr (Oslo, Norway: 1992) 82(9): 723 - 728. Epub 1993/09/01.

[26] Anderson PJ, Doyle LW, The Victorian Infant Collaborative Study Group (2004) Executive functioning in school-aged children who were born very preterm or with extremely low birth weight in the 1990s. Pediatrics 114(1): 50 - 57.

[27] Holsti L, Grunau RV, Whitfield MF (2002) Developmental coordination disorder in extremely low birth weight children at nine years. J Dev Behav Pediatr 23(1): 9 - 15. Epub 2002/03/13.

[28] Taylor HG, Minich N, Bangert B, et al. (2004) Long-term neuropsychological outcomes of very low birth weight: associations with early risks for periventricular brain insults. J Int Neuropsychol Soc 10(7): 987 - 1004. Epub 2005/04/02.

[29] Bhutta AT, Cleves MA, Casey PH, et al. (2002) Cognitive and behavioral outcomes of school-aged children who were born preterm: a meta-analysis. JAMA 288(6): 728 - 737. Epub 2002/08/10.

[30] Meaney MJ, Aitken DH, van Berkel C, et al. (1988) Effect of neonatal handling on age-related impairments associated with the hippocampus. Science 239(4841 Pt 1): 766 - 768. Epub 1988/02/12.

[31] Francis D, Diorio J, Liu D, Meaney MJ (1999) Nongenomic transmission across generations of maternal behavior and stress responses in the rat. Science 286(5442): 1155 - 1158. Epub 1999/11/05.

[32] Ladd CO, Huot RL, Thrivikraman KV, et al. (2000) Long-term behavioral and neuroendocrine adaptations to adverse early experience. Prog Brain Res 122: 81 - 103. Epub 2000/03/29.

[33] Liu D, Diorio J, Day JC, et al. (2000) Maternal care, hippocampal synaptogenesis and cognitive development in rats. Nat Neurosci 3(8): 799 - 806. Epub 2000/07/21.

[34] Francis DD, Diorio J, Plotsky PM, et al. (2002) Environmental enrichment reverses the effects of maternal separation on stress reactivity. J Neurosci 22(18): 7840 - 7843. Epub 2002/09/12.

[35] Turecki G, Meaney MJ (2016) Effects of the social environment and stress on glucocorticoid receptor gene methylation: a systematic review. Biol Psychiatry 79(2): 87 - 96. Epub 2015/02/18.

[36] Newnham CA, Inder TE, Milgrom J (2009) Measuring preterm cumulative

stressors within the NICU: the neonatal infant stressor scale. Early Hum Dev 85(9): 549 – 555. Epub 2009/06/13.

[37] Smith GC, Gutovich J, Smyser C, et al. (2011) Neonatal intensive care unit stress is associated with brain development in preterm infants. Ann Neurol 70(4): 541 – 549. Epub 2011/10/07.

[38] Grunau RE, Whitfield MF, Petrie-Thomas J, et al. (2009) Neonatal pain, parenting stress and interaction, in relation to cognitive and motor development at 8 and 18 months in preterm infants. Pain 143(1 – 2): 138 – 146. Epub 2009/03/25.

[39] Brummelte S, Grunau RE, Chau V, et al. (2012) Procedural pain and brain development in premature newborns. Ann Neurol 71(3): 385 – 396. Epub 2012/03/01.

[40] Ranger M, Chau CM, Garg A, et al. (2013) Neonatal pain-related stress predicts cortical thickness at age 7 years in children born very preterm. PLoS One 8(10): e76702. Epub 2013/11/10.

[41] Isaacs EB, Lucas A, Chong WK, et al. (2000) Hippocampal volume and everyday memory in children of very low birth weight. Pediatr Res 47(6): 713 – 720.

[42] Hermann C, Hohmeister J, Demirakca S, et al. (2006) Long-term alteration of pain sensitivity in school-aged children with early pain experiences. Pain 125(3): 278 – 285. Epub 2006/10/03.

[43] Sternberg WF, Ridgway CG (2003) Effects of gestational stress and neonatal handling on pain, analgesia, and stress behavior of adult mice. Physiol Behav 78(3): 375 – 383. Epub 2003/04/05.

[44] Klaus MH, Kennell JH, Klaus PH (1995) Bonding: building the foundations of secure attachment and independence. Addison-Wesley Publishing Co, Reading, MA.

[45] Franck LS, Cox S, Allen A, et al. (2004) Parental concern and distress about infant pain. Arch Dis Child Fetal Neonatal Ed 89(1): F71 – F75. Epub 2004/01/09.

[46] Minde K, Goldberg S, Perrotta M, et al. (1989) Continuities and discontinuities in the development of 64 very small premature infants to 4 years of age. J Child Psychol Psychiatry 30(3): 391 – 404. Epub 1989/05/01.

[47] Browne JV (2003) New perspectives on premature infants and their parents. Zero to Three 11: 4 – 12.

[48] Franck LS, Allen A, Cox S, et al. (2005) Parents' views about infant pain in neonatal intensive care. Clin J Pain 21(2): 133 – 139. Epub 2005/02/22.

[49] Adkins CS, Doheny KK (2016) Exploring preterm mothers' personal narratives: influences and meanings. Adv Nurs Sci 40(2). Epub 2016/09/07.

[50] Bellieni CV, Tei M, Coccina F, et al. (2012) Sensorial saturation for infants' pain. J Matern Fetal Neonatal Med 25(Suppl 1): 79 – 81. Epub 2012/02/22.

[51] Minde K (1986) Bonding and attachment: its relevance for the present-day clinician. Dev Med Child Neurol 28(6): 803 – 806. Epub 1986/12/01.

[52] Johnston C, Campbell-Yeo M, Fernandes A, et al. (2014) Skin-to-skin care for procedural pain in neonates. Cochrane Database Syst Rev (1): .CD008435. Epub 2014/01/25.

[53] Prentice T, Janvier A, Gillam L, et al. (2016) Moral distress within neonatal

and paediatric intensive care units: a systematic review. Arch Dis Child 101(8): 701 - 708. Epub 2016/01/24.

[54] Sannino P, Gianni ML, Re LG, et al. (2015) Moral distress in the neonatal intensive care unit: an Italian study. J Perinatol 35(3): 214 - 217. Epub 2014/10/10.

[55] Green J, Darbyshire P, Adams A, et al. (2016) It's agony for us as well: neonatal nurses reflect on iatrogenic pain. Nurs Ethics 23(2): 176 - 190. Epub 2014/12/10.

[56] Purser L, Warfield K, Richardson C (2014) Making pain visible: an audit and review of documentation to improve the use of pain assessment by implementing pain as the fifth vital sign. Pain Manag Nurs 15(1): 137 - 142. Epub 2014/03/08.

[57] Gibbins S, Stevens B, Dionne K, et al. (2015) Perceptions of health professionals on pain in extremely low gestational age infants. Qual Health Res 25(6): 763 - 774. Epub 2015/04/10.

[58] Anand KJ, Aranda JV, Berde CB, et al. (2005) Analgesia and anesthesia for neonates: study design and ethical issues. Clin Ther 27(6): 814 - 843. Epub 2005/08/25.

[59] Batton DG, Barrington KJ, Wallman C (2006) Prevention and management of pain in the neonate: an update. Pediatrics 118(5): 2231 - 2241. Epub 2006/11/03.

[60] Bellieni CV, Buonocore G (2008) Neonatal pain treatment: ethical to be effective. J Perinatol 28(2): 87 - 88. Epub 2008/02/01.

[61] Axelin A, Salantera S (2008) Ethics in neonatal pain research. Nurs Ethics 15(4): 492 - 499. Epub 2008/06/03.

[62] Bellieni CV, Taddio A, Linebarger JS, et al. (2012) Should an IRB approve a placebo-controlled randomized trial of analgesia for procedural pain in neonates? Pediatrics 130(3): 550 - 553. Epub 2012/08/15.

[63] Gooding JS, Cooper LG, Blaine AI, et al. (2011) Family support and family-centered care in the neonatal intensive care unit: origins, advances, impact. Semin Perinatol 35(1): 20 - 28. Epub 2011/01/25.

[64] Als H (1986) A synactive model of neonatal behavioral organization: framework for the assessment of neurobehavioral development in the premature infant and for support of infants and parents in the NICU environment. Phys Occup Ther Pediatr 6(3): 3 - 53.

[65] Gray L, Watt L, Blass EM (2000) Skin-to-skin contact is analgesic in healthy newborns. Pediatrics 105(1): e14. Epub 2000/01/05.

新生儿期镇痛药的弊端：如何 **20**
确保新生儿安全有效的使用

Karel Allegaert、John N. van den Anker

20.1　前言

    Anand 等证实围术期未处理的疼痛增加了发病率和死亡率，这表明未发育成熟能避免疼痛的感知和负面效应的假设是不正确的。而且这些负面效应在婴幼儿随后的生活以及更远的将来也能观察到[1,2]。实际上，新生儿有效镇痛的实施不应该仅仅是因为同情或伦理，而且是医疗和护理中有效的、适当的和必要的部分。近年来，动物实验数据已有证据指出，围生期暴露于镇痛药物也会导致大脑生长的减慢，神经元密度的降低，以及树突生长和分支的减少[3,4]。这是因为镇痛药物影响了轴突的生长和神经元的凋亡。

    在人类新生儿和婴幼儿期的细胞凋亡或树突变化似乎分别存在与年龄相关的易损性窗口期。这些解剖的发现与持续的运动和学习能力障碍有关。除了神经发育，也应当考虑其他化合物特定的不良反应（例如出血趋势、肝功能损伤、过敏、肾功能损伤、血压）。虽然这章节讨论的一些概念也适用于其他化合物（例如苯二氮卓类、异丙酚、吸入药物、右美托咪啶、可乐定、氯胺酮）或镇痛技术（局麻、脊麻），本章将着重介绍新生儿中应用阿片类，非甾体抗炎类药物，以及对乙酰氨基酚（醋氨酚）所致的短期和长期的不良反应。最后，本章将提供一些指导，说明为何本章讨论的不良反应的主题应当整合到新生儿的临床疼痛管理中。

20.2　阿片类：依然是金标准的镇痛药？

　　吗啡可能是在新生儿中应用最广泛的镇痛药,可通过口服(生物利用度 30%)或静脉途径给药。吗啡是通过刺激中枢神经系统内外的阿片类受体起作用的麻醉性镇痛药。这诠释了镇静、镇痛和瞳孔缩小的作用和尿潴留、麻痹性肠梗阻与呼吸抑制的不良反应。芬太尼是一系列合成的脂溶性阿片类药物中的第一个(舒芬太尼、阿芬太尼)。因为是脂溶性的药物,芬太尼能够快速穿透入中枢神经系统,起效比吗啡更快。除了吗啡和芬太尼,也有观察到更短效的阿片类药物在新生儿中使用。阿芬太尼和舒芬太尼,以及最近的瑞芬太尼已经主要应用于预期短时间的操作,比如气管内插管术、视网膜激光手术或经皮中心静脉置管术,然而,也有传闻应用于大手术及在机械呼吸时保持镇静[5]。由于药物清除非常快,瑞芬太尼停药后镇静作用消失得也快。但应用于大手术时,其他的阿片类或非阿片类药物需要预备和替代,否则瑞芬太尼的输注时间应当延长。继续使用瑞芬太尼将更有可能导致潜在的不良反应,例如阿片类药物耐受以及痛觉过敏。相对于吗啡,这种现象在清除半衰期较短的阿片类药物中更常见。

　　新生儿疼痛中,使用吗啡的益处主要取决于临床适应证(机械呼吸和呼吸支持、外科手术、操作性疼痛)。对机械通气的早产儿使用阿片类药物,Bellu 等在近来的 meta 分析研究中总结,推荐机械呼吸的新生儿常规使用阿片类药物的证据并不充分[6]。当疼痛指标的临床评估有适应证时建议应选择性使用阿片类药物。因此,不应该忘记,如果有镇静需要,吗啡比咪达唑仑更安全。大手术后的镇痛方案中,阿片类是必需的,要么单独镇痛,要么作为多模式镇痛的一部分。

　　来自一项随机对照试验的有力证据支持,阿片类药物使用对于新生儿结局是有益处的[1]。不管是持续给药还是间歇给药,部分取决于药物代谢动力学特点(吗啡与短效阿片类药物)。最后,关于有效使用吗啡进行手术镇痛的证据更为有限。

20.2.1　短期不良反应

前面提到的研究中观察到的吗啡短期不良反应包括肠麻痹、膀胱功能障碍，低血压，以及呼吸抑制，罕见癫痫发作。类似的不良反应在芬太尼的应用中也能看到。

已观察到肠蠕动降低，这与吗啡的清除率减慢和浓度升高有关，而口服纳洛酮可改善肠蠕动[7,8]。因此，在 Neopain 试验中，吗啡延迟了肠内营养(+3 天，由 17 天延迟到 20 天)[9]。笔者团队未能查到膀胱功能失调的发病率和严重程度的相关数据，但基于临床实践，确实存在这种不良反应。低血压是更具相关性的不良反应，而且在不同的研究中所报道数据的差异可能反映了吗啡使用剂量的不同。Simous 等未能记录动脉压的不同、协同使用正性肌力药物的需要以及与吗啡输注相关的血压变异性[100 μg/kg 的负荷量，10 μg/(kg·h)的维持量][10]。相反，在 Neopain 研究中，预先吗啡输注[100 μg/kg 的负荷量，10~30 μg/(kg·h)的维持量]，额外的吗啡使用以及低孕龄，这 3 个因素都与早产新生儿低血压相关。最后，呼吸抑制也导致机械通气时间的延长(加 1 天)[11]。

根据现有的证据，芬太尼的确可以减轻急性疼痛，但未能减轻慢性疼痛，还因为机械通气的延长和肠麻痹梗阻而增加了额外费用。新生儿中胸壁的肌僵直和喉痉挛与芬太尼的使用相关，且持续应用超过 5 天，需要警惕戒断综合征。高剂量的芬太尼可能导致新生儿兴奋和少有的癫痫样发作。与吗啡相比，持续输注芬太尼期间更早出现耐药(达到相同的效果需更大的剂量或浓度)。芬太尼的使用和术后低体温也相关[12]。

20.2.2　长期不良反应

需要重症监护的新生儿显然经历着大量的临床相关的应激性和疼痛性操作，因此应激和疼痛的管理成为一个重要问题。为了缓解反复疼痛性刺激的影响，新生儿期给予阿片类药物镇静镇痛很常见。越来越多的实验室和动物证据表明长期不良反应和新生儿阿片类的使用存在关联[13]。这也启动了探讨吗啡暴露和神经发育结果关系的临床研究。对于新生儿期暴露后的神经认知结果,结合 Neopain 和 Rotterdam 的研究结果,发现似乎存在年龄依赖性的趋势[2, 10]。

Neopain 实验研究报道,暴露于吗啡镇痛的早产儿在校正胎龄为足月时神经行为(早产儿神经行为评估,NAPI)略显不同(运动评分、腘窝角度)[14]。在一项纳入 137 例小于 32 孕周的早产儿队列研究中发现,在矫正年龄 8 个月或 18 个月时较差的认知和较频繁的经皮操作有关,而与早期疾病的严重性、静脉注射吗啡,或出生后暴露于甾体类药物无关。较多暴露于静脉注射吗啡与矫正年龄 8 个月时运动发育较差相关,但在矫正年龄 18 个月时不再如此[15]。Neopain 的研究中,只有一小部分的初步研究涉及吗啡预防给药的影响,包括头围(更小)、社会行为(更多社会问题)、5~7 岁时反应的潜伏期(更慢),但 IQ 测试是类似的。

最近,Rotterdam 研究团队报道了 5 岁时吗啡队列研究结果,观察特定的 IQ 子测验(视觉分析)存在一些细微区别。在 8~9 岁,同一队列不再存在与吗啡暴露相关的负面神经认知结果[18]。Van den Bosch 等报道了在 19 名早产儿队列研究小亚组中,10 岁时大脑容量与早产、疼痛性操作次数和阿片暴露的程度呈显著相关[19]。然而,吗啡暴露本身对神经认知的发育没有影响。同一科研小组对新生儿期体外膜肺氧合和手术后的研究也报告了类似的阳性结果[20]。最后,Schuurmans 等对早产儿新生儿期吗啡暴露的实验数据和临床数据采用结构分析得出结论,新生儿期使用吗啡对于神经发育结果的效应,动物实验数据和临床数据显示了矛盾的结果。不同于短期的神经学结果,人类新生儿长期神经发育的结果似乎不受吗啡使用的影响[21]。

20.3 非甾体抗炎药物:很少作为镇痛药使用

非甾体抗炎药是通过抑制环加氧酶起作用的一类合成药,有解热、镇痛和抗炎的效果。在小儿和成人术后护理或创伤后的多模式镇痛中,非甾体抗炎药被认为是非常有用的[22]。

一项小儿围术期非甾体药物使用的 Meta 分析显示，在术后第一个 24 小时内，非甾体药物减少了阿片类药物的使用（平均标准差减少 83%），减少了术后恶心呕吐（比值比 OR 0.75）。然而在早产儿或足月新生儿中，临床上这些药物的使用主要集中在动脉导管闭合术，作为镇痛药物来使用的临床经验很有限，但也不是不存在。

对于药物的效应和不良反应，可得到的数据仅限于在一项总共 157 例早产儿、新生儿或婴儿暴露于酮咯酸的 5 个小队列回顾性分析中。一项包括 10 例婴儿（小于 6 个月）的回顾性研究显示，酮咯酸的应用可减少阿片类药物的使用。在 18 例患慢性肺病的自主呼吸早产儿中，术后应用酮咯酸（静脉注射，1 mg/kg）17 例患儿疼痛可控，而且没有出现血液、肾脏、肝脏的不良反应[25]。在应用酮咯酸的 57 名外科新生儿和小婴儿中，17.2% 的患儿出现出血，而且更经常出现在校正胎龄小于 37 周的新生儿中[26]。采用类似的研究人群，4/53 病例出现少量出血，在心脏手术后不久所有的病例都出现了肌酐的轻度增高。最后，在 19 例心脏手术（双心室循环）后的小婴儿中（小于 6 个月），酮咯酸耐受良好（肾、肝、输血需求、镇痛）。

常见的短期不良反应与胃肠道、肾脏、血小板功能相关。与新生儿胃肠道和血小板相关不良反应的报道较少，而肾损害更常报道，表现为乙酰水杨酸或布洛芬应用期间肾小球滤过率短暂减少 20%，吲哚美辛应用时减少高达 40%[29]。坏死性小肠结肠炎的发生率和机械通气的时程也出现类似的情况（布洛芬相对于吲哚美辛，相对危险度和平均差值分别是 0.64 和 2.4 天）[30]。早产儿中，另一个额外的特定问题或许是布洛芬注射期间出现的急性肺动脉高压。

对于一些潜在的长期不良反应（遗传过敏性、神经发育受损），参照扑热息痛部分，因为该药也有一些外周性以及更强的中枢环氧化酶抑制效果。除了这些问题，还有一个问题值得关注，就是早产儿暴露于非甾体抗炎药可能也会通过损害肾小球的生成，导致长期的药源性肾损害[32]。Bueters 等近来发现了 Wistar 大鼠出生后早期应用非甾体药物（吲哚美辛、布洛芬）治疗对肾发育的影响，并据此报道，这些化合物抑制肾发育（例如肾单位减少 12%）[33]。这证实了那些早期的发现,包括早产狒狒模型中布洛芬对发育中肾脏的影响(减低了30%肾厚度),以及成年大鼠围生期应用吲哚美辛而不是布洛芬对肾小球单位数量的影响(减少12%~15%)[35]。

20.4 新生儿应用对乙酰氨基酚:老药新用?

对乙酰氨基酚,N-乙酰-对-氨基苯酚(对乙酰氨基酚),是一种容易获取的解热镇痛非处方药。它是治疗新生儿轻中度疼痛或发热的最常用药物,可以多途径给药(口服、直肠、静脉)。在新生儿治疗中,虽然静脉给药对于特定的亚群依然是超过说明书的范围用药(在美国足月儿或2岁以下儿童限制使用),这些制剂在早产儿或足月儿中的使用正逐渐增加,以期避免或减少阿片类药物的使用[36,37]。

当代新生儿护理中,新生儿疼痛的充分管理是一个重要的问题。为了避免阿片类药物,出现了扑热息痛的新用途。然而,目前应当意识到现有证据支持对乙酰氨基酚用于新生儿手术或术后疼痛的差异。实际上,现有数据表明,对乙酰氨基酚减轻术中疼痛的作用微弱[37]。相反,已有发表的数据表明,在新生儿和婴幼儿非心脏手术后或新生儿重症监护病房期间,对乙酰氨基酚减少了吗啡的使用量。当前已有证据支持对乙酰氨基酚作为镇痛药物在婴幼儿轻度到中度的严重疼痛综合征中使用,并且当关注吗啡的累积使用量时,新生儿非心脏大手术后使用对乙酰氨基酚相应减少了阿片类药物的使用(减少66%),在早产儿中也如此(减少54%)[38,39]。在随机安慰剂对照下,招募了71名非心脏大手术的新生儿和婴幼儿,复合静脉注射对乙酰氨基酚显著减少了吗啡的使用量(减少66%)[38]。在一项含108名早产儿的队列研究中(小于32周胎龄),对乙酰氨基酚(负荷量20 mg/kg,随后隔6小时7.5 mg/kg)在生后早期使用(小于72小时),结果显示,和同一个治疗中心使用相同疼痛评分工具(新生儿急性疼痛评估)的历史病例对照比较,吗啡的使用量减少了54%[39]。相反,当缓解手术操作的疼痛时(例如足底采血)对乙酰氨基酚只有微弱的镇痛效果[39]。

20.4.1 短期不良反应

其他人群中对乙酰氨基酚的不良短期不良反应主要表现是肝毒性和血流动力学效应。前瞻性数据提示良好的肝脏耐受,然而在新生儿中观察到了个别病例出现肝毒性,和对乙酰氨基酚潜在相关,从而提出了更多高级别的药物警告。同样,新生儿中对乙酰氨基酚对血流动力学的影响适当提醒在新生儿中血流动力学受损的特定情况下要更加小心。在重复静脉注射对乙酰氨基酚期间和之后,没有肝脏不耐受的迹象[40]。新生儿中静脉注射对乙酰氨基酚的血流动力学不良反应是很温和的。与近来健康成年志愿者的定量研究相类似(平均动脉压减少 1.85 mmHg;95%可信区间 2.6~1.1 mmHg),归因于系统性血管阻力的短暂降低[41, 42]。

然而,这些观察主要针对小于 32 周胎龄的早产儿,对于小于 28 周胎龄的极早产儿耐受程度的研究报道非常有限。尽管存在缺陷,个案报道,病例组,以及随机临床试验都有描述新生儿使用对乙酰氨基酚,这些新生儿存在使用禁忌或曾经因为动脉导管未闭使用非甾体类抗炎药未果。对乙酰氨基酚的使用和动脉导管未闭的闭合之间的联系在早产儿中报道有限。因此建议使用高剂量的对乙酰氨基酚,每 6 小时给药 15 mg/kg 的剂量,血清中的对乙酰氨基酚浓度中位数可能是 15 mg/L。然而,诱导动脉导管闭合的对乙酰氨基酚靶浓度仍然未知,而极早产儿中如此高浓度的对乙酰氨基酚的安全性仍然不确定[37,43]。

20.4.2 长期不良反应

除了这些短期的不良反应,近来的流行病学数据也说明妊娠期和婴幼儿期过量使用对乙酰氨基酚与整个儿童期出现不同类型的病理学可能存在联系(免疫偏差、神经发育受损)。这些研究所描述的联系和因果关系仍然有疑问,且未得到肯定的证实。至少有必要进一步的药物警告以揭示这些复杂的、潜在的因果联系[37, 43]。

青少年中的免疫偏差的频率呈指数级增长,因此,调查造成这种增长的环境因素的研究已成为公共卫生的重点。除了中枢作用,对乙酰氨基酚(类似布洛芬等)对外周的环氧化酶-2具有非选择性抑制作用。对乙酰氨基酚对环氧化酶-2的抑制作用只和低浓度的花生四烯酸相关,这同样阐释了布洛芬和对乙酰氨基酚抗炎作用的不同。反复抑制黏膜前列腺素 E_2 的合成影响食物抗原耐受的发育,这在一些动物试验中已经证实,应当在人类婴幼儿中进一步探讨。

近来,一项流行病学资料组的荟萃分析提示,对乙酰氨基酚的暴露和随后发展成哮喘的风险(OR1.2-1.3)之间存在联系[43]。然而,小鼠模型妊娠期和/或哺乳期暴露于对乙酰氨基酚对子代断奶期间和6周时的过敏性气道疾病没有影响(鼻内吸入尘螨模型)。因而,这些机制的研究并不支持围生期对乙酰氨基酚的使用增加儿童哮喘发作风险的假说[45]。这或许至少部分是因为适应证的混杂,比如因为呼吸道感染摄入解热药。Sordillo 等近来试图控制混杂因素,矫正后生命早期呼吸道的感染实际上是很少的,但并不能完全消除婴儿解热药的使用和儿童早期哮喘之间的联系(对乙酰氨基酚和布洛芬比值比从未经调整的1.21和1.35分别到调整后的1.03和1.19)[46]。

与遗传性过敏症类似,动物实验结果以及流行病学关联性研究均表明对乙酰氨基酚的使用和发育中大脑的不良影响存在联系。鉴于最近有对乙酰氨基酚对小鼠发育中大脑不良影响的报道,以及有关产前使用对乙酰氨基酚与儿童自闭症或自闭症谱系障碍发展之间关联的报道[48-50],长期随访至少到产后18~24个月必须整合到新生儿人群对乙酰氨基酚的研究中[51]。

Brandlistuen 等采用同胞对照探讨了出生前使用对乙酰氨基酚的影响,观察了对大运动发育、交流、外化和内化行为,以及更高的活动水平。布洛芬的使用与这些神经发育的结果参数没有联系[48]。Bauer 和 Kriebel 发现,在出生前或出生后(包皮环切术)使用对乙酰氨基酚伴随着自闭症谱系障碍的同步升高,因此两者之间存在生态学的联系[50]。Frisch 和 Simonsen 通过与丹麦有关的对乙酰氨基酚的使用相关联提出间接证据,证实新生儿包皮环切术(3 347 例)和自闭症谱系障碍(4 986/342 877 例)之间存在联系,危险风险为1.46(95%

可信区间 1.11 ~ 1.93)[49]。

类似的关联可见于围生期对乙酰氨基酚的使用与注意力缺陷多动障碍(ADHD,13% ~ 37%相应增加)[52]之间。同样,Thompson 等报道,妊娠期摄入对乙酰氨基酚(占怀孕的49%)和随后7 ~ 11 岁时注意力缺陷多动障碍综合征之间存在联系。评估基于有效的问卷调查,研究对象是 871 名婴儿,与母亲摄入抗生素或制酸剂存在类似的联系并未报道。最后,基于丹麦的国家出生队列研究(n = 64 322 名儿童),多动症(危险比 1.37)和注意力缺陷多动障碍(危险比 1.13)与孕妇产前对乙酰氨基酚的使用相关[54]。

应当意识到,对乙酰氨基酚的镇痛作用是通过抑制中枢神经区室的环氧化酶的活性起效的。有趣的是,在一项 207 名高加索人早产儿(小于 32 周胎龄)的队列研究中,环氧化酶 2 基因的诱导形式是多肽的,而且 C 等位基因的变异(与环氧化酶 2 的活性降低相关)与 2 ~ 5 岁时较差的认知结果呈独立相关[55]。这表明,环氧化酶活性的表型可能影响神经认知的结果,从而可能为长期的神经行为结果与围生期对乙酰氨基酚或布洛芬使用之间提供病理生理联系[47,50,55]。

20.5　讨论

有效的疼痛管理是新生儿护理质量的重要指标,但有关神经细胞凋亡以及新型技术和化合物整合的观察结果迫使护理人员重新考虑临床和研究方面的有效疼痛管理。有数据表明,大型新生儿手术(干预的次数,疾病的严重程度)和神经发育损害之间存在关联。然而,使用镇痛镇静药只是与不良结果相关的因素之一[3,4]。显然,婴儿期间反复接受麻醉的新生儿更有可能具有其他神经发育受损的危险因素。同时,从 Anand 等的动物实验研究和临床研究中了解到没有镇痛的外科手术也对发病率和死亡率产生重大影响[1]。

只有将其整合到疼痛管理的结构化方法中,才能实现有效而且安全的药物治疗。这样结构化的疼痛管理计划应该基于预防、评估和治疗,然后进行再次评估。有效的疼痛控制是基于预防策略,包括减少疼痛性操作的次数和环境应激;由疼痛的系统性评估驱动,系统学评估基于有效的评估工具,之后滴定最适量的镇痛药物,随后再次评估。在适当的情况下,据此进行系统性评估也可能导致止痛药物的暴露减少。对吗啡的最新观察研究强烈建议使用较低的剂量[56]并考虑多模式镇痛[38]。可获得的新生儿中对乙酰氨基酚的药代学/药动学数据建议同样的效应室浓度(10 mg/L)应该定为目标[57]。然而,新生儿的疼痛治疗并不限于药物治疗。非药物干预强调了一个事实,不仅操作的类型很重要,疼痛性操作的方式也很重要[58]。重点应聚焦侵入性较小的技术,预防性策略,或完善的技术。

临床实践和随后的镇痛需求在变化。虽然避免机械呼吸和侵入性较小的表面活性剂的使用均与镇痛或镇静的持续时间的减少有关,近年来德国接受镇痛和/或镇静药物的极低出生体重儿的百分比维持不变(德国新生儿网,2003—2010),只是转变成新药物,如舒芬太尼、异丙酚和静脉注射对乙酰氨基酚[59]。根据这些数据,显然还存在重要的与药动学、药效学、和麻醉药的不良反应相关的问题值得进一步评估,特别是那些在新生儿超说明书范围使用的未经充分验证的较新的化合物(例如异丙酚、右美托咪啶)。鼓励所有的利害相关的人去设计剂量相关的研究,以改善新生儿镇痛药的适当管理(即有效但无过度暴露)。

这种方法的可行性已经在吗啡的研究中得到证实[60]。正如本章所述,此类研究不应仅关注短期结果,还应该涵盖长期结果的方方面面。

(肖培汉 吴希珠 译)

参考文献

[1] Anand KJ, Sippell WG, Aynsley-Green A (1987) Pain, anesthesia, and babies. Lancet 2(8569): 1210.

[2] Hall RW, Anand KJ (2014) Pain management in newborns. Clin Perinatol 41: 895 - 924.

[3] Hansen TG (2015) Anesthesia-related neurotoxicity and the developing animal brain is not a significant problem in children. Paediatr Anaesth 25:

65 - 72.

[4] Loepke AW, Vutskits L (2016) What lessons for clinical practice can be learned from systematic reviews of animal studies? The case of anesthetic neurotoxicity. Paediatr Anaesth 26: 4 - 5.

[5] Thewissen L, Allegaert K (2011) Analgosedation in neonates: do we still need additional tools after 30 years of clinical research? Arch Dis Child Educ Pract Ed 96: 112 - 118.

[6] Bellu R, de Waal K, Zanini R (2010) Opioids for neonates receiving mechanical ventilation: a systematic review and meta-analysis. Arch Dis Child Fetal Neonatal Ed 95: F241 - F251.

[7] Saarenmaa E, Neuvonen PJ, Rosenberg P, et al. (2000) Morphine clearance and effects in newborn infants in relation to gestational age. Clin Pharmacol Ther 68: 160 - 166.

[8] Akkawi R, Eksborg S, Andersson A, et al. (2009) Effect of oral naloxone hydrochloride on gastrointestinal transit in premature infants treated with morphine. Acta Paediatr 98: 442 - 447.

[9] Menon G, Boyle EM, Bergqvist LL, et al. (2008) Morphine analgesia and gastrointestinal morbidity in preterm infants: secondary results from the NEOPAIN trial. Arch Dis Child Fetal Neonatal Ed 93: F362 - F367.

[10] Simons SH, Roofthooft DW, van Dijk M, et al. (2006) Morphine in ventilated neonates: its effects on arterial blood pressure. Arch Dis Child Fetal Neonatal Ed 91: F46 - F51.

[11] Bhandari V, Bergqvist LL, Kronsberg SS, et al. (2005) Morphine administration and short-term pulmonary outcomes among ventilated preterm infants. Pediatrics 116: 352 - 359.

[12] Pacifici GM (2015) Clinical pharmacology of fentanyl in preterm infants. A review. Pediatr Neonatol 56: 143 - 148.

[13] Attarian S, Tran LC, Moore A, et al. (2014) The neurodevelopmental impact of neonatal morphine administration. Brain Sci 4: 321 - 334.

[14] Rao R, Sampers JS, Kronberg SS, et al. (2007) Neurobehavior of preterm infants at 36 weeks postconception as a function of morphine analgesia. Am J Perinatol 24: 511 - 517.

[15] Grunau RE, Whitfield MF, Petrie-Thomas J, et al. (2009) Neonatal pain, parenting stress and interaction, in relation to cognitive and motor development at 8 and 18 months in preterm infants. Pain 143: 138 - 146.

[16] Ferguson SA, Ward WL, Paule MG, et al. (2012) A pilot study of preemptive morphine analgesia in preterm neonates: effects on head circumference, social behavior, and response latencies in early childhood. Neurotoxicol Teratol 34: 47 - 55.

[17] De Graaf J, van Lingen RA, Simons SH, et al. (2011) Long-term effects of routine morphine infusion in mechanically ventilated neonates on children's functioning: five-year follow-up of a randomized controlled trial. Pain 152: 1391 - 1397.

[18] de Graaf J, van Lingen RA, Valkenburg AJ, et al. (2013) Does neonatal morphine use affect neuropsychological outcomes at 8 to 9 years of age? Pain 154: 449 - 458.

[19] Van den Bosch GE, White T, El Marroun H, et al. (2015) Prematurity, opioid exposure and neonatal pain: do they affect the developing brain?

Neonatology 108: 8 – 15.

[20] Van den Bosch GE, Ijsselstijn H, van der Lugt A, et al. (2015) Neuroimaging, pain sensitivity, and neuropsychological functioning in school-age neonatal extracorporeal membrane oxygen-ation survivors exposed to opioids and sedatives. Pediatr Crit Care Med 16: 652 – 662.

[21] Schuurmans J, Benders M, Lemmers P, et al. (2015) Neonatal morphine in extremely and very preterm neonates: its effect on the developing brain—a review. J Matern Fetal Neonatal Med 28: 222 – 228.

[22] Russell P, von Ungern-Sternberg BS, Schug SA (2013) Perioperative analgesia in pediatric surgery. Curr Opin Anaesthesiol 26: 420 – 427.

[23] Michelet B, Andreu-Gallien J, Bensalah T (2012) A meta-analysis of the use of nonsteroidal anti-inflammatory drugs for pediatric postoperative pain. Anesth Analg 114: 393 – 406.

[24] Burd RS, Tobias JD (2002) Ketorolac for pain management after abdominal surgical procedures in infants. South Med J 95: 331 – 333.

[25] Papacci P, de Francisci G, Iacobucci T (2004) Use of intravenous ketorolac in the neonate and premature babies. Paediatr Anaesth 14: 487 – 492.

[26] Aldrink JH, Ma M, Wang W (2011) Safety of ketorolac in surgical neonates and infants 0 to 3 months old. J Pediatr Surg 46: 1081 – 1085.

[27] Moffett BS, Wann TI, Carberry KE, et al. (2006) Safety of ketorolac in neonates and infants after cardiac surgery. Paediatr Anaesth 16: 424 – 428.

[28] Dawkins TN, Barclay CA, Gardiner RL, et al. (2009) Safety of intravenous use of ketorolac in infants following cardiothoracic surgery. Cardiol Young 19: 105 – 108.

[29] Allegaert K (2009) The impact of ibuprofen or indomethacin on renal drug clearance in neonates. J Matern Fetal Neonatal Med 22(Suppl 3): 88 – 91.

[30] Ohlsson A, Walia R, Shah SS (2015) Ibuprofen for the treatment of patent ductus arteriosus in preterm or low birth weight (or both) infants. Cochrane Database Syst Rev 2: CD003481.

[31] Allegaert K, Anderson B, Simons S, et al. (2013) Paracetamol to induce ductus arteriosus closure: is it valid? Arch Dis Child 98: 462 – 466.

[32] Girardi A, Raschi E, Galletti S, et al. (2015) Drug-induced renal damage in preterm neonates: state of the art and methods for early detection. Drug Saf 38: 535 – 551.

[33] Bueters RR, Klaasen A, Maicas N, et al. (2015) Impact of early postnatal NSAID treatment on nephrogenesis in Wistar rats. Birth Defects Res B Dev Reprod Toxicol 104: 218 – 226.

[34] Sutherland MR, Yoder BA, McCurnin D, et al. (2012) Effects of ibuprofen treatment on the developing preterm baboon kidney. Am J Phsyiol Renal Physiol 302: F1286 – F1292.

[35] Kent AL, Koina ME, Gubhaju L, et al. (2014) Indomethacin administered early in the postnatal period results in reduced glomerular number in the adult rat. Am J Physiol Renal Physiol 307: F1105 – F1110.

[36] van den Anker JN, Allegaert K (2015) Treating pain in preterm infants: moving from opioids to acetaminophen. J Pediatr. doi: 10.1016/j.jpeds.2015.09.061.

[37] Cuzzolin L, Antonucci R, Fanos V (2013) Paracetamol (acetaminophen) efficacy and safety in the newborn. Curr Drug Metab 14: 178 – 185.

［38］Ceelie I, de Wildt SN, van Dijk M, et al. （2013） Effect of intravenous paracetamol on postoperative morphine requirements in neonates and infants undergoing major noncardiac surgery：a randomized controlled trial. JAMA 309：149－154.

［39］Härmä A, Aikio O, Hallman M, et al. （2015） Intravenous paracetamol decreases requirements of morphine in very preterm infants. J Pediatr. doi：10. 1016/j.jpeds.2015.08.003.

［40］Allegaert K, Rayyan M, de Rijdt T, et al. （2008） Hepatic tolerance of repeated intravenous paracetamol administration in neonates. Paediatr Anaesth 18：388－392.

［41］Allegaert K, Naulaers G （2010） Haemodynamics of intravenous paracetamol in neonates. Eur J Clin Pharmacol 66：855－858.

［42］Chiam E, Weinberg L, Bailey M, et al. （2015） The haemodynamic effects of intravenous paracetamol （acetaminophen） in healthy volunteers：a double-blinded, randomized, triple crossover trial. Br J Clin Pharmacol. doi：10.1111/bcp.12841.

［43］Dick S, Friend A, Dynes K, et al. （2014） A systematic review of associations between environmental exposures and development of asthma in children aged up to 9 years. BMJ Open 4：e006554.

［44］Langhendries JP, Allegaert K, van den Anker JN, et al. （2015） Possible effects of repeated exposure to ibuprofen and acetaminophen on the intestinal immune response in young infants. Med Hypotheses. doi：10.1016/j.mehy. 2015.11.012.

［45］Lee DC, Walker SA, Byrne AJ, et al. （2015） Perinatal paracetamol exposure in mice does not affect the development of allergic airways disease in early life. Thorax 70：528－536.

［46］Sordillo JE, Scirica CV, Rifas-Shiman SL, et al. （2015） Prenatal and infant exposure to acetaminophen and ibuprofen and the risk for wheeze and asthma in children. J Allergy Clin Immunol 135：441－448.

［47］Viberg H, Eriksson P, Gordh T, et al. （2014） Paracetamol （acetaminophen） administration during neonatal brain development affects cognitive function and alters its analgesic and anxiolytic response in adult male mice. Toxicol Sci 138：139－147.

［48］Brandlistuen RE, Ystrom E, Nulman I, et al. （2013） Prenatal paracetamol exposure and child neurodevelopment：a sibling-controlled cohort study. Int J Epidemiol 42：1702－1713.

［49］Frisch M, Simonsen J （2015） Ritual circumcision and risk of autism spectrum disorder in 0－to 9－year old boys：national cohort study in Denmark. J R Soc Med 108：266－279.

［50］Bauer AZ, Kriebel D （2013） Prenatal and perinatal analgesic exposure and autism：an ecological link. Environ Health 12：41.

［51］Ohlsson A, Shah PS （2015） Paracetamol （acetaminophen） for patent ductus arteriosus in preterm or low-birth-weight infants. Cochrane Database Syst Rev 3：CD010061.

［52］Blaser JA, Allan GM （2014） Acetaminophen in pregnancy and future risk of ADHD in offspring. Can Fam Physician 60：642.

［53］Thompson JM, Waldie KE, Wall CR, et al. （2014） Associations between acetaminophen use during pregnancy and ADHD symptoms measured at ages 7 and 11 years. PLoS One 9: e108210.

[54] Liew Z, Ritz B, Rebordosa C, et al. (2014) Acetaminophen use during pregnancy, behavioral problems, and hyperkinetic disorders. JAMA Pediatr 168: 313 - 320.

[55] Harding DR, Humphries SE, Whitelaw A, et al. (2007) Cognitive outcome and cyclo-oxygenase-2 gene (-765 G/C) variation in the preterm infant. Arch Dis Child Fetal Neonatal Ed 92: F108 - F112.

[56] Admiraal R, van Kesteren C, Boelens JJ, et al. (2014) Towards evidence-based dosing regimens in children on the basis of population pharmacokinetic pharmacodynamic modelling. Arch Dis Child 99: 267 - 272.

[57] Allegaert K, Naulaers G, Vanhaesebrouck S, et al. (2013) The paracetamol concentration-effect relation in neonates. Paediatr Anaesth 23: 45 - 50.

[58] Allegaert K, Bellieni CV (2013) Analgosedation in neonates: what we know and how we act. Res Rep Neonatol 3: 51 - 61.

[59] Mehler K, Oberthuer A, Haertel C, et al. (2013) Use of analgesic and sedative drugs in VLBW infants in German NICUs from 2003 - 2010. Eur J Pediatr 172: 1633 - 1639.

[60] Kesavan K (2015) Neurodevelopmental implications of neonatal pain and morphine exposure. Pediatr Ann 44: e260 - e264.

第 V 部分

疼痛与沟通

向新生儿家人告知其病情　**21**

P. Arosio

　　高危新生儿的护理往往涉及复杂的伦理问题,例如对具有高度不确定性的问题快速决策。对高危新生儿明确其康复、建立长期预后或者预测未来的生活质量并非总是可能的。这表明涉及父母因素的复杂性。本章将谈到一些在新生儿学家和父母之间的沟通中比较重要的观点。笔者将从一些与自己的从业经验有关的数据开始。

　　与高危儿家属沟通诊断意味着"使其变得通俗易懂",与患儿及其家庭建立关系。沟通诊断不应该是一个孤立的事件,而是治疗过程的第一步,而这个过程应该以尽可能好的方式为父母进行规划和陪伴。

　　一旦告知诊断结果,就不应该让患儿父母独自面对他们的疑惑、恐惧和痛苦。应该让他们能够花尽可能多的时间陪伴孩子,并参与治疗。开放病房非常重要,父母大部分时间可以在那里陪伴孩子。然而,与父母最初的沟通至关重要,这会使父母倾向于接纳或放弃婴儿(尤其是受到某些特定疾病的影响时)。举个例子,告知年轻的父母,他们的孩子患有意料之外的疾病比如唐氏综合征,将毁掉他们对这个期待已久的孩子的美好憧憬。医师必须清楚地认识到这一点,并有足够的勇气来降低对父母的打击,与他们建立亲近感和同理心,使沟通得以继续。

　　在本章中,笔者使用了 Dr. Bellieni 大约 4 年前写给他的一封信,将他的一个观点纳入新生儿护理的更新课程中。课程的主题是"谁是早产儿",他记得有两点是与父母建立关系和沟通诊断的基本原则[1]。如果不知道那个人是谁,就没有办法谈论"该做些什么"或"该说些什么"。在成为一个临床病例或一组临床症状之前,新生儿就是一个患者和一个"你",一个有大量需求和极度依赖的脆弱的个体[2]。婴儿正在经历着由感觉、气味、声音、动作组成的生活,这种生活也贯穿于胎儿期,婴儿作为人或"独立的个体"不可能置身于一段历史、一个家庭、一对夫妻之外,这样可能会有中断这个生活的连续性的风险[2]。因此,必须将新生儿与其父母作为一个整体来考虑。笔者认为在继续与父母建立联系时,牢记这两点是非常有帮助的。

现在看看问题的两个方面:父母对诊断沟通的反应(表21-1)和医师的反应,以及医师如何解决这个问题。当将孩子情况告知父母时,他们的反应各异,但都遵循着一个明确的情绪次序,这些情绪的强度和持续时间可能不同[3]。很难预测哪种情绪反应会最先出现,有时情绪反应甚至会出现倒退。震惊是一种混乱和无能为力的状态,在这种情绪下,即使是最简单的信息也难以理解。紧随其后的是绝望、悲伤、怀疑(希望诊断错误)、愤怒和拒绝(此时可能有令人困惑的婴儿将会死亡的希望或放弃孩子的仓促决定)。这些是人类正常的反应,可以理解,甚至是有必要的,尽管并不是所有的情绪都有助于情况成熟并演变成为接受,甚至充满希望地接纳(拥抱)儿童。当父母看到并描述他们宝宝的样子时(笑或哭,吮吸,睡觉或惊醒),这个接纳的过程就越来越明显了[4]。这种经历最终也使这对夫妻更加坚定。对孩子的反应可能以情绪的冲突(过度保护-冷漠)为特征。后来,对病房工作人员的反应也在发展[5]。

表 21-1 父母对患病或先天畸形的新生儿的反应

他们自己	夫妻之间
震惊	信任
责怪	有分歧
失望	
伤心	
不相信	
愤怒	
拒绝	
给出反应	
对婴儿	**对医疗组**
过度保护	无反应
接受治疗	绝对依赖
疏远	不满

父母对孩子的态度很大程度上还取决于医师的反应。除了专业技能,医师自身也承受着压力,这种压力的强度与婴儿状况的严重性、疾病的慢性化或无法治愈及预后的不确定性有关。医师的措辞和态度应考虑到所讨论的患儿可能存在的不同预后情况(表21-2)。在预后良好的情况下,医师应该解释治疗的风险和益处,让父母安心并得到他们的信任。当预后不确定,但可能是好的结局时,医师在这个涉及父母和建立人际关系的治疗过程中,应该日复一日地维持父母的希望,帮助他们建立对治疗的信任。主管医师的作用很重要[6]。

表 21-2　一些新生儿疾病患者预后(根据[3]修改)

预后良好

　　甲状腺功能减退

　　肾上腺综合征

　　可治疗的先天性心脏病

　　尿路畸形

　　脐膨出

预后不确定,但很大可能是好的

严重早产,可能有后遗症(支气管肺发育不良、早产儿视网膜病变、脑出血伴脑积水)

无法治疗

　　唐氏综合征

　　严重的脑实质内出血

　　重度窒息

在无法治愈的情况下,将疾病告知父母更加困难,对父母情感的影响也更大。在很大程度上,这取决于医师的阅历包括生活经历以及他对疾病和残障的态度。在这方面可能会遇到限制。父母最初处于震惊和困惑状态,从而无法完全理解医师传递给他们的信息,但是,如果医师愿意换位思考,患儿父母将会感同身受。父母对孩子的接纳和关心,很大程度上取决于医师、医师的目光、言辞、沉默,给患儿父母一个拥抱或是对他们采取冷漠和超然的态度。医师看待婴儿、患者的方式,与医师看待旁人、同事以及自我审视的方式相同。懂得这一点,沟通(说什么、何时何地说以及如何说)可以传递更加真实的内容,少一些技术性和伤感的形式[7]。

21.1　说什么

必须告知父母真相,但是要告诉他们多少细节? 对于病程进展较快的病例,如极低胎龄儿可能出现视网膜病变和慢性肺病等后遗症,应当逐渐地在合适的时机告知父母真相和面临的困难,而非总是随时把病情告知父母,起伏不定,就像婴儿的病情一样。告知真相才能让医师能够陪伴婴儿及其父母,而不是通过观察病程。

如果可能的话,诊断应该传达给父母双方,让他们看到并接触到宝宝。现实比想象来得真实。今天,由于产前诊断的程序使很多疾病在胎儿未出生时就已经诊断并且告知,大大减少了父母在宝宝出生时即被告知畸形或疾病的情感创伤。产科医师和妇科医师的合作是必要的,这样才能一起来解决问题[8]。

21.2　何时何地说

沟通诊断必须尽快并且及时更新。应该选择一个合适的安静的地方,没有其他人的干扰,告知父母双方,并且给他们自由地表达他们的情感(包括哭泣)和提出问题的机会[9]。

21.3　如何说

这是最困难的部分,也是最需要医师情商的部分。基本原则是应该说得清楚和简单。首先,在第一次沟通的时候,尽量少用专业术语。父母更容易掌握非语言的对话,他们通过医师的关注和意愿来理解和分享他们发生了什么。

应该实事求是地呈现事实。这似乎是一种文字游戏,但并非有意如此。这应该在没有偏见和先入为主的情况下完成,如媒体报道事实一样。应该意识到开头提到的那个独特的"你"。

医师应该保持乐观,但不要否认这些问题,而是要看到积极的一面和可能的治疗方法。

（王玉苹　高翔　译）

参考文献

［1］ Bellieni CV（1999）La Care in TIN：chi è il prematuro? Corso di Aggiornamento sulla Care neonatale. Siena.

［2］ Brazy JE, Anderson BM, Becker PT, et al.（2001）How parents of premature infants gather information and obtain support. Neonatal Netw 20：41－48.

［3］ Burgio GR, Notarangelo LD（1999）La comunicazione in pediatria. Edizioni Utet.

［4］ Coleman WL（1995）The first interview with a family. Pediatr Clin North Am 42：119－129.

［5］ Cox C, Bialoskurski M（2001）Neonatal intensive care：communication and attachment. Br J Nurs 10：668－676.

［6］ Fowlie PW, Delahunty C, Tarnow-Mordi WO（1998）What do doctors record in the medical notes following discussion with the parents of sick premature infants? Eur J Pediatr 157：63－65.

［7］ Giussani L（1995）Alla ricerca del volto umano. Edizioni Rizzoli.

［8］ Mastroiacovo PP.（1986）Le malformazioni congenite. Medico e Bambino 5.

［9］ Jankovic M（1999）Come parlare ai bambini della loro malattia. Prospettive in Pediatria 29：61－66.

先天性畸形患儿给父母带来的悲痛经历

22

Luigi Memo、Emanuele Basile

3%～4%的新生儿有先天性畸形，这对一个家庭而言，是极具毁灭性的。出生后诊断为先天畸形孩子会改变家庭的生活质量和原来的生活轨迹，要让父母接受这一现实需要漫长而痛苦的过程[1,2]。

临床经验和大量研究都强调了诊断后医患沟通过程的重要性，这对患儿父母来说是最关键的时刻之一。

在过去的几年里，一些研究结果表明父母特别是在刚得知诊断结果时出现显著的临床应激反应。其中一些明显的心理反应为急性创伤性的应激症状，例如休克、迷失方向、情绪不稳定、愤怒、失落和高度警觉状态[3,4]。

这些反应的存在使得一些研究者提出创伤后应激障碍（posttraumatic stress disorder，PTSD）作为解释父母在诊断沟通后的情绪和心理反应的模型[5]。

医师与父母进行病情的沟通是一个基本环节。有些父母的经历是复杂而深刻的，有一位母亲说："我的孩子出生时，医师告诉我她是一个漂亮的孩子。可是现在，我不能接受这个诊断结果，因为这不是事实。他们把消息告诉我，然后就把我丢在一边，对于孩子的病情我一无所知，这让我不知所措。"

"医师们对我们孩子的病症说得很少，描述得也很快。"

在一项研究中，170名先天性综合征患儿的父母回答了关于他们如何获得孩子病情信息的临床心理学调查问卷，结果表明，53%的父母认为该消息令人极度悲痛；25%的父母认为医师的传达太匆忙且难以理解；仅15%的父母认为与医师在内容和沟通方式方面令人满意

（S. Intini，personal communication，National meeting of Italian CDLS Parent Support Group，Pesaro 2000）。

许多文献已经强调与父母诊断沟通效果的广泛差异。一些研究人员认为这种沟通效果的可变性可能一方面与孩子的身体和临床特征的严重程度有关，另一方面与父母的因素有关，如父母的性格、个人资源、社会背景、家庭关系等[6]。

临床经验强调，无论是在理解还是记住与医师沟通时所提及的诊断内容，患儿父母都存在困难。这些结果可能与诊断的传达方式有关(使用专业术语、缺乏同理心、背景不足等)。另一方面，临床也强调情感因素在理解诊断沟通中的作用[7]。

需要注意的是，在诊断后的沟通过程中，情绪影响父母的理性思考能力，从而降低了他们对诊断信息的全面理解。不满意的沟通对父母的情绪和心理感受产生负面影响，这会降低父母对于治疗计划的依从性。还可能会导致医患关系的僵局，并增加检查和专科医师咨询的时间。

出于这些原因，引导父母积极面对诊断结果是很重要，同时应帮助他们克服失落感，以恢复家庭正常的生活，从而能够积极配合治疗。

一些研究强调了医患之间沟通欠佳对护理过程和治疗的影响。许多父母往往会将医师的沟通能力视为其专业能力的一个弱点。为此，近年来制订了指南，旨在提高医师的沟通能力和促进更好的诊断沟通[8,9]。

关于父母对诊断沟通偏好的研究，强调3个组成部分的重要性：医师的专业知识、情感支持、舒适的环境[10]。

关于医师的专业知识，有一些重要的能力与护理治疗沟通有关，如对父母的怀疑、担忧和期望给予恰当的回应。帮助父母反思他们的选择决定所带来的影响，与家长建立伙伴关系，并同意制订行动计划等[9]。

在一个舒适的环境内进行沟通交流显得非常重要。父母应该能够表达他们的情感并得到肯定。有些方面可以促进有效沟通，如私下沟通、共情、保持眼神交流、语速慢、注意父母的情绪反应，在这些关键时刻,该花多少时间就花多少时间。

许多父母在刚得知诊断结果的瞬间,悲伤会降低他们的应对能力。为此,医护人员提供的心理援助就应有效促进患儿父母恢复理智,正面了解孩子的问题并做出决定。

在某些情况下,心理学家干预或许有两个益处:第一,可以抑制和支持患者家属情绪上的痛苦;第二,可以向医师提供关于父母对诊断的理解和孩子问题的反馈。

传达的信息的严重性和对父母生活的影响要求医师必须根据沟通过程来考虑告知病情的时间。沟通时医师必须与父母多次会谈,以核实内容的正确解释,整合信息,回答问题,以及在不影响父母选择的情况下支持其决策过程。在第一次会谈之后,必须要组织后续的会谈来逐步解释各种关于诊断方面的问题及其可能的结果导向[11]。

患儿住院后的这段时间是一个非常微妙的阶段,院方应妥善安顿患儿父母。父母和儿科医师必须在治疗计划上达成共识。院方应提供一个精准的后续方案,并帮助处理各种社会服务问题。

此外,确定协调这些活动的人员安排也很重要。这个人员可以是家庭儿科医师、新生儿医师,或者检查了患儿的首诊儿科医师。如有可能,该专家应是一名专门研究遗传问题的儿科医师,并且精通儿科和临床遗传学。

父母还需要了解他们所在地区为残疾儿童提供的专门服务方面的社会机构。由院方组织他们了解相关社会服务可以减少让他们寻找帮助的烦恼,从而满足他们的需求。

建议在各医院系统发展和建立基础设施,使之例行提供最新和准确的信息,并将信息传递给有先天性畸形儿童的父母支持小组或其他有经验的父母。

重要的是,夫妻双方要交换实际信息,接受院方或他人的帮助,并与处于类似情况的其他患儿父母分享经验。Hinkson 等[11]认为(2006),成立残障人士服务小组是至关重要的,因为该小组主要由最初有过照顾此类儿童经验的看护者组成,他们能够为其他患儿父母提供适当和及时的信息。新生儿科医师或儿科医师应向家庭提供有关这些服务组织的相关信息,让父母自行决定是否联系。

(王玉苹　高翔　译)

参考文献

[1] Fonseca A, Nazaré B, Canavarro MC (2012) Parental psychological distress and quality of life after a prenatal or postnatal diagnosis of congenital anomaly: a controlled comparison study with parents of healthy infants. Disabil Health J 5: 67 - 74.

[2] Lawoko S, Soares JJ (2006) Psychosocial morbidity among parents of children with congenital hearts disease: a prospective longitudinal study. Heart Lung 35(5): 301 - 314.

[3] Landolt MA, Ystrom E, Sennhauser FH, et al. (2012) The mutual prospective influence of child and parental post traumatic stress symptoms in pediatric patients. J Child Psychol Psychiatry 53(7): 767 - 774.

[4] Aite L, Zaccara A, Mirante N, et al. (2011) Antenatal diagnosis of congenital anomaly: a really traumatic experience? J Perinatol 31: 760 - 763.

[5] Lefkowitz DS, Baxt C, Evans JR (2010) Prevalence and correlates of posttraumatic stress and postpartum depression in parents of infants in the neonatal intensive care unit (NICU). J Clin Psychol Med Settings 17(3): 230 - 237.

[6] Hedov G, Wikblad K, Anneren G (2002) First information and support provided to parents of children with Down syndrome in Sweden: clinical goals and parental experiences. Acta Paediatr 91: 1344 - 1349.

[7] Wocial LD (2000) Life support decisions involving imperiled infants. J Perinat Neonatal Nurs 14(2): 73 - 86.

[8] Levetown M, American Academy of Pediatrics Committee on Bioethics (2008) Communicating with children and families: from everyday interactions to skill in conveying distressing information. Pediatrics 121(5): e1441 - e1460.

[9] Martins RG, Carvalho IP (2013) Breaking bad news: patients' preferences and health locus of control. Patient Educ Couns 92: 67 - 73.

[10] Rowan C, Bick D, Bastos MH (2007) Postnatal debriefing interventions to prevent maternal mental health problem after birth, the gap between the evidence and UK policy and practice. Worldviews Evid Based Nurs 4: 97 - 105.

[11] Hinkson DA, Atenafu E, Kennedy SJ, et al. (2006) Cornelia De Lange syndrome: parental preferences regarding the provision of medical information. Am J Med Genet A 140: 2170 - 2179.

产前投资：一支高回报股票   23

M. Enrichi

在过去的 20 年里，学术界和医学界内外成立了各种协会，旨在提供有关产前信息，以及告知人们这个特殊时期对身心生活和人际关系的重要性。比如，1982 年在法国成立的世界产前教育协会（OMAEP），现有 18 个国家分会，其意大利分会全国产前教育协会（ANEP）成立于 1992 年。另一个协会，全国心理产前教育协会（ANPEP），成立于 1999 年。对产前教育的理解应该成为文化传承的一部分，特别是对于那些计划怀孕或已经怀孕的夫妇以及学龄儿童。因此，与我们在学校所接受的文化教育一样，生命最初 9 个月的经历也将神奇地在心灵的 DNA 中留下印记，尊重生命及生命的奇妙之处，将使人生有更坚实的基础。

知识和对生命的尊重，尤其是对生命萌芽的尊重——虽然生命的萌芽如此渺小以至于显得微不足道，在我们的力量中它似乎如此无助——可以使我们了解生命的起源，这对我们所有人来说都是一样的基本平等，需要我们所有人共同拥抱，巩固古老的和平之言。因此，产前知识是宝贵的。

产前是一支高收益的股票，因为胎儿健康与成人健康密切相关，而健康是人类的一项基本权利和社会目标，这在生命的最初阶段尤为重要。产前投资是值得的，因为生命最初的 9 个月决定了人的一生。产前是生命的重要阶段，因为生命在萌芽。环境，尤其是母亲的身体，通过体验塑造生命，并维持妊娠期发育。这些体验丰富多彩，包括生化、代谢、感觉、细胞、情感、社会关系和认知。

Barker 的研究表明，当胎儿不得不适应不利的环境时，生理和新陈代谢会发生永久性的变化，这些变化可能成为成年期疾病的发病基础[2]。环境对疾病的影响日益得到认可。越来越明显的是,几乎所有疾病的发生都有环境因素的影响。在疾病的发病机制中,若胎儿在发育过程中暴露于损伤,其危害更大,并且可能不仅仅导致畸形,还可能带来功能缺陷,这将在以后的生活中表现出来[3]。

产前经历也是一种感官体验。神经科学与精神分析的先驱Mauro Manica 的工作表明,"感觉"——也就是通过脑桥结构整合的胎儿感官体验,它是主动睡眠的基础,能够刺激突触形成,决定内隐记忆,参与植物系统的调控,并参与感觉传导。主动睡眠是婴儿出生时所有表现的核心;突触的形成是学习、记忆和智力整合的过程,也就是自我认知的过程。内隐记忆是情感性自我的核心,是自我的轴心,也就是人格的情感中心。正如我们所知,感官体验参与自主神经系统的调节,包括心脏和呼吸调节,并与产后生活有关。感官体验涉及感觉传导,即胎儿和新生儿能将信息从一个通道传递到另一个通道[4]。最后,许多神经内分泌学、神经精神病学和新生儿学的研究显示,情感和感官体验是由母体所承受的烦恼和压力或直接由胎儿本身带来的灾难和疼痛的体验,在出生后很长一段时间内其印记仍然保留[5-7]。

心理学和精神分析方面的研究表明,妊娠期的母性表征是人与人之间关系形成的有效模式。母性表征指的是女人作为孕妇和母亲在妊娠期对她自己、对婴儿以及二者之间的关系的想法(这些是母性和亲子关系的基础)。[8-11]。这些表征贯穿于妊娠期和产后。它们从妊娠开始就表现出来,并且在妊娠中期持续进展,这是它们加速发展的关键时期[9-11]。这些表征可以在妊娠期通过不断获得新的信息而对其进行修正[10]。

因此,对感觉神经运动的构建来说,感觉体验是一种刺激。感觉刺激参与出生前后自主神经系统的控制。已经证明,听觉输入对维持间脑呼吸中枢功能非常重要。需要特别指出的是,听觉输入在新生儿睡眠期间的呼吸调节中起着重要的作用,声学刺激能降低中枢性睡眠呼吸暂停的风险,所以环境声学刺激的发展是防止婴儿猝死的一个重要保护因素[12]。

早在一个多世纪前，人们就清楚妊娠期胎儿细胞进入母体循环这一事实[13]。最近研究表明妊娠期胎儿和母亲交换的细胞，可以在几十年后，甚至是终生存在于二者体内[14]。一个人体内存在来自另一个基因不同的个体的少量细胞群被称为微嵌合体[15]。胎儿细胞微嵌合体的发育和怀孕的妇女成为嵌合体，都不需要一个足月的妊娠过程[14]。

母体（胎儿的母体细胞）和胎儿（母体的胎儿细胞）是天然的微嵌合体[14]。这种通过胎盘的细胞转移其潜在作用尚不清楚，但在母体肝脏中发现高频率的胎儿微嵌合体，表明在妊娠期间这种细胞迁移可能对胎儿免疫耐受的形成和维持起重要作用[16]。母体和胎儿微嵌合体的迁移可能参与诱导某些自身免疫性疾病[15]。另一方面，母体和胎儿细胞可能会二次迁移到组织损伤区域并帮助修复[13,17]。因此，怀孕的医学结局似乎远远超出分娩范畴[18]。

精神科医师和心理学家早已揭示了宫内母子关系的重要性。在这种关系的基础上，产前塑造了一个人的个性。人类的基本原则是与人交往、与人共处、与人共存、与人交流[19]。每一次刺激都是相互的。刺激和其引起的反应将参与形成人格，它们是一个真实的印记，存留下来并产生"个人性格"，称之为"生物学"。每一次刺激都会传递给胎儿，胎儿会不可避免地对此做出相应的反应。如果这些刺激反复困扰他，就会造成"无声的创伤"，迫使胎儿不断消耗能量进行防御[19]。母亲和环境的信息影响胎儿，影响他与母亲还有周围世界的关系，也影响他的大脑发育[6]。如今，压力是一种微妙而又无处不在的毒素，当它作用于孕妇时，可能导致早产和婴儿期精神疾病[5]。妊娠晚期的临床研究证明，在统计学上，重要的压力与神经行为功能障碍间风险呈显著性相关[6]，"与人共处"的第一种方式是建立在父母的情感模式之上[19]，联结（父母对孩子的依恋）和依恋（孩子的依恋倾向）之间存在相互作用[20]，并且妊娠期联系与产后依恋之间存在相关性[21]。

妊娠期教育是让父母双方都知道他们作为父母的重要性，因为：

- 由于父亲总是在母亲的心中,即使他不在场,也仍然一直都有存在感[22]
- 最初的三角关系(第一关系母亲-父亲-孩子)从妊娠期开始[20]
- 如果父母做出适当的反应,创造了意识不断增长的状态,在产前和产后有连续的互动和情感交流,那么三方互动(母亲-父亲-孩子)就会早期出现[20]

在这一点上,可以得出关于胎教原则的一些结论。首先,也是最重要的原则是每个孩子都是一个奇迹,因为如今都在用口号说话,所以也用一些口号来总结:

- 对于母亲:照顾好自己。
- 对于父亲、家庭和社会:照顾好准妈妈并准备好迎接新生命。
- 对于所有人:了解产前,了解它才能爱它。
- 对于母亲和父亲:相信自己的能力和本领,同时相信孩子的生命力。
- 对于母亲和父亲:尽可能快地最大化所有感官交流,交流永远不会太早,也永远不会太晚。

产前投资,可以做些什么? 除了完善健康政策和医疗,更重要的是让人们了解产前。对产前的了解会带来一种奇迹和惊喜的感觉,更深刻认识到胎儿的生命是宝贵的,并增加对发育中的胚胎和孕妇的尊重。这将有很多好的反响,会使孕妇愿意接受一种更健康、更合适的生活方式。夫妻通过对婴儿思考和照顾,也可以形成更丰富、更复杂的关系。最后,所有人和社会都希望为未出生的婴儿及其母亲创造一个更加安全的环境。

相信,所有这些都有助于改变产前体验,这是成年人生命的根基。

(王玉苹　高翔　译)

参考文献

[1] International Conference on Primary Health Care (1978) Alma Ata, USSR,

6 - 12 September.

[2] Barker DJ（1995）The wellcome foundation lecture, 1994. The fetal origins of adult disease. Proc R Soc Lond B Biol Sci 262(1363): 37 - 43.

[3] Li X, Zhang M, Pan X, et al. （2017）"Three Hits" Hypothesis for developmental origins of health and diseases in view of cardiovascular abnormalities. Birth Defects Res 109(10): 744 - 757.

[4] Mancia M （2001）Organizzazione della mente infantile. Ruolo della vita prenatale e neonatale. In: Impatto della vita parentale sull'evoluzione dell'individuo, della cultura e della società. Proceedings of the Convegno Nazionale Associazione Nazionale Educazione Prenatale, Milan, 9 - 10 June 2001, pp.9 - 11.

[5] Panzarino P （2003）Ruolo dello stress materno e delle altre influenze ambientali sullo sviluppo mentale del feto. In: Astrei G, Bevere A（eds）Vita prenatale e sviluppo della personalità. Cantagalli, Siena, pp.15 - 19.

[6] Ottaviano S, Ottaviano P, Ottaviano C （2003）Stress materno-fetale nel terzo trimestre di gravidanza, sindromi neurocomportamentali neonatali e PEP （Programmi Educativi Prenatali）. In: Astrei G, Bevere A （eds）Vita prenatale e sviluppo della personalità. Cantagalli, Siena, pp.225 - 236.

[7] Bellieni CV （2002）Il dolore del Feto. In: Enrichi M （ed）9 Mesi e un giorno. Proceedings of Congresso Scientifico Internazionale Università degli Studi La Sapienza e Associazione Nazionale Educazione Prenatale, Roma, 18 - 19 Ottobre 2002, pp.11 - 15.

[8] Stern DN （1987）Il mondo interpersonale del bambino. Bollati-Boringhieri, Turin.

[9] Ammaniti M （1995）Le categorie delle rappresentazioni in gravidanza. In: Ammaniti M, Candelori C, Pola M, Tambelli R （eds）Maternità e gravidanza Studio delle rappresentazioni materne. Raffaello Cortina, Milan, pp.33 - 42.

[10] Tambelli R （1995）Una indagine sulle rappresentazioni in gravidanza. In: Ammaniti M, Candelori C, Pola M, Tambelli R （eds）Maternità e gravidanza Studio delle rappresentazioni materne. Raffaello Cortina, Milan, pp.43 - 62.

[11] Fava Vizziello G, Antonioli ME, Cocci V, et al. （1995）Dal mito al bambino reale. In: Ammaniti M （ed）La gravidanza tra fantasia e realtà. Pensiero scientifico, Rome, pp 159 - 180.

[12] Cosmi EV （2002）Trattamento del neonato pretermine con il metodo Kangaroo. Proceedings of Ninth National Congress of the Società Italiana di Medicina Perinatale（SIMP）, Monduzzi, Bologna, pp 165 - 168.

[13] Schmorl G （1893）Pathologisch-anatomische Untersuchungen über Puerperal Eklampsie. Verlag von FC Vogel, Leipzig.

[14] Bianchi DW （2000）Feto-maternal cell trafficking: a new cause of disease? Am J Med Genet 91: 22 - 28.

[15] Adams KM, Nelson JL （2004）Microchimerism: an investigative frontier in autoimmunity and transplantation. JAMA 291: 1127 - 1131.

[16] Tanaka A, Lindor K, Ansari A, et al. （2000）Fetal microchimerism in the mother: immunological implications. Liver Transpl 6: 138 - 143.

[17] Bianchi DW （2000）Fetal cells in the mother: from genetic diagnosis to disease associated with fetal cell micromerism. Eur J Obstet Gynecol Reprod

Biol 92: 103 – 108.

[18] Khosrotehrani K, Bianchi DW (2003) Fetal cells micromerism: helpful or harmful to the parous woman? Curr Opin Obstet Gynecol 15: 195 – 199.

[19] Ancona L (2003) Impianto e sviluppo della personalità. In: Astrei G, Bevere A (eds) Vita pre-natale e sviluppo della personalità. Cantagalli, Siena, p 21.

[20] Zavattini GC (2002) Psicodinamica degli affetti nella coppia: coniugalità e genitorialità. In: Enrichi M (ed) 9 Mesi e un giorno. Proceedings of Congresso Scientifico Internazionale Università degli Studi La Sapienza e Associazione Nazionale Educazione Prenatale, Roma 18 – 19 Ottobre 2002, pp 101 – 111.

[21] Tambelli R, Odorisio F (2002) Le rappresentazioni materne e paterne in gravidanza e le relazioni precoci con il bambino. In: Enrichi M (ed) 9 Mesi e un giorno. Proceedings of Congresso Scientifico Internazionale Università degli Studi La Sapienza e Associazione Nazionale Educazione Prenatale, Roma 18 – 19 Ottobre 2002, pp 121 – 125.

[22] Ammaniti M, Vismara L (2002) Dinamiche psichiche in gravidanza e sviluppo infantile precoce. In: Enrichi M (ed) 9 Mesi e un giorno. Proceedings of Congresso Scientifico Internazionale Università degli Studi La Sapienza e Associazione Nazionale Educazione Prenatale, Roma 18 – 19 Ottobre 2002, p 81 – 87.